大脑
修复术

姚乃琳／著

U0233766

中信出版集团｜北京

图书在版编目（CIP）数据

大脑修复术 / 姚乃琳著 . -- 北京：中信出版社，
2020.3（2024.7重印）
ISBN 978–7–5217–1100–4

I. ①大…　II. ①姚…　III. 心理健康－普及读物
IV. ① R395.6–49

中国版本图书馆 CIP 数据核字（2019）第 212677 号

大脑修复术
著者：　　姚乃琳
出版发行：中信出版集团股份有限公司
　　　　　（北京市朝阳区东三环北路 27 号嘉铭中心　邮编　100020）
承印者：嘉业印刷（天津）有限公司

开本：880mm×1230mm　1/32　　印张：10.25　　字数：301 千字
版次：2020 年 3 月第 1 版　　　印次：2024 年 7 月第 16 次印刷
京权图字：01–2018–4350　　　　书号：ISBN 978–7–5217–1100–4
　　　　　　　　　　　　　　　定价：56.00 元

目
———
录

近年来，心理和精神疾病的发病率日趋升高，抑郁症、焦虑症屡见不鲜，由抑郁症导致的自杀现象时有发生，甚至已经超过了癌症和心血管病，成为人类的头号杀手。与严峻的现状成鲜明对比的是，鲜有人从脑科学的角度向大众解释心理和精神问题的脑机制。如果我们不知道正常的大脑如何工作，那么又谈何修复大脑呢？

现代心理科学是仅有100多年历史的一门年轻的学科，较之于历史悠久的物理学，心理学在100多年前还未真正从哲学中分化出来。直至19世纪末20世纪初，欧洲才涌现出第一批现代心理学家和精神病学家，包括众所周知的弗洛伊德，以及他的弟子荣格等人。他们尝试从个体发育、社会影响、大脑生理学等多个角度来剖析人的心理和精神异常。然而，由于当时对心理状态和精神异常的观察手段较为有限，缺乏科学定量的工具和方法论，无法进行实证检验，精神病学家和心理学家仅仅依靠行为观察得到的理论难辨对错。

随着认知神经科学和相关技术的迅猛发展，最近三五十年间科学界对于大脑机制的认识不断加深。我们可以借助脑电、脑成像等技术，在无创条件下对大脑活动进行测量，观测人在不同发育阶段、不同精神状态下的大脑活动，从而促进对人类心理活动和精神疾病内部过程的理解。然而，相对于精神分析理论，现代心理学的近期发展并不为公众所熟知。因此，目前心理学急切需要更能为大众所接纳的表述。以深入浅出的方式向公众描述学术界的进展在目前显得越发必要，原因有以下三点：

- 在信息时代中，心理学和脑科学对个人的重要性日益突出。我们的生活正在迅速变化，科技变革下社会的发展速度超出了人的适应能力。与之相伴，焦虑、抑郁等心理问题也越来越突出。这种环境下，在充分理解自身的基础上进行调整和改善变得尤为重要。

- 社会的认可和参与可以促进学科的发展。心理学是一门可以广泛服务社会的学科，更好的社会认知和关注度可以在一定程度上反哺学科的发展，从而带来更多的有利资源。

- 群体思考可以为前沿研究发现更多空间。心理学是目前应用最广泛、交叉性最强的学科之一，认知科学、人工智能、教育学、社会学等诸多学科，都与心理学有深入交叉。心理学基础理论和思想的传播，可以激发其他学科和行业从业者的思维碰撞，也许会产生更耀眼的火花。

姚乃琳博士接受了良好的心理学、精神医学和脑科学的教育，是一名优秀的跨学科工作者。如今她投入科普事业，是当今国内心理学科普的先锋。相信她充沛的精力与好奇心可以感染广大读者，她敏锐的学术嗅觉可以让真正有价值的成果走出象牙塔造福大众，这些特质使她非常适合承担起心理学的科普重任，弥合公众与学界的认知鸿沟。这本书从脑科学角度深入剖析了一个人可能遇到的绝大多数的心理和认知困扰，对每一个精神和心理现象的解读都有理有据，可以帮助读者从脑科学角度理解自身的心理问题，以解决自己的困扰。这是一本优秀的科普读物，值得阅读。

沈模卫

浙江大学心理与行为科学系教授，中国心理学会前理事长

2019 年 11 月 22 日

前

———

言

你在一生中遇到的绝大多数问题，都源自你的大脑。

出门忘带钥匙，可能是大脑的记忆力出了问题；看书总是跳行，听人说话经常走神，可能是大脑的注意力出了问题；工作上绞尽脑汁也想不出好点子，可能是大脑的创造力跟不上工作需求；年纪大了，说过的话转眼就忘，可能是你的大脑衰老了；睡不着觉，或者刚睡着就遇到了所谓的鬼压身，你可能正在经历睡眠障碍；热恋中无时无刻不想着心爱的对方，可能是你的大脑对这段感情上了瘾……

有时你连续几天都开心不起来，世界看起来一片灰暗，你可能是抑郁了；有时你连续几周坐立不安，总觉得有坏事要发生，你可能是焦虑了；想到要和别人聊天就害怕，你可能有点儿社交恐惧；你每天花很多时间反复洗手、检查门有没有上锁、没完没了地重复仪式，你的大脑可能有强迫倾向；你从不在乎别人的看法，别人的痛苦甚至让你觉得有点儿开心，你可能有点儿心理变态；绝大多数人都曾经把事情拖到明天再做，这是你们的大脑在拖延；你们中还可能有人曾经看到"不存在"的东西，听到"不存在"的声音，觉得别人都不喜欢自己，甚至要加害自己，你可能有幻觉和妄想，这些可不是只有精神分裂症病人才有的认知扭曲；你可能时而极度亢奋，觉得自己无所不能，时而觉得自己一无是处，作为一个人你感到很抱歉，恭喜你，你正在体验双相情感障碍的世界……

亲爱的读者，不用怀疑，你肯定能从本书中找到自己。

没有人能拥有完美无缺的大脑，没有人的大脑是完全"正常"的。每个人的大脑都或多或少有些"不完美"或"不正常"。这些"不正常"有时是情绪方面的，有时是认知方面的，它们可能会影响你日常的工作与学习，或者影响你的生活和处事，又或者影响你的交友和亲密关系。可能你自认为是一个智力不俗的人，却情绪敏感、波动大，凡事容易往不好的方面想；可能你自认为是个情商、智商双高的人，却为难以集中注意力而困扰；可能你遇事沉着冷静，有大将之风，但你从未告诉别人，你大多数时候都无法和别人产生共情。在本书里我想告诉你的是，完美无缺的正常本身就是个伪命题；在大自然当中，不正常才是常态，不完美才是才华本身。

本书的每一章都会聚焦于一个大脑精神问题。你需要知道，每个大脑问题所涉及的特质都不是界限分明、非黑即白的，它们更像连续的山坡，在我们的大脑中以不同的严重程度存在着。在本书每章的前半部分，我会用有趣的科学实验、经典案例和生活小故事为你详尽介绍这个大脑特质的表现和背后的机制；在后半部分，我会针对这个特质为你提供自我改善的方法。总之，你的大部分对自己大脑的好奇、疑惑和忧虑，都能从本书中得到一星半点儿的启发。

感谢我的本科导师、中国心理学会前理事长沈模卫教授对本书内容给出了建议并慷慨作序，感谢我的助理同事周靖雯（Mandy）对内容做了细致的校对，感谢我的家人一直以来对我的学术追求无条件支持，感谢我的父母一直教育我要做正直、理性的事，要传播真、善、美的价值观，感谢我的博士导师蔡秀英（Siew-eng Chua）、格兰尼·麦克阿罗南（Grannie McAlonan）以及我的博士后老板戴维·格拉恩（David Glahn）在我近10年的学术生涯中对我的专业素质的培养和打磨，以及对我的专业道德素养的塑造。

　　本书涉及大量与大脑相关的不同方面的知识和研究，作者能力有限，虽然反复修改，但相信文中依然存在不少未能发现的疏漏，或者缺失了最新的未能补充进去的科学观点，还望读者谅解和批评指正。

抑郁是大脑的重感冒，
也是进化的护身符

　　我在上大学的时候有一段时间情绪低落，生活茫然，感觉没有意义，不仅对学习提不起精神，即使是参加最喜欢的活动，也几乎不再感到快乐。这样的状况持续了差不多一个月。直到后来在一次课外活动中喜欢上了一个男生，一想到每周有一天可以在同一个场合遇见他，心里就小鹿乱撞，生活也从低落阴暗的状态不知不觉变回了阳光灿烂有盼头。虽然一个月后发现他并不适合自己，但心情还是走回了有晴有阴的稳定轨道。

　　在全球范围内，每年会有3亿人受到抑郁症的影响，这其中有80万人因抑郁症而自杀。抑郁症导致的死亡已经成为15~29岁的年轻人的第二大致死原因。当一个人抑郁症发作时，做什么都不开心，即使是平时最喜欢的活动，也都提不起兴趣，感觉没有任何事情可以给自己带来快乐。与郁闷不同，抑郁的症状要持续两周以上才可能是抑郁症。我有一个朋友在上大学时，很长一段时间都处于抑郁期。他告诉我，他一开始并没有意识到自己有什么问题，直到有一天他总结最近的生活，发现本来很外向的他竟然几个月都没有和任何人出去玩了。每次答应了别人出去吃饭或者做户外活动，他都在最后一刻满怀愧疚地爽了约，因为"就是不想去"。每当电话铃声响起，对他来说就是一种恐怖的折磨。于是，他觉得自己可能需要看医生了。

如何自我诊断抑郁症

每5~6个人中就有一个人在一生当中的某个阶段会患抑郁症，这意味着抑郁症是一种非常常见的精神疾病。

无论在富有的国家还是贫穷的国家，抑郁症的发病率都差不多，这说明抑郁症并不是一个由贫穷或者现代生活模式引发的疾病。虽然社会和文化因素在一定程度上会影响抑郁症的发病率，但总的来说，基因对抑郁症发病的影响才是最大的。

抑郁症第一次发病的时间通常在青少年的中期到40多岁。其中有接近一半的人在20岁之前就经历了第一次抑郁症发病。抑郁症在不同的性别当中发病率不一样，女性的抑郁症发病率几乎是男性的两倍，第一次发病高峰通常在20岁左右，下一次高峰是在四五十岁的时候。

抑郁症是由很多症状组成的，其中没有一个症状是抑郁症独有的。我们不能说有了某个症状，这个人就患有抑郁症，抑郁症的各种症状也会出现在其他精神疾病当中，比如精神分裂症、双相情感障碍、强迫症等。一个更准确的说法是，一系列的症状构成了抑郁症，抑郁症与其说是一种疾病，不如说是一种综合征。抑郁症的症状主要包括：持续两周以上的消极情绪，兴趣缺失，感到自己没有价值或内疚，有自杀的想法、计划，甚至有自杀的尝试，感到疲乏、缺乏能量，睡眠变多或者变少，体重和胃口发生明显变化，难以思考和集中注意力，难以做决策，因心理因素导致的行动迟缓、焦躁不安，等等。

抑郁症和一般的情绪低落、伤心或者不开心的感觉是不一样的。一个人要符合抑郁症的标准，至少要满足前面说到的症状当中的 5 项，并且持续两周以上的时间，才有可能是抑郁症。

　　焦虑可能会引发抑郁。抑郁症病人当中有很多人都有焦虑的问题，几乎有 2/3 的抑郁症病人有符合临床标准的焦虑症。焦虑症状通常在抑郁症发病前的一到两年就出现了，随着年龄的增长，一个人的焦虑症状可能会越来越明显。

　　因为抑郁症会导致一些人负责记忆的海马神经元凋亡 20%，所以抑郁症病人中有很大一部分会出现认知损失，比如记忆力、注意力下降，难以做决策，等等。很多抑郁症患者明显感觉思维变得比较模糊，不像之前那么清楚了。差不多一半的抑郁症或者双相情感障碍病人在痊愈后认知能力仍然得不到改善。科学家发现，肾脏分泌的促红细胞生成素可以明显增强抑郁症病人的认知能力，并且效果在 6 个星期后仍能维持。促红细胞生成素通常用于提高运动员的运动表现，后被发现在重性抑郁症病人中也有效果。不过并非所有人都适合服用这种激素，因为它会增加血液中的红细胞密度，所以吸烟的人或者有血栓记录的人都不适合服用它。

　　抑郁症的另一个典型体验是内疚和自责。抑郁症患者发自内心地觉得自己不够好甚至一无是处，"充满负能量"。他们想要向人倾吐内心的痛苦和无助，却又害怕给别人带来麻烦，对不起别人。他们希望自己可以做好工作、好好生活，但抑郁期间因为缺乏心理能量，他们常常力有未逮，于是感到无助和后悔，甚至痛恨自己。我的微信公众号"酷炫脑"后台收到过一个留言："其实，如果能说出来，抑郁症也不会到自杀的地步。有时候对于抑郁症病人来说，说出来会显得矫情。我们会一直不断地承受着别人不以为然的痛苦，但每次在要说出口时就又不想说了。"

　　抑郁症还会体现在行为的各个方面，比如呼吸的时候会有深深的

"叹气样呼吸"，表情减少，肩膀下垂，步伐沉重，等等。

有时，抑郁症患者还会出现一些明显不真实的消极念头，或是出现幻觉。若干年前我有一个远渡重洋去大洋洲留学的朋友，我们好几年没联系，有一天她突然在网上和我聊起来，告诉我她得了抑郁症。她说："最近不知道为什么，洗澡的时候常会听到有人说话，关了水之后又什么声音都没有了。"她一个人住，很害怕是不是出现了严重的问题。我告诉她，幻觉也是抑郁症患者可能出现的症状。

4 个流行的抑郁症假说

一元胺假说

有关抑郁症发病的假说之一叫作一元胺假说，一元胺包括血清素、去甲肾上腺素和多巴胺。这个假说之所以形成，是因为精神病学家发现使用抗抑郁药物可以增强大脑中一元胺神经递质的传递。这个假说是在 20 世纪中期被提出的，直到现在仍然有效。

比如，血清素在大脑当中的失衡和抑郁有关。在我们的大脑当中，各种神经激素既非越少越好，也非越多越好，它们互相之间维持平衡内稳态才更重要。如果人们长期处于慢性的环境压力下，比如，婚姻长期不和谐，工作中长期不受重视，学校里长期没有可以谈心的朋友，被周围的人社交孤立等，那么这些压力会使大脑分泌的 TG2（转谷氨酰胺酶 2）蛋白增多，从而降低我们调节情绪的能力。TG2 蛋白是做什么用的呢？过高的 TG2 蛋白会使大脑中的血清素浓度过低，影响神经元之间的交流，导致出现"心力交瘁"的抑郁症状。对小鼠的研究也发现，大脑中 TG2 蛋白增多会引起神经元萎缩，进而损害神经元之间的连接功能，而神经元之间有效的连接是维持神经信号传输、动物正常认知和情绪活动的生理基础。

但是，抑郁症的很多现象并不能从一元胺假说中找到解释。比如，为什么抑郁症在发病过程中会时好时坏？为什么有些病人对某种药物有反应，而另外一些病人则完全没有反应？还有，为什么抑郁症病人在服药之后要过好几个星期才会感受到疗效？这些问题都没有得到很好的解释。

炎性假说

炎性假说认为，得抑郁症可能是因为身体有炎症。

大量研究发现，免疫炎性因子的富集与大脑功能、健康以及认知有着密切的关系。脑科学家发现，我们血液循环系统中的细胞因子可以穿透血脑屏障，或者通过能直接进入大脑的外周神经通路（比如迷走神经）直接作用于大脑的神经元和其他提供支持功能的脑细胞（比如星形胶质细胞和小神经胶质细胞），来显著影响大脑的功能。

这个机制也可以解释为什么有自免疫系统疾病或者严重感染的人更有可能患上抑郁症，以及为什么为了治疗其他某些疾病而向体内注射细胞因子，会同时引发抑郁症。

炎症会引起抑郁并加剧抑郁，有不少抑郁症的研究都支持这个观点。在儿童时期，如果一个人体内白介素更高，那么他成年之后得抑郁症的风险也更高。另外一个很重要的证据是在抑郁症病人死后的大脑当中发现的：抑郁症病人大脑当中的小神经胶质细胞被过多激活并伴有神经炎症。

实际上，形容抑郁症是"一场大脑感冒"并不为过。不过这场"重感冒"对抑郁症患者来说，扛过去可不容易。想象一下，当你发烧到39 摄氏度多的时候，头脑昏昏沉沉，什么都不想吃，没力气做任何事，甚至看电视、刷手机也力不从心。发烧最厉害的日子睡不好觉，睡着了也很容易醒来，更别提什么注意力和记忆力了。和抑郁症不同的是，得重感冒时，我们知道身体生病了需要休息，我们在这段时间做不了什么事，而这场病也总有过去的一天，病好了又是一条好汉。但是，抑郁症往往找不到对应的明显躯体症状，这让得了抑郁症的人不知所措、无从归因，只能逼着自己"表现正常"，内心却无比恐惧会不会有好起来的那一天。

HPA轴改变假说

另一个流行的抑郁症假说叫作HPA轴（下丘脑–垂体–肾上腺轴）改变假说。这个假说在数十年中受到了抑郁症研究领域的科学家的持续关注。很多研究发现，在严重抑郁症病人的血浆当中，和压力有关的可的松（肾上腺皮质激素）含量会明显增高，这一方面是因为这些病人分泌了过多的可的松，另一方面则是因为他们的糖皮质激素受体调节反馈抑制机制受损。

HPA轴的改变也和认知能力损伤有关。在抑郁症的治疗过程中，如果HPA轴没有恢复好，治疗效果也会比较差，并且容易复发。

神经可塑性假说

抑郁症还可以从神经可塑性和神经再生的角度来解释。21世纪最重要的发现之一是在成年人大脑中发现了全能干细胞。全能干细胞的存在意味着一个人的大脑在成年之后依旧可以产生新的神经元，这个过程叫作神经再生，这一特质叫作神经可塑性。大脑的神经可塑性会受到炎性反应和HPA轴的功能失调的影响而下降，而这两者常常是因为环境压力过大。

神经再生的过程涉及一些调节蛋白，其中就包括脑源性神经营养因子，这种蛋白在抑郁症病人的大脑当中会明显变少。而在抑郁症病人接受抗抑郁治疗之后，大脑中的脑源性神经营养因子水平就会有所回升。

在动物研究中也有类似的发现。限制动物大脑当中的神经再生，就会影响抗抑郁药物的疗效，导致动物出现抑郁的症状，尤其是在有压力的场景中，动物更容易抑郁。脑科学家认为，神经可塑性可以帮助动物抵御环境压力，让动物在压力之下具有更好的大脑复原力（参见第 7 章）。也就是说，在面对压力的时候，动物不至于受到长久的大脑损伤，在压力消失之后，大脑可以像皮球一样恢复如初，甚至在未来抗压能力变得更强。

对抑郁症病人的尸检研究发现，那些从来没有受到治疗的抑郁症病人相较于健康人和有过治疗经历的人，前者大脑的海马齿状回当中的颗粒神经元的损伤更明显。而接受过治疗的抑郁症病人大脑当中则有更多正在分裂的神经祖细胞。这个研究结果进一步说明，有效治疗抑郁症可以帮助病人在一定程度上恢复大脑的神经再生，增强大脑可塑性，这可能是抑郁症治疗有效果的原因之一。

大脑发生的变化

抑郁症患者大脑的功能和结构也会发生改变。随着最近 20 年脑成像技术的临床应用，现在医生和脑科学家可以用强大的核磁共振扫描仪观测一个人实时的内在大脑活动和大脑结构。

这个先进的方法可以让我们看到，当你集中注意力的时候，大脑的前额叶活跃程度就会变强，显示在核磁共振图像上，就是前额叶会比其他区域更亮；而当你感到恐惧焦虑时，大脑中央深处的杏仁核会变得活跃，从核磁共振图像上来看，就是杏仁核区域特别闪亮。

这样的核磁共振研究发现，抑郁症病人大脑的海马体积比没有抑郁症的人明显更小。海马是我们大脑当中负责记忆和认知功能的最核心区域，也涉及情绪功能。一些研究发现，海马和周边的脑区可能是人类大脑在成年之后唯一还有神经再生的区域。这个区域的萎缩通常对应着记忆力衰退、认知能力下降和抑郁。

如果得不到及时治疗，抑郁症持续的时间越久，大脑海马损伤的程度可能越大。而如果得到了及时治疗，海马的体积就会有所恢复。

功能核磁共振研究还发现抑郁症与大脑网络活动异常有关。大脑网络是什么呢？基于最近20年的大脑成像研究，脑科学家发现，大脑执行任何一种功能都不是由某个单独的脑区就可以完成的。大脑在执行任务的时候，往往需要调用大脑当中距离遥远的不同区域，这些脑区会以网络的形式协同合作。比如，当你集中注意力看书的时候，你的大脑前部的注意网络就会被激活，让你保持专注；而当你无所事事做白日梦的时候，大脑前部、中部和左右两侧的脑区都会被激活，这些脑区共同组成的网络叫作默认网络，涉及的功能包括自省、想象、做白日梦等。

那么，和抑郁症相关的异常大脑网络包括哪些呢？研究发现，负责情绪调节、反刍思维和与兴趣缺失有关的奖赏回路，以及与自我意识相关的大脑网络，在抑郁症病人的大脑当中都有或多或少的异常。这也解释了为什么抑郁症患者会觉得生无可恋，并且反复想着关于自己的不好的事。不过，在这些脑成像研究当中观察到的变化只是数量庞大的抑郁症病人群体的平均趋势，具体到每一个患病的个人，因为个体差异非常大，所以个体的大脑状况可能和平均趋势毫无关系。

抑郁症患者的大脑功能也和一般人不同。复旦大学对1 000多人的大脑做了核磁共振扫描检查，结果发现抑郁症会影响大脑前部的眶额叶皮质，而眶额叶皮质负责感知奖赏的缺失。可能因为眶额叶皮质的活动出了问题，所以当抑郁症患者没有得到他们期待的奖赏时，他们会比普通人更失望。眶额叶皮质也和大脑中负责自我感受的区域相连，因此，当抑郁症患者没有得到外界奖赏反馈的时候，比如没有人夸自己、没有人请求自己的帮助或者努力之后没有取得期待的成绩，这些人就会强烈地觉得自己没有价值，产生"不值得活在这个世界上""自己做什么都是错的"之类的极端想法。

为什么抑郁症病人常常觉得自己的反应变慢了？这可能和他们大脑的结构变化有关。核磁共振研究发现，抑郁症患者的大脑结构和普通人不同。英国爱丁堡大学扫描了 3 000 多人的大脑白质纤维，结果发现抑郁症患者大脑白质的整合性低于普通人。大脑白质是大脑神经元彼此相连的神经纤维的集合，是大脑神经细胞之间传递信号的"高速公路"，抑郁症患者的大脑白质整合性偏低，意味着他们大脑不同区域之间的信息传递效率降低了，速度减慢了。

雄性更擅长应对急性压力，雌性更擅长应对慢性压力

动物实验发现，雄性更擅长应对急性压力，雌性更擅长应对慢性压力。

男性和女性在面对急性压力的时候，血清素的分泌速度是不同的。在急性压力下，男性血清素受体密度比女性更高，血清素分泌得更快。这就是为什么在吵架后，男生常常很快就能平复情绪，好像什么事情都没有发生，倒头就睡，而女生可能会在一边生很久的闷气，觉得男生不爱自己了。

在面对突如其来的急性压力时，雄性表现出的学习能力似乎比雌性

更好。在小鼠学习时，科学家对它们的尾巴进行了一连串的电刺激。受到刺激后，雄性小鼠的学习表现比之前提高了，它们的海马神经元之间的联系也相应增多了；而雌性小鼠则恰恰相反，它们的海马在遇到急性压力后缩小了。

但是，当面对长期的慢性压力时，雌性小鼠就会表现得比雄性小鼠更擅长应对这类压力。比如，小鼠很害怕被关在笼子里，所以限制它们的活动对它们来说就是一个重大的环境压力。小鼠每天被关在笼子里几个小时，在连续 21 天后，科学家发现雄性小鼠的海马神经元变得十分脆弱，而雌性小鼠的海马却没有发生太大的变化。

在另外一个动物实验中，科学家发现了这个现象背后的原因：当小鼠反复经历慢性压力时，雌性小鼠体内的雌性激素会保护它们免受压力的伤害。

当所有小鼠在一个星期中被反复关监闭（模拟长期的环境压力）后，雌性小鼠的记忆能力几乎没有损伤，但雄性小鼠的情况却大为不同了。雄性小鼠在经历同样的压力后，它们的短时记忆能力受到了明显的损害。不同性别的小鼠间出现如此大的差异，是因为反复出现的慢性压力会导致雄性小鼠前额叶皮质神经元的谷氨酸受体变少，而这种情况在雌性小鼠的大脑中则不会发生。

为进一步证明雌性激素在应对慢性压力中的关键作用，科学家运用生物工程手段刻意减少了雌性小鼠大脑中的雌性激素。结果发现，这样的雌性小鼠也会被环境慢性压力伤害到。相反，当雄性小鼠大脑中的雌性激素通路被人为激活时，慢性环境造成的压力对它们也就不易构成伤害了。

有趣的是，在科学家把雌性小鼠的卵巢移除后，这些雌性小鼠却依旧不会受到慢性环境压力造成的伤害。这似乎是因为它们大脑中仍旧能分泌出雌性激素，其中的雌二醇对雌性小鼠的大脑起到了保护作用。

所以，那些需要长期（几个月甚至几年）面对巨大压力的工作，在机会公平的情况下，女性可能会越来越胜任。

为什么抑郁的人似乎比较缺乏毅力

我们知道，毅力可以让一个人主动坚持做一件事，即使这件事不会带来奖赏感，比如背英语单词或者一步一个脚印地推进日常工作。

前面说到，血清素分泌减少和抑郁症有很大的关系。大脑中如果血清素浓度太低，神经元之间的交流就会受到阻碍，导致"心力交瘁"的抑郁症状。血清素的分泌可以让人更有耐心。因为血清素在大脑中起抑制作用，所以比较充足的血清素可以让动物（包括人）愿意花更长时间去等待一个奖赏。在 2018 年，一项最新研究发现了血清素的更大作用：血清素不仅让人愿意被动地等待，而且可以增强一个人的恒心和毅力，让人即使面对不确定的结果也不轻言放弃。

在这项研究中，科学家用小鼠做了一个简单的实验。他们让小鼠待在一个长长的纸箱里，纸箱两头可以取水喝。在任何时候都只有一个取水点有水，所以小鼠必须在长箱子两端跑来跑去地找水喝，并且每当它们跑到取水点时，必须用鼻子戳一下取水口，水才会出来。

为了模拟现实世界不确定的情况，当小鼠用鼻子戳取水口的时候，不一定会有水流出来，所以有时候小鼠必须忍受戳了却没有水流出来的结果。这时就要考验小鼠的毅力了：它是愿意忍受戳不出来水的失望，继续多戳几次，还是试了一两次不成功便经受不起打击，直接放弃了呢？研究员对小鼠大脑血清素分泌的控制在这里隆重登场了。

通过光遗传学手段，科学家刺激小鼠大脑负责分泌血清素的神经元，让小鼠大脑的血清素分泌量增加。这样一来，小鼠便更愿意多戳几次来取水，即使每次都得不到水，仍会有毅力坚持下去。

这个研究结果或许也解释了，为什么缺乏血清素的抑郁症患者比普通人更容易受到失败的打击而一蹶不振。

有抑郁症的人为什么倾向于回避冲突

抑郁和大脑海马也有很大的关系。严重的抑郁症患者大脑中的海马神经元会凋亡20%。我们知道，大脑海马负责记忆功能，海马严重衰退的老年人会出现各种记忆问题。但你可能不知道的是，海马也负责调控情绪和动机。

2018年浙江大学的一个团队发表在《自然》杂志上的研究发现，海马下方外侧缰核的异常放电和抑郁症有着很大的关系，当用药物阻断外侧缰核的异常放电之后，小老鼠的抑郁症便得到了显著改善。

抑郁症患者在面对冲突压力的时候，往往会选择回避冲突，这和大脑的海马有关系。当动物感到焦虑的时候，会出现一个典型的应激反应，这个反应叫作战斗或逃跑反应（fight or flight response）。当面对压力时，动物需要第一时间做出选择：是和引起它焦虑的东西战斗，还是回避冲突扭头就跑？

这就好像当你走进一家你喜欢的餐馆时，突然看到了一个你很不喜欢的人，那么此时你会选择硬着头皮进去吃饭，还是转身走人呢？最近的研究发现，海马的不同活动模式对应着类似这种冲突场景下的不同选择。

在这个研究中，科学家研究了小鼠的腹侧海马，这个区域对应着人类大脑海马的前部，包括分区CA1和CA3。结果发现，刺激海马不同的区域，小鼠面对冲突会做出截然相反的选择：当海马的CA1区暂时

受到抑制时，小鼠在面对冲突时会倾向于逃避；而如果暂时抑制海马的
CA3 区，小鼠面对冲突时则会倾向于选择接近和直面冲突。

这个对小鼠的研究结果说明，可能是海马活动的变化导致了有抑郁
症的人倾向于回避冲突，而不是积极地面对和解决问题。

抑郁症是否可以痊愈

大部分抑郁症病人的症状是间歇式的，也就是抑郁症状时好时坏，
有时症状比较明显，而在每两次发病的中间，他们的情绪状态又会比较
稳定。每个人的抑郁症发作频率、持续时间都不一样，也就很难预测发
病的时间。

抑郁症可以说是一个终身疾病，很多抑郁症患者在一生当中会经
历抑郁症状的多次反复发作，因此很难用"痊愈"来定义他们康复的状
态。大部分时候，所谓抑郁症的痊愈，其实指的是一个人在某次抑郁症
发作之后，很长一段时间不再有症状，恢复了他们的日常生活和工作。

如果积极配合治疗，一次抑郁症的发作通常会持续 3~6 个月，而大
部分病人会在 12 个月之内康复。那么，从长期来看，有多少病人可以
维持很多年都不再复发，甚至是永远痊愈呢？情况并不是很乐观。

从两年的尺度看，大约有 60% 的人可以维持康复的状态；当时间
延长到 4 年时，大约只有 40% 的人维持在康复的状态；如果 6 年后再观
察，则大约只有 30% 的人维持在康复的状态。抑郁症的长期康复率之
所以这么低，是因为焦虑在其中扮演了一个不容小觑的角色。总之，抑
郁症的复发风险非常高，大约 80% 的病人都会经历至少一次的复发。
每复发一次，再度复发的风险又会增加，发病后的康复情况也会变差。

在经历了第一次抑郁症发病之后，有超过一半的人可以在 6 个月之

内康复，大约 3/4 的人一年内可以康复。但是，仍然有多达 25% 的病人一年以后仍然无法康复，并发展成慢性抑郁症，这和病人有没有积极参与治疗有很大的关系。

什么人容易得抑郁症

父母有抑郁症，孩子会不会更容易患上抑郁症呢？的确是这样，遗传因素对抑郁症发病有中等程度的影响。如果你有一位直系亲属患有抑郁症，那么你得抑郁症的风险会比别人高三倍。不过到目前为止，针对抑郁症的大样本基因研究并没有发现哪几个特定基因会明显增加抑郁症的发病率。全基因组相关研究目前只发现了一群可能增加抑郁症发病的基因，但单独每个基因都只有非常小的影响。

抑郁症的遗传贡献大约是 40%，也就是说，我们会不会得抑郁症，40% 是由遗传因素决定的，而剩下的 60% 则取决于各种各样的环境因素。

早期的抑郁症研究发现，有压力的生活事件常常会发生在一个人抑郁症发病前的一年之内。哪些事情是压力事件呢？威胁生命的遭遇、慢性疾病、经济困难、失业、和配偶分离、失去至亲，以及遭受暴力虐待，这些重大的压力事件都会增加一个成年人患抑郁症的风险。

但并不是任何人遇到重大的生活压力事件之后都会变得一蹶不振。有一部分人在面对重大的生活压力时，依然可以应付得很好，他们有很强的心理复原力。不同人在面对压力时的不同反应可能来源于他们不同的生物基础，也可能来自他们的童年经历。生活压力几乎是人生不可避免的经历。如果一个人在童年时期经历过重大创伤，他在成年后面对压力时心理可能更脆弱，也更容易得抑郁症。

之所以童年时期的创伤会使一个人成年后变得对压力格外敏感，是因为童年的生活环境改变了他们的基因表达，也就是DNA（脱氧核糖核酸）甲基化。什么是DNA甲基化呢？某一个基因选择表达还是不表达，是由这个基因的甲基化程度来决定的。甲基化好像每一个基因上面的小帽子，甲基化的程度越严重，这个基因表达得就越少，就好比基因上被扣了一顶厚厚的帽子，让它动弹不得。一个基因的甲基化程度越低，这个基因在细胞当中可能就越活跃。

原生家庭或者童年阴影会影响一个人成年后的性格和情绪，其中很大一部分原因来自基因表达的改变。一个人在童年时期如果经历过父母的情绪忽略、性虐待或者生理虐待，成年之后得抑郁症的可能性会更大，会更严重，持续时间也更长。

睡眠和抑郁症的关系

睡眠不好和抑郁症有着很大的关系，大约有 3/4 的抑郁症患者有失眠的症状。有40%的年轻抑郁症患者和10%的中年抑郁症患者有睡眠过度的问题。抑郁症患者要么每天早早醒来后就再也睡不着，要么变得很嗜睡，一天中的大部分时间都在睡觉。人口统计学调查发现，不抑郁的人如果有失眠的问题，就会增加他们得抑郁症的风险。失眠也会增加抑郁症患者自杀的可能性。抑郁症伴随的失眠问题如果能够被治愈，患者全面康复的机会可能会提高一倍。

不过，并不是所有睡眠不足的人都更容易得抑郁症。美国杜克大学在2017年对1 000多名在校大学生的大脑进行了核磁共振扫描检查，扫描的同时让他们完成一个奖赏性任务。结果发现，那些大脑腹侧纹状体对奖赏比较敏感的人，平时的情绪也不容易受到不良睡眠的影响——即使睡眠不足，这些人也不容易产生消极情绪。科学家猜测可能的原因是，这些人在生活中更容易受到"小确幸"的激励，所以弥补了晚上睡眠不足带来的消极影响。

虽然缺乏睡眠和抑郁有关，但有趣的是，临床治疗中发现，睡眠剥夺竟可以快速改善抑郁，并且对 50%~70% 的抑郁症患者都有短期立竿见影的效果。这比起常规抗抑郁药物需要 6~8 周才起效的等待时间来说，简直好太多了。那么，为什么不大规模推广"睡眠剥夺"疗法来治疗抑郁症呢？这是因为睡眠剥夺虽然对改善抑郁起效快，但"药效"消失得也快。

一般睡眠剥夺的标准疗程是坚持 36 个小时不睡觉，或者是一天只睡 3~4 个小时，然后保持清醒 20~21 个小时。在这清醒的 20 多个小时中，大部分抑郁症患者的抑郁症状都会得到改善，但一般在睡了一觉醒来时，振奋心情的效果也消失了。所以，睡眠剥夺疗法在实际操作中是不太实用的。在睡眠剥夺的过程中，是大脑中的什么机制起到了振奋心情的作用呢？科学家发现，这种效果可能是大脑中星形细胞产生的腺苷作用于神经元的腺苷受体产生的。在一个实验中，科学家用光刺激的方法直接刺激小鼠神经元的腺苷受体，小鼠在正常睡觉之后的 48 个小时里心情和行为都得到了明显的提升。

生活方式会影响抑郁症的发生

日照时间的长短是影响抑郁症的一个因素。有两种和光照有着很大关系的抑郁症，一种叫作纬度性抑郁症，一种叫作季节性抑郁症。纬度性抑郁症是因为住在高纬度地区的人接受日照的时间短，所以更容易得抑郁症；季节性抑郁症往往高发于日照时间短的冬季。在一项研究中，科学家把小鼠连续 4 周放在黑暗的环境中生活。4 周后，它们身体的免疫表达发生了改变，大脑中的海马齿状回细胞（负责认知和记忆能力，是成年后大脑神经元唯一还会继续增殖的区域）的增殖也减少了，小鼠因此变得抑郁。相反，如果增加光照时间，多参加户外活动，可以有效缓解和抵抗抑郁情绪。

生活环境也会影响得抑郁症的可能性。人口统计学研究发现，独居使得人们患抑郁症的概率增加近一倍。工作不景气、缺乏社会亲友的支持，会增加男性得抑郁症的可能，而居住条件差、没钱、缺乏教育，则是女性得抑郁症的关键因素。所以，通常居住条件对女性的情绪健康很重要，支持性的社交（包括家庭、配偶和朋友的支持）对男性很重要。

年轻人频繁使用网络社交媒体似乎也和抑郁症有关。经常使用社交媒体的人得抑郁症的概率是不常使用社交媒体的人的 2.7 倍。究其原因，一方面可能是有抑郁倾向的人更喜欢利用社交媒体填补真实世界中的空虚感。另一方面可能是，经常使用社交媒体也会让人产生"别人都活得很好，只有我的生活这么失败"的错觉，于是感到嫉妒或者心理不平衡；每天在社交媒体做一些没有意义的事，会让人觉得白白浪费了时间，感到自责；经常使用社交媒体还可能面临网络欺凌。种种原因都可能增加患抑郁症的风险。

产后抑郁是怎么回事

为人父母也会增加得抑郁的风险，这叫作产后抑郁。产后抑郁会让人感到极度悲伤，缺乏能量，焦虑，睡眠和饮食习惯改变，经常哭和容易生气。产后抑郁通常在新生儿出生后的一周到一个月之间发生。女性产后抑郁的原因有很多，比如，身体激素的大幅变化，缺乏睡眠，以及社会角色的巨大变化带来的不适应，等等。产后抑郁不仅影响婚姻满意度，也会影响孩子的大脑发育。

产后抑郁以往特指女性在生孩子之后经历的抑郁，男性则往往被当作既得利益者，或者至少是旁观者，社会对男性的期待是在妻子产后能提供足够的谅解和照顾。总之，男性似乎和产后抑郁这个词沾不上边儿。然而事实并非如此，男性也会得产后抑郁症。

我读博士期间隔壁组的一个女生就是研究这个课题的。第一次和她聊起她的研究课题时，她告诉我她研究的是男性的产后抑郁问题，我以为自己听错了：男性的产后抑郁？她云淡风轻地回答：是啊。我确定自己没听错之后兴趣大增，便请她具体讲讲为什么男性会患产后抑郁，男性的产后抑郁有什么症状。她告诉我，不少男性在妻子生产后都会经历产后抑郁，郁郁寡欢，生无可恋，但因为从来没有人告诉他们男性也会患产后抑郁，所以他们对自己的反应也是十分不解；又因为不少男性不善言辞，平时交流的对象只有自己的妻子，在妻子生了孩子之后，以前的待遇一下子都没有了，所以更容易抑郁。他们在访谈中只会说："我老婆自从生了孩子后就只顾孩子，也不怎么理我了，我心情很差，我也不知道该怎么办。"总之，生孩子会导致男女双方的情绪发生巨大的变化，所以，彼此多沟通交流，多寻求外界支持是十分必要的。

在有了新生儿后的第一年，男性出现产后抑郁的概率是 4%~25%，并且容易和女性的产后抑郁共同出现。新父亲的产后抑郁会影响孩子的行为和心理健康，加剧婚姻关系的冲突。父亲的焦虑和抑郁甚至可能转化成暴力，使女性受到伤害。男性感到为人父母的过大压力，缺少抚养后代需要的社会支持，或者觉得被排除在母子连接之外（妻子自从有了孩子再也不理我了），这些都会增加男性患产后抑郁的可能性。

抑郁症的"懒"和普通人的"懒"不一样

抑郁症患者的一个症状会被误认为"懒"和"不上进"，那就是启动性差。

"启动性差"是抑郁量表中必问的一个问题，具体是："要做一件事情的时候，是否要过很久才能开始？比如，从沙发上起身去洗澡，是否要花几分钟甚至十几分钟的时间来'启动'自己？"负责启动性的，就是大脑的多巴胺和奖赏系统。

多巴胺不仅负责人的欲望，也负责人的运动，因为抑郁症患者的多巴胺分泌失调，所以他们长时间处于低欲望状态，什么也不想做。当他们开始做一件新事情时，因为多巴胺不足，所以"运动启动"的速度也会比较慢，看起来就会有点儿像树懒的状态，被人误以为懒了。

临床治疗抑郁症的几种选择

有一次病房新来了一个患者。这位患者是一个高高瘦瘦的男生，医生查问病情时，他的父亲就站在他身边焦灼地看着他。医生和他说话时他毫无反应，目光呆滞，表情平静。这位病人已经住院两天了，刚入院的时候就是木僵的状态，父母和医生问什么他都不回答。

第三天也是一样，表情木讷，问他什么都没有任何回应。其他时候就自己走来走去，做一些基本生活上的事，比如洗澡、上厕所。第四天医生和他说话，问他今天感觉如何，这位病人终于开口说话了，说自己感觉好多了。问他为什么前几天不说话，他说因为心情不好，不想说话。这是一个典型的重度抑郁症患者。

对抑郁症的治疗，轻度、中度和重度抑郁症的选择是不同的。轻度到中度的抑郁症，心理治疗会起到比较好的作用，而重度抑郁症则需要用药物治疗。对于严重的抑郁症，药物是首选的治疗方案，而那些对任何药物都没有反应的难治性抑郁症病人，就需要考虑电休克疗法了。

认知行为疗法是目前发达国家应用最广泛、效果相对显著的心理治疗方法，这种治疗方法的主旨是教病人识别头脑当中的消极思维方式，让病人认识到正是这些消极的思维方式加重了他们的抑郁体验。认知行为疗法会教抑郁症病人如何用更加健康、真实、客观的想法，去替代头脑当中那些错误、不真实、扭曲的消极想法。

心理疗法对于治疗抑郁症是有效的，但是效果取决于治疗师的水平，以及治疗师和患者之间的关系。治疗师表现出来的温暖、积极的鼓励和真诚的关心，对抑郁症患者症状的缓解有着很大的影响。

对轻度到中度的抑郁症患者来说，心理治疗和药物治疗的效果差不多；而对严重的抑郁症患者来说，心理治疗就不够了，因为严重的抑郁状态会导致他们没有足够的精力和动力坚持接受心理治疗。

认知行为疗法对治疗轻度到中度的抑郁症长期效果是比较好的，效果可以持续至少一年，甚至更久。相较于认知行为疗法，抗抑郁的药物只在服用的当下是有用的，一旦停药，症状可能就会反弹。但是对于严重的抑郁症，药物治疗是非常必要的治疗方法。虽然服用抗抑郁药物会有一些副作用，比如恶心、头痛等，但患者也不用太过担心这些副作用，因为在停药之后这些副作用都会自行消失。为什么在实际生活中选择心理治疗的人那么少呢？这是因为一方面受训的心理治疗师相比起病人来说比较少，另一方面心理治疗费用相较药物来说更昂贵。

虽然抑郁症的治疗有不少选择，既有心理治疗方法，也有药物治疗方法，但还是有很大一部分抑郁症病人对任何治疗都没有明显反应，甚至完全没有反应。在一个随机的临床调查研究中，研究者汇总了各种治疗抑郁症方法的效果，结果发现，在 4 次治疗之后，有临床意义的疾病缓解率只有 2/3。也就是说，有 1/3 的抑郁症患者即使尝试了 4 次治疗，症状依然没有得到改善。

对于那些尝试了不同的方法仍旧没有明显疗效的抑郁症，我们称之为难治性抑郁症。这个词挺难定义的，就好像在说疑难杂症一样。这是因为抑郁症其实不是一种标准单一的疾病，每一个得了抑郁症的个体的实际状况可能都千差万别。同样的疗法，有的人效果显著，有的人则完全没有效果。

还有很多复杂因素也会影响不同治疗方法的效果，比如，这种治疗方法是在什么样的大环境下提供给病人的？是在医院、社区，还是在家中？病人的主观因素也会影响抑郁症的治疗效果，病人是否主动愿意配合治疗，他的性格是什么样的，他的年纪多大，这些都会影响抑郁症治疗的成功率。所以，如果你或者你身边的人得了严重的抑郁症，你需要降低预期，积极尝试不同的治疗方案。

自助改善抑郁的方法

在生活中有什么方法可以帮助你克服抑郁症呢？

运动被英国医疗卫生当局推荐为治疗抑郁症的有效疗法之一。一项对 23 份研究的系统性回顾显示，体育锻炼对治疗抑郁症有"很大的临床疗效"。运动可以明显改善压力导致的抑郁，为了了解背后究竟是什么大脑机制在起作用，科学家在小鼠身上做了一个实验。当我们锻炼身体之后，四肢的肌肉会释放出一种叫作PGC-1α1（过氧化物酶体增殖物激活受体γ共激活因子1α1）的蛋白。于是，科学家编辑了一部分小鼠的基因，让它们肌肉中的PGC–1α1蛋白表达特别多。接着，这群基因变异的小鼠和另外一群普通小鼠都被放在一个比较嘈杂的环境中，周围很吵，不停地有闪光，小鼠的作息也非常不规律。在这种嘈杂的环境中生活了5个星期后，普通小鼠都变得抑郁了，而编辑了PGC–1α1蛋白基因的小鼠依旧欢脱，没有表现出抑郁症状。

PGC–1α1蛋白在抑郁中究竟扮演了什么角色呢？进一步的研究发现，肌肉中的PGC–1α1蛋白越多，KAT（犬尿氨酸氨基转移酶）也越多。动物在压力下会释放犬尿素，有精神疾病的人体内的犬尿素含量就会比较高。而KAT起到清道夫的作用，帮助把犬尿素转换成无法进入大脑的犬尿酸，从而帮助身体和大脑排毒。所以，有氧运动对身体的好处部分来自它的排毒作用。

美国加州大学戴维斯分校的另一项研究发现，剧烈运动半小时到一小时左右，可以明显增加大脑中神经递质谷氨酸和GABA（γ–氨基丁酸）的含量。谷氨酸和GABA是大脑中最常见的神经递质，对大脑神经元之间的信号交流来说非常重要。运动后这两种神经递质在大脑中会有所增加，促进大脑神经元信号的传递，这可能是运动可以治疗抑郁症的又一个原因。运动产生的这种神经递质分泌增强的效果较为持久，可持续超过一个星期。

有氧运动不仅可以治疗抑郁症，还可以预防抑郁症。即使是少量的运动（比如每天走路20分钟或者做20分钟园艺），也可以明显起到预防抑郁症的作用，并且这对任何年龄段的人都有效。

攀岩对改善抑郁症似乎也有不错的效果。在一个研究中，在抑郁症患者参与了为期8周、每周3个小时的攀岩治疗后，他们的症状明显缓解了。攀岩对于改善抑郁症患者的反刍思维格外有效。反刍思维是抑郁症的一种典型症状：患者常会在头脑中反复琢磨一些负面的想法，导致自己深陷负面情绪之中。因为攀岩的时候需要全神贯注于攀爬的步骤和体验上，以免自己掉下去，所以人没有太多时间胡思乱想，自然就切断了反刍思维。攀岩还可以提升自我效能感（成就感），促进和其他攀友的社交，而自我效能感和社交都是抑郁症患者非常缺乏的。

在做研究的这几年里，有一个朋友给我留下了深刻的印象。她平时总是笑眯眯的，每天都穿着美丽的裙子，看起来既精致又阳光。她似乎和谁都聊得来，人缘很好，我和她聊天也总能找到有意思的话题。有一天下午，办公室里的其他人都放假回家了，她刚吃完饭回到办公室，从我桌边走过时我们寒暄了几句，不知不觉就聊到了抑郁症的话题（毕竟大家都是精神医学的博士）。在接下来的两个小时里，她给我讲了一个让我十分惊讶的故事。

她告诉我，她在高中曾患有非常严重的抑郁症，究竟严重到什么程度呢？因为服药和病情，她在抑郁期间和人聊天会突然大脑放空，说话前言不搭后语，甚至变成模糊不清的咕哝声。因为害怕吓到别人，她几乎不敢交朋友。当然，抑郁症的典型症状，比如出现想死的念头，也经常浮现在她的脑海里。因为思维变得缓慢，聪明的她没有办法在规定时间内完成考试。这样的情况持续了一两年，有一天她突然觉得自己不能再这样下去了，于是她开始了每天长时间、高强度的运动——三个小时的长跑、跳楼梯，直到再也跑不动、跳不动为止。坚持了一段时间之后，她的抑郁症状渐渐地变得越来越少，慢慢地她也回归了正常的生活轨道。

　　光照疗法也是非常有效的治疗抑郁症的方法。随机临床试验中，研究者比较了光照疗法和常规药物对抑郁症的疗效。在光照疗法中，病人起床后（早上 7 点到 8 点之间）要坐在一个发光的盒子前半个小时，在这期间可以做自己想做的任何事，看书、看报纸或者看电视都行。发光盒子的亮度接近于夏天早上 7 点钟的室外亮度。结果发现，只接受光照疗法的病人中有 44% 的人在 8 周后症状有明显的缓解；既接受光照疗法又吃百优解（常用抗抑郁药）的病人，8 周后的症状缓解率是 59%；那些未接受光照疗法而只吃百优解的人在 8 周后的缓解率是 19%；什么治疗都不做的病人中有 31% 的人症状有所改善。因此，在早上起床后出门坐或者走半个小时，可能对改善抑郁症有显著的作用。

　　社交支持和抑郁的发病也有很大关系。在挪威进行的一个涉及 4 万人的调查显示，一个人感觉到的社交支持越多，患抑郁症的可能性就越小。不同年龄段的社交需求的来源不同：儿童和青少年更多地依赖于父母的支持，成年人则更多地依赖于配偶的支持，然后才是家庭和朋友的支持。上文提到的那位朋友，她说她很感激在抑郁期间家人和老师对她无尽的体谅和支持。比如，她没有办法在规定时间内完成期末考试，老师就破例为她一个人延长考试时间，让她可以顺利地升学和毕业。她说在刚开始读博士的时候，也有一段时间非常抑郁，但有了之前的经验，她知道有哪些策略可以帮助自己摆脱抑郁。比如，当她觉得心情特别低落的时候，她会强迫自己去找朋友聊天，从社交支持中得到能量，而不是执着于自己的负面情绪。

　　除了改变日常生活中的一些习惯可以缓解抑郁之外，近年来还出现了越来越多的科技手段可用来帮助治疗抑郁症。比如，有一个方法叫作神经反馈治疗，就是让抑郁症患者接受核磁共振扫描仪的检查，用实时记录反馈技术让他们看到自己的大脑活动。这个疗法的原理是让抑郁症患者通过一边看自己的大脑，一边有意识地调节大脑活动，以达到改善抑郁症状的目的。不过，可能是因为核磁共振扫描成本高昂，这个方法还处于探索阶段。

迷走神经刺激方法也被用于治疗难治性抑郁。迷走神经属于混合性神经，是人的脑神经中最长和分布范围最广的一组神经，从大脑到延髓沿着食道两旁向下延伸，涉及颈部和胸腔，然后进入腹部。因为迷走神经特殊的分布方式，所以从体外刺激迷走神经也可以刺激大脑内部的神经，起到改变大脑功能的效果。

抑郁症与人类进化

科学界有一种理论认为，抑郁基因的优势在于保护人不得传染病。因为人类历史上最大的杀手是病毒或细菌感染，抑郁基因使人疲倦厌食，不愿参加社交，从而保护得抑郁症的人免受传染，基因得以延续。

另一种解释精神疾病基因为什么在人类进化过程中一直稳定存在的理论叫作蒲公英–兰花理论。这种理论认为，一些可能导致人脑对压力环境敏感、比较脆弱的基因，也是在顺利的环境中可以让大脑茁壮发育、超越普通人，甚至做出惊人成就的基因。环境和基因的交互影响，导致同样的基因在糟糕的环境中会让人得精神病，在良好的环境中则会让一个人拥有更旺盛的生命力和对环境更强的适应能力。这种因环境而产生不同效果的基因，被称为"兰花基因"，因为它们对环境十分敏感；而那些不会因环境变化而使大脑发生重大改变的基因比较坚韧，就像蒲公英一样，因此叫作"蒲公英基因"。

焦虑是大脑的过时本能

6年前的一个星期二上午11点，我抱着笔记本电脑走进研究组的会议室，坐在我平时的位置上。我的同事陆陆续续走进来。我和其中一个关系比较亲密的同事聊了聊各自的研究进展，她告诉我她的小鼠吃深海鱼油还没有明显的抗精神病效果，我告诉她我的程序又出错了，需要从流程的开头重新跑数据。互相吐槽一番之后，我们又夸赞了对方的衣服很好看。这时，大老板走了进来。

我们每次开会都用英语交流，当时英语水平不太好的我每次发言前都要反复打腹稿，把要说的词都回忆清楚，唯恐报告的时候突然忘了一些词该怎么用英文表达。

老板照例先和大家闲聊她这一周来的见闻，接着大家开始汇报工作。就在这时，我突然觉得自己的心脏猛跳了两下。我一阵慌乱：不会是得心脏病了吧？右手赶紧搭在左手腕上开始给自己"把脉"。我尽量表现得淡定，但其实我看着老板的嘴一张一合，完全不知道她在说什么，只觉得周围的世界在发出嗡嗡声并迅速地向外退去，我的手心也沁出了薄薄的一层汗。我感到自己心跳很快，就这样大概过了三五分钟，心跳渐渐慢下来了，一切似乎又恢复了正常。

类似的事情在三个月内反复发生了六七次，而且一次比一次严重。直到有一天我半夜 12 点躺到床上，迷迷糊糊正准备入睡的时候，心跳突然加速到每分钟 140 次，怎么也慢不下来。我赶紧叫上室友打车去香港玛丽医院看急诊。急诊室里排队就诊的人很多，护士遇到心脏问题不敢马虎，优先给我做了包括心电图在内的各种检查。检查结果是：除了心跳快，其他指标都正常。于是，我的优先程度也从加急降到了取号候诊。坐在候诊大厅等待的空当，室友上网查了一下，抬头说道："你不会是惊恐发作吧？"我接过手机一看各种症状，还真是！说来好笑，从那天以后，我就再也没犯过这种毛病了。

惊恐发作是焦虑症的一种，即焦虑的急性发作。我得惊恐发作的原因可能是读博士期间学业压力比较大，又需要适应香港当地的文化和语言，各方面的压力持续时间很长，渐渐地影响了我的身体和大脑的生理平衡，"突然"就引发了惊恐发作。

焦虑在每个人身上的体现都不太一样。随着社会和经济的快速发展，每个阶段都有可能陷入各种各样的焦虑：学生时代有升学的焦虑，毕业时有找工作的焦虑，工作了有工资待遇和同事关系的焦虑，结了婚有家人关系的焦虑，看到周围人收入高又焦虑起换工作的事，看到周围人有说走就走的旅行又焦虑自己没时间"做自己"。总而言之，生活中的任何事都会让人如临大敌。很多时候，一些人的焦虑甚至变成了没有具体焦虑对象的一种常态。

在生活中，很多人会混淆焦虑和恐惧，其实两者有本质上的区别。这其中的区别主要来自威胁是否在场，以及情绪反应持续的时间。恐惧反应通常是在感知到了确定在场的威胁后发生，比如 5 分钟后的考试或者近在眼前的地震海啸，一旦这个威胁消失了，恐惧就会即刻减少；相反，焦虑反应则常常来自遥远的或者不确定的威胁，持续的时间比恐惧久得多，感受到的情绪也和实际的威胁不成正比。

7 种不同的焦虑症

焦虑有很多不同的种类和表现形式。比如，任何时候都感到坐立不安的毫无原因的广泛性焦虑，不敢在大庭广众下说话或者对特定人群说话的社交焦虑，等等。焦虑症最核心的特征是，过多且持续的恐惧、焦虑及回避感知到的威胁。这种威胁包括外部的威胁，比如社交场景，以及内部的威胁，比如身体的感觉。焦虑症的回避行为由重到轻有不同的呈现方式，严重的焦虑症患者会拒绝进入特定的处境，轻微的可能是在应对某些事物或者人的时候感觉比较勉强。

当我们遇到让我们感到焦虑的事，或者身处让我们感到焦虑的场合时，我们就会有一种强烈想要逃离的冲动，然而现实往往是无法逃脱的。

不同人的焦虑症状都有可能不一样，一个人不同时候的焦虑症状也会有所差别，焦虑的频率和强度也各不相同。可以说，几乎所有人一生中都会在某个时刻经历焦虑情绪，但长期的慢性焦虑或者突发性的高强度惊恐发作，只会在一小部分人中出现。根据世界心理健康调查，大约每 4 个人当中就有一个人曾经得过或者未来会得某一种焦虑障碍。这其中包括广场恐怖症、广泛性焦虑障碍强迫症、惊恐发作、创伤后应激障碍、社交恐惧和特定的恐惧症等。

焦虑症主要可以分成以下七种类型。

第一种是分离焦虑。我们最容易从儿童和热恋的情侣身上看到这种类型的焦虑，后者来自热恋状态下的心理退行。分离焦虑的主要症状包括，当一个人和他的依恋对象，比如母亲或者恋爱对象分离时，会感受到明显的恐惧和焦虑，而这种恐惧和焦虑是和年龄、场景不相称的。

有分离焦虑的人会过度担心依恋对象可能遭遇不测，或者担心会有一些不好的事情发生，导致自己失去依恋对象。他们不愿意离开依恋对象，分离焦虑的压力甚至会引发生理症状，比如胃疼和做噩梦。

第二种叫作选择性缄默症。它是指一个人一直无法在应该说话的特定社交场合说话。比如，在很多人参加的商务会议或者聚会上无法开口和陌生人说话，或者像《生活大爆炸》里的拉杰一样，看到女生就一个字也说不出来。

第三种是特定的恐惧症。比如，很多人会特别害怕蛇和蜘蛛，就连提到这两个词都会感到不自在。我有一个闺密，她特别害怕长有细毛或者小鳞片的动物。上学的时候，有一次一只鸟误打误撞飞进了教室，一个男生抓住了它，大家都围着看，觉得好可爱又好可怜，闺密却吓得站到离我们三米开外的地方，看都不敢看一眼。我还有一个闺密，能力和个性都很强，她的恐惧对象也很有趣又后现代——她特别害怕机器人，尤其是那种会走会动的机器人。

大家可以看到，恐惧症就是对某些物体或者场景有明显的恐惧、焦虑或回避，患有恐惧症的人表现出的恐惧和实际威胁是不相称的，他们也知道自己的表现是过分夸张和不合理的。

第四种典型的焦虑症是社交焦虑障碍。患有社交焦虑障碍的人会对自己成为众人瞩目的焦点或者自己被仔细观察的社交场景有明显的恐惧、焦虑或者回避。他们特别害怕其他人对自己的消极评价，害怕其他人不喜欢自己，害怕尴尬、被羞辱、被拒绝或者冒犯他人。这种对社交场景的恐惧是和实际的社交威胁不相称的，当事人也知道自己的症状是不合理的。有社交焦虑的人在他们害怕的社交场合还会出现某些身体症状，比如脸红、怕到想吐，或者想上厕所。关于社交恐惧的具体表现和应对方法，我们在之后的章节会有详细的展开介绍。

第五种是惊恐障碍，也就是我在本章一开始说的自己的亲身经历。惊恐障碍是反复出现的、毫无预兆的惊恐发作，有惊恐障碍的人会担心随时有更剧烈的惊恐发作毫无预兆地发生。

惊恐发作是一种持续时间短而强烈的焦虑障碍，经常还会伴有一些身体症状。惊恐发作的人会突然产生强烈的不舒适感，可能还会有胸闷、透不过气的感觉，以及心悸、出汗、胃不舒服、颤抖、手脚发麻、觉得自己快死了或要疯了，或者失去控制感的症状。惊恐发作每次持续15 分钟左右，在 10 分钟内达到高峰，持续几分钟后会自动逐渐消失。

惊恐发作通常没有明显的诱因，所以很多人会以为自己突发心脏病了。还有一些人会在一些特殊情境中体验到惊恐发作，比如在拥挤的人群中或是在商店、公共汽车中。惊恐发作看起来很吓人，但其实比较常见，约有 10% 的成年人都经历过、正在经历或者未来可能经历惊恐发作，其中女性出现惊恐发作的可能性是男性的 2~3 倍。惊恐发作通常不会有什么不良后果，绝大多数人也不需要特别的治疗就可以从惊恐发作中自行恢复。如果你也时不时地经历惊恐发作，并像我一样正确意识到自己的身体反应是焦虑情绪导致的，这对应对你的惊恐发作会非常有用。

第六种焦虑障碍叫作广场恐怖症。广场恐怖症不单指对广场有恐惧，还包括对公共交通工具、空旷的广场、密闭的空间、排队、人群或者一个人出门有明显的恐惧、焦虑情绪或回避心理。

有广场恐怖症的人害怕在这些场合，自己会毫无征兆地出现惊恐发作之类的突发症状，或者出现其他会让自己感到尴尬的症状，比如脸红、手抖、心跳加速等，以致事态可能失控，会难以逃走或者无法得到帮助。

第七种焦虑障碍是广泛性焦虑症。大约每20个人中就有一个人在一生中可能会得广泛性焦虑症。得了广泛性焦虑症的人会对日常事务无缘无故地感到紧张，虽然没有明确的紧张对象，但总觉得有坏事要发生。他们会过分担心日常小事，比如健康、家庭、人际或工作等，并且容易感到疲劳和坐立不安，他们会难以集中注意力，出现肌肉紧张、睡眠障碍、换气过度或者心跳过速等症状。

除了上述这些主要的焦虑症类型之外，不同的民族文化还会衍生出具有独特文化特征的焦虑症。比如，社交焦虑中有一个普遍的焦虑场景，就是担心自己在社交中尴尬。然而亚洲人却有一种独特的焦虑，叫作对人恐怖症（taijin kyofusho），焦虑的对象是"冒犯他人"或者"让他人尴尬"，而不是自己感到尴尬。

以上这些不同类型的焦虑症状，如果持续半年以上，就可能变成特定的焦虑症。焦虑直接的行为后果是，它会导致一个人在特定场景中对特定对象的回避和退缩。比如，一个人若有社交焦虑，就会在生活中尽量避免去人多的地方；一个人若有数学焦虑，就会回避做数学题和思考数学问题，即使他的实际数学计算能力可能并不差；一个人若有考试焦虑，就会特别想逃避考试，但因为考试通常是回避不了的，所以他有可能在考场上有手抖、出汗、大脑一片空白等焦虑的生理和大脑反应。

焦虑对进化十分有用

我们生活在丛林里的祖先在面对威胁，比如突然遇到一只大黑熊的时候，会在第一时间做出一种反应，叫作战斗或逃跑反应。这个概念最早是由美国哈佛大学医学院的生理学家沃尔特·坎农在1915年提出来的。战斗或逃跑反应指的是当我们遇到危险或者威胁时，身体的交感神经系统和内分泌系统会迅速做出反应，将我们全身的资源紧急调动到四肢，准备好战斗或者拔腿就跑。

身体中主要负责战斗或逃跑反应的是控制五脏六腑的自主神经系统。这个系统分为两部分：一部分是交感神经系统，一部分是和它相拮抗的副交感神经系统。交感神经系统兴奋会引起腹腔内脏和皮肤末梢血管收缩、心率加快、心脏收缩能力增强、瞳孔散大和新陈代谢率上升等，这一系列身体变化会让一个人对外界更敏感警觉，肌肉能量更充足，身体可以随时对外界变化做出反应，也就是我们面对威胁时做出的战斗或逃跑反应。

相反，副交感神经系统的主要功能是让瞳孔缩小、心跳减慢、皮肤和内脏血管舒张、胃肠蠕动加强、括约肌松弛、唾液和泪液分泌增多、男性生殖器勃起等。这一系列反应是我们在放松状态下的生理反应，让我们可以把能量用于消化食物、抵抗微生物和繁衍后代。

交感神经系统和副交感神经系统这两者的关系是互相拮抗的，也就是你强我弱的关系。当身体的交感神经兴奋的时候，副交感神经活动就会相对受到抑制；反之，当副交感神经活跃的时候，交感神经就会相对受到抑制。

当你准备战斗或者逃跑的时候，身体所有的能量都需要被调动到四肢来支持最大强度的运动，这时胃肠道和免疫系统的能量也会被紧急调用，副交感神经会被抑制，肠胃蠕动会变慢，你会感到口干舌燥、胃部收紧等。比如，在考试前10分钟，你可能有想喝水、想上厕所、胃里好像有蝴蝶在飞的感觉。当我们长时间处于慢性压力之下时，交感系统会长时间保持兴奋，副交感系统受到长时间的抑制，久而久之就可能导致一个人的消化道功能紊乱、便秘甚至性功能障碍。

面对环境当中突如其来的威胁时，大脑负责应激反应的中心主要在下丘脑。下丘脑是我们大脑当中一个非常原始的区域，在大脑的中央深处、丘脑下方和脑干交界的区域。下丘脑在紧急事件中具备双重功能：第一重功能是对自主神经系统，也就是交感神经和副交感神经两者之间平衡的控制，第二重功能是对垂体腺调节内分泌的控制。当我们的眼睛看到威胁时，信号传导到丘脑，丘脑会在第一时间做出紧急反应，于是大脑中负责负面情绪的杏仁核就会被激活，进而激活下丘脑，下丘脑又激活交感神经系统和垂体腺，最终引起交感神经的兴奋，以及内分泌系统中的肾上腺素、去甲肾上腺素、肾上腺皮质激素等一系列其他激素的释放。

一方面，肾上腺素、去甲肾上腺素的分泌会带来快速的生理调节，比如增加心肺活动、收缩内脏血管、放大肌肉血管、加快血流速度、抑制肠胃活动、抑制唾液分泌、放松膀胱、出汗等。另一方面，肾上腺皮质激素会带来比较缓慢的调节，包括升高血压、血糖，抑制免疫反应，从而让我们身体细胞中的能量都用于战斗或者逃跑。

这种压力调节机制对于我们的祖先在原始社会中活命是至关重要的。但到了现代社会，我们几乎不会再遇到黑熊或者老虎，我们生活中的猛虎变成了考试、工作中按时完成一个项目、在工作中的表现和地位、家庭成员的关系、生活中的突然变故等。而这些现代环境中的压力，都很难通过战斗或者逃跑来解决。因为就算你不喜欢你的上司，也不能当场和他打一架。就算你不喜欢被老婆唠叨，也不能打老婆，正因如此，有时候夫妻吵架，不擅长说话的老公往往会赶紧开溜，这种时候战斗或逃跑反应里的"逃跑"就真的派上用场了。当面对现代压力时，我们无法再像我们的祖先一样，通过血液流向四肢、抑制内脏反应来快速解决压力源，于是慢性压力就来了，还阴魂不散地纠缠着我们。

如果生活中的问题迟迟得不到解决，压力机制就会被激活得太久或者太频繁，以致最终损害大脑和身体的各个部位。在长期焦虑的情况下，一方面肾上腺皮质激素的慢性释放会抑制免疫系统，让人变得免疫力失调或低下，很容易生病；另一方面，皮质激素还有令中枢神经兴奋的作用，会减少大脑内抑制性递质GABA的含量，引起中枢兴奋，让人总觉得该做点儿什么，否则就坐立难安。皮质激素还会抑制大脑松果体褪黑素的分泌，褪黑素可调节睡眠节律，让人产生困倦感。如果褪黑素分泌减少，我们就会难以入睡甚至失眠。所以，焦虑还会导致失眠。

长期焦虑的危害

焦虑的持续时间可长可短，持续时间短叫作焦虑状态，持续时间长就可能会变成焦虑症。一部分焦虑症是由基因决定的，不良的生活习惯也会增加你得焦虑症的风险。长期焦虑可能导致痤疮暴发、性功能障碍、头痛、肌肉紧张、无法集中注意力、烦躁不安等不良反应，也会增加患慢性疾病的风险，比如心脏病和糖尿病，还会损伤免疫系统，让你更容易受到病原体的感染。

大脑当中主要负责对环境压力做出反应的区域是大脑的杏仁核。这个区域在进化上由来已久，因为形状类似杏仁而得名。杏仁核主要负责负面情绪反应，尤其是恐惧情绪。焦虑症病人大脑的杏仁核活动会比普通人更加强烈和持久，反应的阈限也比普通人低。在遇到外界轻微的压力时，普通人的大脑可能没有明显的变化，而焦虑症患者的大脑杏仁核因对压力事件特别敏感，所以即使外界环境中很小的压力也会导致他们的杏仁核反应激烈，普通人眼中的普通小事就有可能导致焦虑症患者过分紧张。比如，在急性焦虑发作的时候，焦虑症患者会觉得自己快要死掉了，担心自己的胸痛是因为突发心脏病，或者自己的头痛是因为得了脑癌。一想到自己可能会死掉，他们就会感到极度害怕，忍不住反复地想，越想越紧张。

焦虑症患者大脑的脑岛区域也会比普通人更活跃。脑岛位于大脑皮质靠前的部位，两侧大脑半球各有一个脑岛，因为形状像一个孤立的小岛而得名。脑岛和一个人的自我意识、内感觉以及情绪和认知有关。焦虑的人常会有反刍思维，反反复复思考过去的事、现在正在发生的事和未来还没发生的事，这种对自身和世界关系的反刍思维，可能和脑岛的过分活跃有关。有的焦虑症患者还会觉得身体百般不舒服，但又说不出个所以然，因为焦虑导致的这种不舒服往往是过度放大的，不符合实际情况。

当一个人处于压力状态下的时候，大脑对外界信息的解读就会改变。焦虑的生理机制在进化上设计出来，就是为了让我们尽可能地避开环境中的危险。在"战斗或逃跑"的思维模式下，我们对消极信息的敏感度会大大增加，这可以帮助我们在面对威胁时第一时间从周围环境中识别出对我们不利的东西。恰恰是因为这个机制，长期处于焦虑状态的人更容易把中性的信息看成消极的信息，总的来说就是大脑在焦虑的情况下对外界的感知变得消极了。

在焦虑状态下，一个人对社交信息的解读也会变得有敌意：别人随便说了句不痛不痒的话，焦虑的人可能就会把这句话解读成挑衅。长期焦虑还会影响睡眠，缺乏睡眠会导致我们的大脑留存更多消极的记忆，而不是积极的记忆。这两个因素叠加在一起，就会使得焦虑的人更加容易悲观，所以长期焦虑的人还有很大的可能变得抑郁。比如研究发现，社交焦虑会导致一个人患抑郁症的风险增加 1.49~1.85 倍。

什么样的人容易得焦虑症

绝大多数焦虑症患者都不是成年之后才患病的，而是在儿童时期或者青少年时期就早早地出现焦虑症状了，因为缺乏专业的识别和关注而没有得到及时治疗，逐渐变成了慢性焦虑。焦虑症在一个人的一生当中会起起伏伏，时好时坏。统计数据表明，在所有的焦虑症患者中，大约只有 40% 的人的焦虑症状会逐渐减少，而其余的大多数焦虑症患者，在一生当中都会反反复复受到焦虑症的困扰。

从全球范围的调查来看，在 12 个月当中焦虑症的发病率相较于终身焦虑症的发病率只是略低一点儿，总体来讲数值差不多。这意味着，焦虑症在人的一生当中其实都在持续性地发作，从童年到老年的发作频率没有明显的变化，并且几乎每年都会发作。而无论是儿童还是青少年，12 个月内的发病率都跟成年人非常接近。其中恐惧症和分离焦虑的发病时间尤其早，6~17 岁的儿童和青少年的发病率最高，而广泛性焦虑障碍则更多是在成年时期发病。

焦虑症是由基因和环境共同决定的，焦虑的遗传贡献率是30%~40%。也就是说，一个人得焦虑症，30%~40% 要归因于他的基因。

有三个主要因素会增加一个人得焦虑症的风险。

第一是性别。女性得焦虑症的概率是男性的两倍。

第二是遗传和家族史。如果你的家庭成员当中有人患有焦虑症或者抑郁症，你得焦虑症的风险也会明显提高。如果父母有焦虑症，那么子女得焦虑症的风险比父母没有焦虑症的人要高 2~4 倍，出现焦虑症状的年龄也会明显偏低。童年时期，一个孩子如果是退缩和内向的气质类型，在压力环境下就会更容易感到焦虑。

第三，焦虑障碍也和童年时期的负面经历有关。父母习惯性地体罚孩子，对孩子的情感需求不做回应，对待孩子态度冷漠甚至反感，父母常年吵架甚至当着孩子面吵架的家庭，孩子出现焦虑、抑郁等心理问题的可能性都更大。父母特定的养育方式，包括对孩子过多干预和挑剔，以及从小缺少可以一块儿玩的朋友，这些环境因素都会明显增加一个人得焦虑症的可能性。在年轻的时候经历过重大生活压力事件，比如经济困境、家里有人生重病或者离婚，也会增加焦虑症的发病率。

基因会通过影响一个人认知世界的方式来影响他的情绪。焦虑的人会有认知偏差，更容易把一件事情解释得比较负面。面对同样一个大环境，普通人看到的和焦虑的人看到的情况是不一样的，焦虑的人更容易把中性的环境看作威胁，由此产生更多的焦虑情绪。因此，焦虑易感基因可以通过改变一个人的认知方式，来导致环境对他的影响更消极负面。

很多人认为，因为父母过度控制和挑剔孩子，孩子又较为敏感脆弱，所以孩子才会得焦虑症。实际上事情并没有这么简单。遗传因素不仅会影响孩子的气质，也会影响父母的养育方式。具体是这样的：父母自身的基因可能就是容易焦虑的，这从一开始就会导致父母容易出现过分控制的行为倾向。当同样的基因遗传给孩子时，这些敏感的孩子也会更容易因为环境压力（父母的管教方式）而感到焦虑。所以父母的控制行为和孩子的焦虑症其实在某种程度上都受到焦虑易感基因的影响，而不只是前者影响后者的单向关系。

焦虑不仅是大脑的问题，和身体也息息相关

如果你得了胃溃疡，医生的诊断通常是幽门螺旋杆菌感染。但科学家在临床研究中发现，一些人即使胃中没有幽门螺旋杆菌，也会出现胃

溃疡的症状。在这种情况下，病因常常是心理因素——焦虑。为什么焦虑会和胃溃疡有关系呢？这是因为长期焦虑会导致肾上腺皮质激素长期过量分泌，把血液调配给肌肉，于是供应胃黏膜的血管日渐狭窄，给养供应不上，胃黏膜不能分泌足够的黏液，无法抵挡胃液的腐蚀，长此以往，就很容易得胃溃疡了。

在生活中如果你观察身边的人，你会发现，那些特别操心、容易焦虑的人往往身形比较消瘦，这是有科学道理的。那就是，长期的压力反应会导致肌肉损耗。焦虑引起的肾上腺皮质激素的长期释放会引发蛋白质分解，因为肌肉就是由蛋白质组成的大块组织，所以焦虑的人的肌肉可能会长期慢性受损，得不到重建的机会，人就会因此消瘦；相反，很少焦虑的人可能更容易心宽体胖。当然，这只是影响身材塑造的一个因素。

你可能不知道的是，我们人体还有第二个大脑，就是我们的肠道。人体肠道中的菌群数量非常惊人，是人体自身细胞总数的 10 倍多，而这些菌群编码的基因数更是远远超过人体基因总数。近几年的研究发现，肠道菌群与个体的行为情绪有着神奇的联系。

麦克马斯特大学的约翰·克莱恩（John Cryan）和他的研究团队在一个实验中测试了肠道微生物的力量。在这个实验里有两种小鼠：一种是天生胆子很小的 B 型小鼠，一种是天生勇敢无畏的 N 型小鼠。面对这两种性格迥异的老鼠，科学家有了一个奇思妙想：如果把它们肠道中的微生物菌群互换，会不会改变这两种小鼠的性格呢？于是，他们真的这样做了。科学家先把生性胆大的 N 型小鼠肠道里的细菌移植到天生胆小的 B 型小鼠体内。过了三个星期后，B 型小鼠竟然变成了勇敢的"探险家"！那么反过来，如果把 B 型小鼠肠道里的菌群移植给勇敢的 N 型小鼠，会怎么样呢？结果是，当 N 型小鼠被移植了胆小的 B 型小鼠的肠道细菌后，它们竟然变成了胆小鬼，花了平时三倍多的时间才小心翼翼地从"高空"实验台上走下来。

发现了肠道菌群会影响小鼠性格之后，研究者觉得移植肠道菌群毕竟还是有点儿麻烦，如果直接给小鼠"吃"细菌，会不会也有用呢？于是，克莱恩和他的同事尝试了一个更简便的方法：直接给小鼠吃可以减轻焦虑的菌株——长双歧杆菌和短双歧杆菌。结果正如科学家所料，这两种细菌果然改变了小鼠的性情：短双歧杆菌让小鼠变得更勇于探索，而长双歧杆菌则让小鼠在面对压力时，体温的变化不会太剧烈。

所以，焦虑不只是大脑的反应，身体的五脏六腑以及肠道中的细菌都在其中扮演了非常重要的角色。

现在我们知道，焦虑远不只是大脑当下的情绪问题，而是一个持久并且全身心的不健康状态，和一个人的性别、基因、童年经历、外界环境压力甚至肠道菌群都有关系。焦虑状态如果长时间不得到干预和治疗，还可能会诱发失眠、抑郁症等更严重的精神问题。

绝大多数焦虑症都没有得到治疗

在发展中国家，比如中国，有50%~85%的焦虑症病人在焦虑障碍发病的前50年中都没有得到治疗！想象一下，如果你在8岁时得了焦虑症，大概率的结果是，你自己不知道，你父母也不知道，直到你58岁了才终于忍无可忍去看心理医生或者精神科医生，然后幡然醒悟自己一辈子都在饱受焦虑症的折磨。

即使是在全世界的范围内，焦虑症通常也要在一个人发病20年后才会得到治疗。

跟踪研究发现，焦虑症是所有心理健康疾病当中最顽固和最持久的，焦虑症自发的痊愈率只有不到23%。也就是说，一个人得了焦虑症，最应当采取的行动就是尽快接受心理治疗或者相对有效的药物治疗，而不是坐等焦虑症自行康复。

治疗焦虑症最有效的方法是认知行为疗法

无论是成年人的焦虑症治疗，还是儿童和青少年的焦虑症治疗，到目前为止全世界公认最有效的治疗方法就是认知行为疗法。认知行为疗法在英国、加拿大、德国、新加坡的健康实践指导中，都被推荐为治疗特定焦虑症的第一线疗法；在美国，用认知行为疗法治疗焦虑等精神困扰是被纳入医疗保险的。不过在发展中国家，认知行为疗法还非常稀缺。这是因为，一方面精通认知行为疗法的人非常少，教育体系极度缺乏相关技能的培养；另一方面，认知行为疗法的费用相较于药物明显更高昂。但是，只要可以在认知行为疗法和药物疗法当中择其一，人们通常更愿意选择认知行为疗法，因为认知行为疗法见效较快，而且没有副作用。

认知行为疗法和我们通常所知道的弗洛伊德的心理动力学疗法不同，前者需要的干预时间短，见效快，通常10~20周就可以完成一个疗程。认知行为疗法的操作简单易行：焦虑患者先要了解自己的认知方式是消极的、不现实的，接着他们要比较自己的消极想法和现实结果的差距，然后通过调整自己的认知方式来减轻焦虑情绪。在接受认知行为疗法的干预后，大约45%~55%的人的焦虑障碍会有所减轻。其中社交焦虑的缓解率是45%，惊恐发作和广场恐怖症的缓解率是53%，广泛性焦虑的缓解率是47%。用认知行为疗法治疗儿童焦虑症的效果更好，治疗后的即刻缓解率是60%，并且效果在12个月之后仍然可以维持。和认知行为疗法相比，药物治疗则通常被当作一种备选方案或者附加治疗方案。

虽然认知行为疗法是治疗焦虑的最行之有效的方法，但仍免不了有一定的复发率。在儿童和青少年当中，接受认知行为疗法之后的1~2年的复发率大约是40%；而在有惊恐发作的成年人当中，进行治疗后的1~2年的复发率是30%。所以，治疗之后的远程长期维持也很重要。远程治疗越密集，从长期来看，焦虑症状缓解得也越彻底。相较于认知行为疗法，药物疗法的复发率就高多了：在停药之后的3~6个月，焦虑症的复发率高达30%~50%。

下面教你几个日常生活中可用于减轻焦虑的方法。

第一，改变你看待压力源的方式，不要把它看作威胁。一旦你把压力源看成危险，你的身体的第一反应就是打一架或者撒腿就跑，而这些原始反应对我们应付考试、完成工作任务、处理家庭矛盾都没有任何用处。只有当你知道你的大部分本能的焦虑反应其实没有用时，你才不再会把完成工作、处理好人际关系看成需要与之对抗的东西，而是可以换个角度，把生活中的这些压力源看作像原始社会中采野果子、缝制皮裙这样按部就班的事。简单来说，可以帮助你减轻焦虑的健康心态是：尽人事，听天命。

第二，细化你的目标。焦虑的一个典型思维特征是反刍思维。你有很多项目要完成，每天在脑子里反复想该怎么应对，结果不好怎么办，失业怎么办，这样的反刍思维往往会让你越来越焦虑。但是，在你反复担忧的时候，你的血液其实都跑到你的四肢里去了，这种本能反应对你解决问题一点儿帮助也没有。

应对反刍思维的正确方法是，把你的目标写下来，分成可以执行的小步骤。在把大目标和小步骤都写在本子上后，你需要做的只是每天按部就班地完成一个个小步骤。为什么细化目标这个方法能帮助你缓解焦虑呢？这是因为，一旦你把大目标和小步骤写在本子上，你就不需要经常去做过于长远的、无法掌控的展望，也不需要在大脑中反复思考未来可能会发生的好或不好的结果。这样一来，大脑多出来的思维空间和能量自然而然地就把小步骤完成了，你的大目标也就实现了。

假设你现在有经济压力，想要赶快解决。但是，经济压力不是短时间之内就可以解决的问题。你每天被经济压力困扰，就像是人类的祖先每天从早到晚和一只老虎大眼瞪小眼，瞪上个一年半载。试想一下，就算人没被老虎吃掉，也紧张死了。所以，比起毫无建树地焦虑一个挣钱的大目标，你应该做的是，好好想想当下切实可行的工作途径，然后一步一个脚印地朝目标努力。你可以经常提醒自己：不积跬步，无以至千里；不积小流，无以成江海。

第三，练习冥想。科学家发现，密集的冥想练习可以迅速降低人体促炎性因子基因的表达，减少压力和焦虑导致的皮质醇分泌，使身体摆脱焦虑的伤害。冥想的方式很简单：静坐，把注意力集中在缓慢的呼吸上，任由大脑里的各种念头来去而不做刻意的评判或抑制。每天一小时左右的冥想可以明显减少你的焦虑。美国马萨诸塞州综合医院的研究表明，持续的冥想练习可以使大脑中负责记忆及情绪调控、自省、同情的大脑皮质灰质密度增加，并且减小大脑中产生压力的扁桃体灰质密度。在一项研究中，参加了 8 周冥想训练之后的人，知觉能力明显提高了，压力也变小了。

第四，定期做有氧运动。这是自助减轻焦虑的最有效的方法。有研究发现，耐力运动可以促进大脑释放神经营养因子。在运动的时候，肌肉细胞会释放鸢尾素，这种物质不仅可以促进脂肪的分解，帮助减重，还可以进入大脑，促进神经营养因子的表达。大脑当中的神经营养因子既可以提高认知能力，改善情绪，也可以减少焦虑症状。

　　生活和工作中的慢性焦虑会导致我们长期处于战斗或者逃跑反应中，但实际上，面对现实生活中的压力，我们通常没有办法战斗或者逃跑。从今天起，你就可以开始增加平时的有氧运动量，保证每周运动时数累计 3~10 个小时。可以尝试的有氧运动包括慢跑、游泳、打羽毛球等，这种强度和频率的有氧运动可以让我们的身体执行类似于战斗或者逃跑时的运动肌肉反应，让四肢肌肉释放积蓄已久的能量。这样一来，身体会告诉大脑，"已经战斗或者逃跑了，威胁不存在了"，大脑就会放松下来。

有社交恐惧的你可能
并不缺乏社交技巧

公司星期五有个庆功宴，所有收到邀请的员工都很高兴可以在工作日不上班，还有东西吃。但是这却让小诺一筹莫展。

一个星期之前，小诺就开始想自己参加庆功宴该穿什么风格的衣服，该和同事聊什么话题，有什么事情可能会出错，该怎么处理庆功宴中突发的一些状况，万一自己说错话该怎么办，要是遇到领导该聊些什么话题才不会冷场，等等。一整个星期，小诺的大脑都被这些问题占据着，经常工作到一半，大脑里就突然蹦出来其中某个问题：庆功宴上我该和同事聊什么？我该和领导说什么？……

终于到了星期五，小诺穿了一身白色的休闲连衣裙和黑色平底鞋来到现场。她径直走到角落里吃着自助零食，装出一副自得其乐的样子。10分钟后，她看到好朋友小倩来了，仿佛遇到了大救星，赶紧如释重负地迎上前去聊起天来。庆功宴吃的是西餐，小诺平时很少出来吃饭，也从未吃过西餐。上菜后，正襟危坐的她仔细观察周围人使用餐具的顺序，然后小心翼翼地拿起了最外面的刀和叉。吃的时候，因为不顺手，刀还不小心从她手里滑到了地上，发出了清脆的响声。坐在右边的是她的上司阿滕，阿滕低下头捡起小诺的刀还给她，冲小诺微笑了一下，小诺觉得自己的脸瞬间变得滚烫。吃完了西餐，大家又喝了些酒，聊了聊公司的业务进展和家长里短，下午三点左右就各自回家了。

对小诺来说，庆功宴的结束又是另一场焦虑的开始。

回家之后，小诺一直在回想自己当天的表现，越想越觉得自己好丢人。为什么不敢和陌生同事聊天？为什么吃饭时会把刀掉到桌子底下？领导一定注意到了她很紧张，觉得她能力差……就这样，小诺在之后的两个星期都沉浸在自我否定中难以自拔。

有社交焦虑障碍的人约占总人口的 5%，也就是差不多每 20 个人中就有 1 个人可能有社交焦虑障碍。社交焦虑最常见于青少年和年轻人，女性比男性的比例更高。社交焦虑不单影响社交和生活，还会使一个人患上抑郁症的风险增加 1.5~1.85 倍。

为什么一些人会有社交焦虑呢？遗传因素、心理因素和环境因素共同造成了社交焦虑。在遗传方面，如果你的直系亲属中有人有社交焦虑，那么你得社交焦虑的概率会比普通人高出两三倍。但我们的社交焦虑在更大程度上是"习得的"（learned），也就是被培养出来的，我们并非生来就有社交焦虑。一定是家庭养育中或者成长过程中的一些特殊经历，导致我们遇到社交场合就会焦虑。在心理方面，社交焦虑可能来源于你曾经被欺负的经历或者发生的丢脸的事。比如从小被父母挑剔、被高个子的人欺负、学习成绩不好、长得不好看、被其他人忽视，这些都有可能是一个人长大后畏惧社交的原因。从环境方面来说，虽然一个人没被欺负过，也没有经历过特别丢脸的事，但如果在生活中曾经看到其他人在社交场合被嘲笑，这些负面例子也可能导致一个人产生社交焦虑。这是因为通过观察模仿别人来学习合适的行为，是动物在进化中的一个重要能力。除了这些原因之外，从小被父母过度保护而没有机会学到足够的社交技能，也可能导致一个人在青春期出现社交焦虑。

如何自我诊断社交焦虑

社交焦虑主要有四个特征。

第一，在社交场合感到焦虑和恐惧。让一个人出现社交焦虑的场合包括：在大庭广众下发言，在其他人面前吃东西，在其他人面前工作，在社交场合中成为他人注意的焦点，参加聚会或者约会，在工作组会上发言，打电话，等等。比如，小诺就很害怕面对同事们做报告。在做报告的时候，小诺一开始会有点儿紧张，说话也有点儿结巴，于是她觉得大家一定都注意到她结巴了，她的发言在同事眼中一点儿都没有说服力。这种认知进一步增加了小诺的焦虑，导致她结巴得更厉害，她感到越来越紧张，觉得自己快要晕过去了。

第二，社交认知扭曲，即过分关注自我，担心自己的言谈举止不恰当，被别人讨厌。社交焦虑的人容易高度关注自我，对自己的表现标准定得比较高，害怕自己会犯错，或者在他人面前丢脸。比如在相亲的饭局上，有社交焦虑的人往往会关注自己的表情是不是自然，自己的手是不是放对了地方，自己刚才说的话是不是听起来很蠢。

比如，两周后你要参加公司组织的一次郊游活动。焦虑的你可能两周前就开始想，到时候我该穿什么衣服呢？该和其他人聊些什么话题呢？该以什么样的态度出现在别人面前呢？那个一直不和我说话的人，万一他也去，我该怎么和他相处呢？那个我一直喜欢的人，我到时候会不会不小心做了什么事，让他觉得我特别蠢呢？这些预期焦虑会一直延续到社交活动当天，在活动结束之后，你可能又会反复想自己当天的表现有哪些糟糕的地方，越想越沮丧，以致你在活动结束后一周依旧处于焦虑状态。

第三，为了避免自己遭遇尴尬，尽量不出现在社交场合中。如果实在不能回避，就会带着强烈的焦虑感忍受着。

第四，焦虑的程度和实际的威胁不相符。比如，你想和你喜欢的异性说话，一定程度的心跳加快、手心出汗是正常的。但是，如果你每天都在头脑中排练这次对话，真正见面时却头脑一片空白什么也说不出来，事后又懊悔不已，天天反思自己做得不好，这就有点儿过了。

再比如，当众做报告的时候，一般人都会觉得紧张，但讲着讲着就会忘了紧张。然而，社交焦虑的人会因为过分关注自己的生理反应，并且担心别人也会看出他的异常表现而变得越来越紧张，甚至还有可能把焦虑伴随的出汗、心跳加快等生理反应当作心脏病发作的症状，觉得自己快要死掉了。有社交焦虑的人明知道自己的焦虑不合理，但就是没办法克服。

焦虑会导致共情能力变差

人在焦虑的时候，共情能力也会变得比较差。美国艾奥瓦大学的研究者安德鲁·陶德（Andrew R. Todd）在一个实验中让一部分参与者回忆以往让他们感到焦虑的事，来激起他们的焦虑情绪，而让另外一些参与者保持情绪平静。接着，他给参与者看一张照片：照片里有一个人坐在桌子面前，左手边放着一本书，这些参与者需要回答书在左边还是右边。结果发现，不焦虑的人里有一半说书在左边，因为他们采用了照片中人物的视角；而在焦虑的参与者里，只有 1/4 的人说书在左边，而更多的人说书在右边。这意味着处于焦虑状态下的人更关注自己的视角，很难从他人的角度考虑问题。

　　社会交往的主要目的是建立人和人之间的联系。但是，焦虑会损害人的共情能力，以及站在他人的角度思考问题的能力。人际交往中最需要的就是共情能力，也就是感他人所感，想他人所想，而不是胡思乱想。无论是面试，还是和朋友聊天，都需要理解对方是怎么想的，然后才能采取合适的立场和行动。但是，当你的大脑被过多的焦虑情绪占据时，你就很难有足够的思维空间正确估计他人的想法，以及站在他人的立场上做出恰当的反应。

内向和社交焦虑不一样

　　大家常会把内向和社交焦虑看成同一件事，或者觉得社交焦虑是内向的一种极端状况。其实，社交焦虑和内向是不同的。

　　对于"社交焦虑""内向""害羞"这几个概念，我们需要加以区分。害羞可以等同于轻微的社交焦虑。有一个大型调查的结果显示，美国青少年中有一半的人认为自己属于害羞的性格类型，不过只有 8% 的人有社交焦虑障碍。而内向跟社交焦虑和害羞就不太一样了。内向是一种人格特质，内向的人倾向于独处，一个人待着的时候会觉得神清气爽，有种充电的感觉，但他们并不害怕社交场合，只是不愿意社交。如果你有社交焦虑，你的内心可能非常想参与社交活动，但因为担心别人可能会不喜欢你而选择回避社交场合。所以，内向和社交焦虑其实是两个不同的维度，它们两两组合共有四种类型。我本人属于内向特质，比较享受一个人独处的时光，但当需要社交或者展示自己的时候，我也可以应付得不错。

　　有社交焦虑的人往往是由恐惧情绪主导的，他们独处时可能感觉还不错，但更多是一种如释重负的感觉，而不是快乐。你可能会告诉自己不要在乎那个聚会，但在你的内心深处，避而不见其他人会让你觉得很孤独或者不安全。然后，摆脱焦虑的动机又如此强烈，以至于你为了避免尴尬而拒绝去你其实很想去的社交场合。

有社交焦虑的人会觉得自己缺乏社交能力，在社交场合不知道该说什么，还会预设其他人会忽略或者误解自己。而内向的人则未必缺乏社交技能，当需要社交的时候，内向的人也可以随时启动他们的"社交模式"。在社交中损耗的能量，可以通过第二天独自阅读一本书或者和最好的朋友吃顿饭来补足。

克服社交焦虑的方法——认知行为疗法

绝大多数有社交恐惧的人并不是因为缺乏社交技巧。恰恰相反，他们通常都拥有足够的社交技巧。真正的问题在于，焦虑阻碍了他们在社交情境下的正常表现。而且，一些看似缺乏社交技巧的表现（比如，回避和他人进行目光接触）其实是一种"安全行为"——为了掩饰自己可能产生的尴尬和焦虑而采取的行为。

临床上最有效的治疗社交焦虑的方法是认知行为疗法。简单地说，就是心理咨询师在咨询过程中把一个人的想法引导到更理性的方向上，帮助这个人不再回避曾引起他焦虑的场合。认知行为疗法帮助社交焦虑者意识到他们回避特定场合的行为给自己带来了负面影响，并且通过科学的练习方法，帮助他们最终摆脱回避行为。实际上，我们平时看到的"口才大师"或者"沟通大师"训练课只是纯粹地训练表达和沟通技巧，并不能帮助有社交焦虑的人克服社交恐惧。

除了认知行为疗法之外，还有一些理念接近的心理治疗方法，包括系统性脱敏疗法、现实生活暴露疗法、接纳和承诺疗法等。

接受系统性脱敏疗法的人会身处一个安全和放松的环境中，比如治疗师的办公室。心理治疗师会让社交焦虑患者想象他恐惧的场景或者对象，比如，如果害怕约会，就想象对面坐着自己喜欢的约会对象；如果害怕拥挤的空间，就想象自己周围挤满了人。这种想象加上安全的现实环境，可以使患者逐渐学会更有安全感地看待自己的恐惧情绪。

在现实生活暴露疗法的治疗过程中，治疗咨询师会陪伴着社交焦虑患者，让他逐渐暴露在恐惧的真实场景里。比如，如果一个人害怕参加酒会，治疗师就会作为朋友陪伴他参加酒会，为他提供心理支持和进行心理建设。

接纳和承诺疗法的基本理念是，让患者学着接受内心的焦虑和挣扎是生活的一部分，学会根据个人的价值观和意愿来体验生活，而不是任由自己回避焦虑。这种生活和思维方式最终可以把人从焦虑的束缚中解脱出来。12 个星期的接纳和承诺疗法可以明显改善一个人的生活质量，减少他的焦虑感。

　　乔西是一名音乐专业的大学生，她很害羞，以致很难和其他人社交，多年来一直没有同龄的好朋友，学习和生活也受到严重影响。比如，她会因为需要参加课堂发言或者和周围的人互动而感到极度焦虑，经常临阵脱逃或者发挥生硬。经过精神科的访谈评估，乔西被诊断为中度社交焦虑障碍。

　　在接受了多次个体认知行为疗法的干预之后，乔西渐渐地不再符合社交焦虑障碍的诊断标准，她在各种社交情境中的焦虑明显降低了，回避的行为也显著减少了；她学到了克服社交焦虑的重要认知技能，比如识别和挑战自己扭曲的自动思维；她对自己形成了更加客观和积极的认识，更愿意接纳自己——包括不完美的地方，对自己的未来也更加有信心了。

　　一年之后，在社交焦虑自评问卷和精神科医生的专业评估中，乔西的社交焦虑症状的干预效果仍然得以保持。她找到了一份工作，结交了很多新朋友，并且开始筹备自己的音乐会。5年之后，治疗师再次联系乔西，此时她已经结婚，有了一个可爱的儿子，她也成了一个经验丰富的作曲家和演奏家。她非常自豪当年有勇气去接受咨询，在治疗师的帮助下努力把自己推到一次又一次的社交情境暴露练习中。

下面是另一个案例。

　　玛丽是一名保险业务分析师，今年41岁，因为多年的社交焦虑到精神科寻求帮助。她一直对一些非正式的社交场合（比如聚会）有强烈的焦虑，不知道自己该说什么、做什么，总有一种自己不像自己的感觉，所以多年来她一直拒绝这类社交邀请。上大学期间，玛丽会避开那些需要做正式报告的课程，毕业后又选择了一份不怎么需要跟人打交道的工作。但她在工作上还是遇到了问题：她在准备做会议报告，以及给客服打电话的时候，都会感受到强烈的焦虑和痛苦。在生活中，玛丽也会因为要去参加孩子的家长会，需要和老师及其他家长交谈，而感到害怕和有意回避。

　　为了克服自己的这些社交焦虑问题，玛丽接受了一系列团体认知行为疗法，在治疗师的带领下，尝试探索焦虑背后的根源，建立起恐惧和回避的情境等级表。在后面的几次干预中，她在团体中进行了暴露练习，做她最害怕的正式演讲。治疗师还指导她在生活中自己进行社交失误练习，故意做一些看上去很尴尬的事情，最后看看结果是否符合她的预期。经过一个疗程的干预后，玛丽的焦虑量表得分从一开始的 90 分降至 38 分；半年之后再次测量，她的状态依然保持得不错。

认知行为疗法可以改善社交焦虑，那么具体应该怎么做呢？在这里，我介绍两项核心技术。

第一项技术叫作行为实验。研究者准备了大大小小不同的恐惧场景，有的会让我们感到特别焦虑，有的焦虑程度则会弱一些。我们在克服社交焦虑的练习过程中，可以从不那么焦虑的事情开始练习。这种行为练习并不是要提高你的沟通技巧，而是让你从客观的角度去审视你头脑当中的不合理的社交信念。

举个例子，在我读博士的第一年，有一次一个长辈组织大家一起去 KTV 唱歌，其中包括一位我很喜欢的歌手。在这位歌手唱完一首歌之后，我朋友指着我大声对这个歌手说，她很喜欢你，你们合唱一首吧。这位歌手大方亲切地向我发出了合唱邀请，但当时的我害羞极了，躲在朋友背后埋着头说：“不用了，不用了，一会儿再说。”因为一直低着头，所以我也没有机会看清这位歌手当时的反应，然后大家很快又开始唱别的歌了，而我的害羞情绪持续了好久才渐渐退去。

如果现在的我再遇到这样的事，毫无疑问我会开心地接过话筒和那位歌手一起唱歌。可当时的我却觉得这是一件让我极度害怕的事。

针对类似的社交焦虑，该怎样快速改善呢？认知行为疗法告诉我们可以分成三个步骤来操作。第一步，在头脑中产生一些预期。在唱歌这件事上，我的预期是，虽然我觉得自己唱歌挺好的，但对方可能觉得我唱得不好，毕竟他是专业歌手，我的歌声和他比起来差太远了。大量这类消极的想法让当时的我自我否定，以至于无法回应歌手的热情邀请，甚至没办法看他。如果给自己的不合理想法打个分，满分100分，那么我给当时的自己打90分。

第二步是开展行为实验。假设回到过去，我会努力鼓起勇气接过话筒，和那位歌手一起唱歌。

第三步是在结束后评估自己的行为和最初的预期有什么差别。唱歌的过程中我可能会声音太小，唱歌的气息断断续续，甚至可能因为太紧张而跑调。但是，这个时候我的行动是我已经在和歌手一起唱歌了，我不需要认为只有我的唱歌水平达到专业级别，才有资格和他一起唱歌。事实上，对方是专业歌手，本来就唱得比我好得多。我只须像平时一样唱即可，大家对我不会有任何期待。这样的想法会让当时的我思维更合理，而不是变得理想化或扭曲。

第二项技术叫作社交失误实验。这对那些总觉得自己的言谈举止可能会带来非常严重的后果，或者担心破坏一些既有社会规则的人来说非常有用。一句话概括就是，我们故意做一些看上去很尴尬的事情，然后看看结果到底会怎样。

还是上面的三个步骤：第一步，我们要对这件事进行预测，评估自己头脑中根深蒂固的一些自动思维和信念。第二步，开展实验。第三步，对第一步中的信念重新评分，然后比较一下差异。霍夫曼在他关于社交焦虑的书中，专门用一页篇幅列出了社交失误实验。下面举了几个例子，大家可自行感受。

- 你在北京大学校园里，问10个不同的学生北京大学怎么走。
- 进入一个餐厅后，坐在一名顾客的斜对面，然后直接问他有没有看过电影《霸王别姬》，里面的主演叫什么名字。

- 走进一个高档宾馆，在前台预订一个房间，然后走出宾馆，不一会儿又进入宾馆告诉前台的工作人员你要取消预订，原因是你改变主意了。
- 在大街上或地铁站里唱 30 分钟儿歌。
- 询问书店的工作人员，有没有关于放屁的书籍。

设计这类实验时有一些原则，比如不要对自己和他人产生身体或精神上的伤害。我们做这些实验是为了检验我们脑海中的一些信念，我们会把这些失误造成的结果预期得非常严重，但很多时候并非如此。我们最终会发现，人们对于一些言谈举止的准则，其实并不像我们想的那么严苛，我们就更不用拿这些也许根本不存在的准则来度量自己了。这个实验还有一个好处，就是让我们更加幽默地对待自己的一些失误，有时失误反而会给我们的生活添加不少乐趣，让我们变得对自己更宽容。

催产素可改善社交焦虑

催产素又叫作"爱的荷尔蒙"。顾名思义，催产素是在胎儿出生的时候母亲体内大量释放的激素，这种激素使母亲可以顺利生产，也让母亲和孩子之间产生一种难以名状的深刻情感绑定。催产素不仅在女性生孩子的时候会大量分泌，在我们拥抱、接吻、做爱的时候，身体也会释放出催产素，增强人和人之间的社会连接和亲密感。

除了增加情感连接，催产素的另一个作用是对抗焦虑。德国波恩大学的心理学家莫妮卡·埃克斯坦（Monika Eckstein）用实验证明了催产素的抗焦虑作用。

　　在这项研究中，研究者在给有特定焦虑障碍的人闻了催产素之后，成功放缓了他们大脑当中负责焦虑情绪的杏仁核的活动。杏仁核是位于大脑中间的一个长得像杏仁的小区域，会对环境中的潜在威胁做出反应。社交焦虑症患者的杏仁核会一直处于过分活跃状态，所以他们会持续地把社交刺激看作威胁，甚至对中性的社交活动也容易形成恐惧记忆。

　　实验一开始，只要实验参与者看到某些事先选定的中性图片，就会遭到轻微的电击。渐渐地，他们对这些图片便产生了恐惧的条件反射。通过这样的反复操作，参与者的大脑把中性图片和电击联系起来。在形成条件反射之后，研究人员让一些人去闻催产素，而让另外一些人闻不含催产素的安慰剂。之后再给他们看这些和恐惧相关联的图片，结果发现，闻了催产素的人和没有闻催产素的人的大脑反应是不一样的。相较于那些没有闻催产素的人，闻了催产素的人的大脑杏仁核活跃度降低了，这说明他们的恐惧反应下降了，而他们的大脑前额叶活动增加了，这说明他们对恐惧情绪有较强的控制力。这个研究结果说明，摄入催产素或许可以帮助社交焦虑症患者在社交场景当中更好地摆脱焦虑情绪。

　　害怕得到负面的社交反馈是社交焦虑症患者的一个重要特征，男性大脑中有一种和催产素对应的激素叫作后叶加压素，后叶加压素对缓解男性的社交焦虑似乎也有用。21个健康男性参与了一个实验，他们需要完成一个简单的任务。实验一结束，这些人就得到了实验员的负面评价——实验员说他们的表现不够好。接下来这些人被分成三组，一些人闻了催产素，一些人闻了后叶加压素，另外一些人闻了不含有任何激素的安慰剂。之后科学家观察他们的大脑，发现他们的大脑活动模式是不一样的。那些闻了安慰剂的人大脑中负责心理理论的区域（颞叶与顶叶连接区）、负责疼痛加工的区域（脑岛和副运动皮质）和负责情绪性社交感知视觉的辨认区（梭状回）都被实验员的消极反馈激活了，而闻了催产素或者后叶加压素的人的大脑活动则没有发生明显的变化。这个实验说明，催产素和后叶加压素对男性的社交恐惧可能会有缓解作用。

那么，我们能不能买点儿催产素帮助自己克服社交恐惧呢？答案是：不建议这样做。催产素对人的作用比较复杂，所以不推荐自行使用催产素。催产素虽然会促进群体内部的合作，但也会导致一个人对不属于自己群体的其他成员表现出敌视和不信任的态度。不过，确实有不少研究支持催产素对各种焦虑的缓解和治疗作用，用催产素和心理疗法共同治疗社交焦虑障碍或者创伤后应激障碍，在未来可能是一个比较有前景的应用。

生活中减少社交焦虑的自我调节方法

改变思维方式

你要知道，在社交场合感到焦虑其实是很正常的。焦虑是当我们感觉到有威胁时非常有用的反应，因为在进化过程中，其他人的看法，尤其是批判性的看法，可能会影响一个个体的生存。焦虑可以让一个人对负面社交信息保持敏感，及时把握其他人的负面反馈——知道自己说的话对不对，采取的社交行动对不对，从而随时纠正自己的行为，避免因被其他人排斥而陷入生存危机。所以，适当的社交焦虑其实是对生存的一种进化保护。所谓社交焦虑障碍，是指你的焦虑程度超过了必要的水平，以至于对社交中负面信息的敏感程度大大超过了现实，给自己带来了不必要的困扰。

在日常生活中每个人都会有一些内心独白，比如，我今天有很多事要做，或者我今天觉得很开心。和普通人相比，有社交焦虑的人内心独白偏向于消极。有社交焦虑的人会想，"我今天有很多事要做，万一做不好就完了"，"虽然这会让我心情不错，但不知道下午还会不会发生什么糟糕的事儿破坏我的心情"，"今天张秘书指出了我的错误，他一定不喜欢我"。这些都是有社交焦虑的人常见的消极思维倾向。

　　思维方式可被看作一种习惯，习惯既然可以养成，当然也可以改变。有社交焦虑的你可以试着随时监控自己的想法，把你在社交场合里产生的焦虑想法记录下来，再把这些想法替换成一些比较现实的想法。比如，你要和一群不认识的人一起参加一个商务午餐，你可能会想，"完蛋了，我到时候不知道该说什么，如果我表现得很木讷，大家就会发现我很紧张，那我就会给所有人留下很差的印象"。但事实上，这些想法都是夸大的消极想法，和现实关系不大。你可以把这些习惯性的消极想法先写在本子上，再把它们替换成积极的想法。比如，"这种常规的商务午餐一般都会比较顺利，我平时也都能给人留下不错的印象，就算真出了什么岔子，也不是世界末日，因为大家不会太在乎其他人，所以不用太把自己当回事儿"。

　　罗素是一位有名的哲学家和数学家，也是演讲家和社会活动家。罗素在他一生中的很长时间里，主要靠巡回演讲维持生计。他在刚开始做公共演讲的时候也会焦虑。关于他是如何克服演讲焦虑的，罗素是这样说的：

　　　　有一个方法可以消除大多数烦恼，就是明白那些让你操心的事根本无关紧要。我曾有一段时间做过无数次公共演讲，最初的每一场都令我害怕，慌张的心绪导致我讲得很糟糕；对这种窘境的惧怕，竟然让我希望自己在演讲之前能遇到意外，演讲过后我又会因神经紧张而疲倦不堪。

　　　　慢慢地，我试着告诉自己我的演讲好坏根本无足轻重，宇宙绝不会因我的演讲优劣而有所改变。于是我发觉，越是不在乎讲得好坏，我越是讲得不坏，紧张情绪逐渐减退，最后几乎完全没有了。

改变对生理反应的解释

当你感到社交焦虑的时候，生理反应可能会加剧你的焦虑和紧张。这时候，试着改变你对生理反应的解释，可能会带来完全不同的效果。焦虑和激动的生理反应在本质上是一样的：交感神经系统变得兴奋、心跳加快、出汗、手脚发抖、意识狭窄等。当你出汗、心跳加速的时候，如果你告诉自己这是紧张焦虑的反应，那么你可能会越想越紧张，出汗越来越多，心跳越来越快。但如果你把出汗、心跳加快解释成"因为兴奋和激动"，你可能就不会觉得特别焦虑，反而觉得自己正在面对一个有趣的挑战。

在社交场景中调整呼吸

有社交焦虑的人在社交场合感到最糟糕的一点可能是，焦虑的感觉一旦开始就会渐渐失控。这样一来，人只能感到越来越紧张、越来越焦虑，呼吸也会越来越急促。在这种情况下，尝试调整呼吸可以帮助你逐渐摆脱焦虑。在恶性循环形成之前，你可以试着用缓慢的深呼吸逐渐缓解焦虑，让自己恢复到平静状态。

练习呼吸的好处非常多，不仅可以降低焦虑，提高专注力，还可以提高睡眠质量。那么这些好处背后的原因是什么呢？

2017 年发表在《科学》杂志上的一项关于小鼠的研究发现，脑干中的神经元和呼吸冥想的平静状态有关。我们日常的呼吸包括很多不同种类的节律，比如叹气、打哈欠或者喘气等。不同种类的呼吸节律和我们的社交、情绪信号是有关系的。关于动物的研究发现，脑干的前包钦格复合体（pre-Botzinger complex）是神经元群落中的一个分群落，和叹气有关。刺激这个区域的神经元，小鼠就会不停地叹气；而移除这一部分神经元，小鼠会继续呼吸，但不叹气。这群控制呼吸节律的神经元也参与调节大脑平静和觉醒之间的平衡。敲除这部分神经元的一个基因片段后，小鼠的呼吸节律不会受到影响，但它们的平静行为增加了，觉醒状态减少了。脑干中的这部分神经元还连接并且负责调节蓝斑中的去甲肾上腺素神经元，而蓝斑恰恰是大脑中负责注意力、觉醒和恐慌的一个中心。我们的呼吸、情绪和注意力因为这个小小的前包钦格复合体而紧密地联系在一起。这就是为什么当我们有意识地调整呼吸频率的时候，就会影响焦虑情绪和专注状态。

学习调整呼吸的一个简单易行的方法是练习呼吸冥想。在日本东邦大学的研究中，研究人员让健康的参与者尝试腹式呼吸，即在从一数到四的过程中把空气深深地吸到腹腔里，保持一会儿再将气缓慢地呼出。当这些参与者坚持把注意力集中在呼吸上 20 分钟后，他们的消极情绪变少了，血液中提升情绪的血清素增加了。

你平时就可以进行呼吸练习，站着或坐着都行。渐渐地，你会觉得调整呼吸变得非常简单和自然。在你反复练习之后，当你再次在社交场合感到焦虑时，可以关注自己的呼吸，如果呼吸的状态又浅又快，就有意识地调节成缓慢的腹式呼吸，焦虑可能就会很快得到缓解。

转移注意力

当你感到焦虑的时候，你的注意力会转向自身：心跳加快、手抖、消极地评价自己的表现。过度自我关注还会导致你陷入焦虑的情绪中无法自拔，这时候就需要转移注意力。

在社交场合，当你因为过度自我关注而感到焦虑时，可以试着把你的注意力转移到谈话内容或者社交对象身上。比如，当你在做项目展示的时候，只去关注展示的内容，而不关注自己讲得怎么样；当你在社交场合认识新朋友的时候，只关注新朋友的外貌特点和聊天内容，而不关注自己的表情姿势和说话的内容。在社交活动中，多考虑对方是什么样的人，其他人在说什么、想什么，而不是考虑自己表现得怎么样。如果关注别人的眼睛、说话的内容对你而言还是有点儿困难，你也可以试着把注意力转移到一些中性刺激上，比如地毯的颜色、别人穿的衣服等。注意力的转移可以打破你的自我关注，让你逐渐变得不再需要应付自己的焦虑，而是可以应付真正的事情。

接纳不舒服的感觉

你要知道，在社交过程中感觉不舒服没什么大不了的，一些社交场合即使会让你感到焦虑，也是值得一试的。因为当你真的做了某件你害怕做的事，直面自己内心的恐惧和不安之后，你会惊讶地发现自己一直害怕的事也不过如此，即使你觉得紧张也可以做到这么多事，你会因此觉得自己很棒。其实，有时候人们会注意到你的焦虑，但大多数时候大家并不会注意到你的表现如何。当你真的带着焦虑和恐惧勇敢地参加了一些社交活动时，你对自己的感觉会变得更好。

转换选手心态和评委心态

在选秀比赛中，每一个选手在面对评委的审视时都是非常焦虑和紧张的。相反，评委在观察和评价选手时则不那么紧张。选手会特别在乎自己表现得怎么样，肢体语言做得对不对，表情到不到位，评委对自己的看法如何、评价如何，这种高度的自我关注通常会让选手感到异常焦虑和紧张。很多人之所以在社交场合感到焦虑，就是因为把对方摆在了评委的位置，而把自己当作被评价的选手。

　　有社交焦虑的人在社交的时候会特别在意自己表现得好不好，交往对象对自己的评价，以及对方的反应。选手心态和社交焦虑其实都来自过度的自我关注。可以说，自我关注是社交焦虑的罪魁祸首。社交时换一个视角，学习采取评委的立场，一切就变得不一样了。采取评委的视角之后，你的关注点就不再在自己身上，而是会关注对方的外貌和行为，对方的样子和言谈举止，以及你是不是喜欢对方。这种视角的转化会让你在社交场合中变成评委，又有谁听说过评委评价选手的时候会紧张呢？

幻觉和妄想不是精神病人的特权

这时候，远远望见郊野里有三四十架风车。

堂吉诃德对仆从桑丘说："远道的安排比咱们要求的还好。你瞧，桑丘，那边出现了30多个大得出奇的巨人。我打算去跟他们交手，把他们一个个杀死。咱们得了战利品，就可以发财了。这是正义的战争，消灭地球上这种坏东西是为上帝立功。"

桑丘道："什么巨人？"

主人说："那些长着长胳膊的，你没看见吗？有些巨人的胳膊差不多有5米长呢。"

桑丘说："您仔细瞧瞧。那不是巨人，是风车；上面胳膊似的东西是风车的翅膀，风吹动起来，它们就能推转石磨。"

堂吉诃德道："你真是外行，不懂冒险。他们确实是货真价实的巨人。你要是害怕，就走开些，做你的祷告，我一人单干，跟他们拼命好了。"

——《堂吉诃德》

在精神疾病的症状中，大脑的问题可以主要分成情绪和认知两个方面。情绪方面的问题有抑郁症、焦虑症、强迫症、双相情感障碍等；认知方面的问题可以分为两种，一种是认知功能比普通人变差了，比如认知衰退，另一种是正常的认知方式发生了扭曲，比如幻觉和妄想。幻觉是看到不存在的东西或听到不真实的声音，妄想是头脑中出现不符合现实的扭曲想法。比如，精神分裂症病人常常会"看到"背后有人盯着自己，或是"听到"有人说自己坏话，有时他们会"听到"自己脑子里的声音在说"你真没用"，或是强迫自己做不想做的事，难以摆脱，并因此感到惊慌失措。

你可能觉得幻觉和妄想这两种精神分裂症病人具有的典型症状断然不会出现在正常人身上。或者反过来，人一旦有了幻觉和妄想就是得了精神病。但事实上，幻觉和非幻觉之间并没有非黑即白的分水岭，健康人有时也会出现幻觉和妄想。服药、缺乏睡眠等都可能导致正常人出现幻觉和妄想，有时健康人甚至会毫无征兆地出现幻觉和妄想。

幻觉是什么样的感觉呢？

我读博士期间，需要临床访谈数以百计的老人，其中一部分是有幻觉的病人。有一次正在访问的病人刚好经历了视幻觉。这是一位50多岁的女性，我们当时坐在一个两米见方的小房间里做问卷访谈。我问这位病人："你最近会不会看到一些实际上不存在的东西？"她答道："会啊，刚才走进这个房间的时候，我看到你身后有个人。"说这句话的时候她气定神闲，并不显得害怕，因为她知道自己看到的东西不是真实的，那只是她的幻觉。反倒是我有一瞬间感到脊背发凉。对于幻觉泰然处之，说明她的幻觉是良性的，因为她的自省能力完好无损。那么，什么是非良性的幻觉呢？就是指患者失去了自省能力，以为自己产生的幻觉是真的，甚至和幻觉互动或被幻觉惊吓到。

我曾经遇到一位 93 岁的帕金森病患者说自己经常出现幻觉，发现死去的妻子又回到了他身边，其实他妻子几年前就去世了。一个人在家的时候，他会看到妻子在洗碗，他便会和她聊天。晚上睡觉时，他也常常觉得妻子在抱着他。当医生想要给他增加一定剂量的药物来减少他的幻觉时，老人拒绝了，他说他很喜欢自己的幻觉，不想因为增加药物剂量而失去妻子的陪伴，以及和妻子聊天的机会。

在有临床记载的案例研究中也有一些关于幻觉的有趣故事。有一位 72 岁的帕金森病患者反复出现幻觉：晚上和妻子睡觉时，他经常会看到一个女人溜进卧室，一丝不挂地躺在他和他的妻子中间。医生想知道出现幻觉时他是否能动，于是问：如果你碰这个女人，她会消失吗？老人毫不犹豫地回答：当然不能碰啦！一动我老婆就醒了！

有一种特殊类型的幻觉体验叫作体外体验（out-of-body experience），经历体外体验的人会感觉他位于自己的身体之外。有偏头痛、癫痫或者心理疾病的人容易产生这种幻觉，健康的人有时也会有体外体验的经历。科学家研究了健康的体外体验者，发现他们大脑颞叶有异常放电的现象，而这些异常放电的区域是负责加工空间中的身体信息的。也许是因为他们的大脑无法确定他们在空间中的位置，所以这些人会觉得他们在自己的身体之外。

幻觉不仅包括视幻觉和听幻觉，还存在于其他感觉通道，比如触幻觉和嗅幻觉——感到有不存在的东西触摸自己和闻到不存在的气味。

有一种妄想症叫作寄生虫感染妄想，得了这种病的人会觉得有昆虫、蛇或者寄生虫在他们的皮肤上爬。他们担心自己的皮肤下面有寄生虫，尤其担心自己身体的开口处（比如肛门）、胃部或者肠道内有寄生虫，他们还认为自己的家和衣物也被寄生虫感染了。这些有寄生虫感染妄想的人不仅有触幻觉，还伴随着不切实际的妄想。因为他们真的相信自己被寄生虫感染了，所以他们常常会带着一些"证据"（比如灰尘、皮肤屑）积极寻求皮肤科医生的帮助。

在生活中你可能也会有一些类似幻觉的体验。比如淋浴的时候水声很大，你就有可能会觉得耳边响起音乐声，或者觉得放在外面的手机铃声响了。但关水后却发现什么声音都没有。另一种常见的视幻觉是在你快要入睡时发生的，你的眼前可能出现一些栩栩如生的场景，这时如果身边刚好有人提醒你一下，你就会发现自己刚才出现幻觉了。这些都是正常人会有的幻觉经历。

幻觉和妄想并非精神病人独有

健康人产生幻觉的现象并不少见。虽然精神分裂症在一般人群中的发病率只有 0.4%，但幻觉和妄想在普通人中的发生率其实高达 7.5%。也就是说，大约每 14 个人中就有一个人曾经看见不存在的东西、听见不存在的声音，或者有完全不符合现实的妄想，而这些人其实都是人群中的"正常人"。澳大利亚昆士兰大学的约翰·麦格拉思（John McGrath）博士等人 2001—2009 年调查了来自 18 个国家的 3 万多名成年人，在排除了药物或者睡眠因素后，他们发现有 5.8% 的正常人有过幻觉或者妄想的经历，其中有幻觉体验的人数是有妄想体验的 4 倍。这个研究涉及的样本规模大，人口分布范围广，所以研究结果非常有说服力地证明，幻觉和妄想并非精神病人的专属体验，而是广泛存在于人群之中。

在体验过幻觉的普通人中，大约有 1/3 的人只经历过 1 次幻觉或妄想，约有 1/3 的人有过 2~5 次幻觉或妄想，而余下 1/3 的人有过不少于 6 次甚至多达 100 次的幻觉或妄想。这些正常人的幻觉或妄想往往发生得很偶然，转瞬即逝，不过也有一小部分人会常常产生幻觉和妄想。

大脑产生幻觉的原因

大脑究竟为什么会产生幻觉呢？在第 11 章中，我会介绍大脑是怎样感知到外界刺激的。大脑感知外部世界是结合了两个方面的结果，涉及两个加工方向，一个是自下而上的加工，另一个是自上而下的加工。以视觉为例，自下而上的加工方式指的是眼睛感受到光的刺激之后，把信号"由下而上"传导到大脑的初级视皮质，从而使大脑感知到外界的视觉刺激。自上而下的加工指的是大脑通过储存在皮质中的知识经验来处理信息，对看到的东西提早做出预期。比如，当你看到一朵花的时候，大脑在你"意识到"这是一朵花之前，就已经调取出储存于大脑中的各种花的记录，当这些记录和你眼睛感受到的光影图像高度匹配时，大脑就会判定这是一朵花。大脑自上而下的加工方式可以帮助你更快更高效地感知外界信息。

当你看一个物体时，一方面，这个物体表面的光线进入你的眼睛，投射到大脑的视皮质，这个过程会占据主导地位；另一方面，大脑通过以往的经验来预期这个东西是什么，这个自上而下的过程起到了辅助作用。但在一种特殊情况下，自上而下的过程会占据主导地位，就是外界光线不足的时候。因为眼睛无法接收到足够的光信号，传入大脑的模糊图像不足以让大脑判断究竟看到了什么，这时大脑的自上而下加工就只能喧宾夺主地占据主导地位；因为线索不足，所以大脑常常会猜错，这就导致你看到了实际上不存在的东西，产生了错觉或者幻觉。

如何自己"制造"幻觉

如果你想要自己制造幻觉，可以试试这个方法：站在一面大镜子前，身后放一支昏暗的蜡烛，关上灯。盯着镜子中的自己持续看上一分钟，你就有可能开始产生一种奇怪的错觉——你看到自己的脸变得扭曲，甚至会变成另一张脸。这是因为在光线不足时，大脑可能无法将脸部特征整合成完整的脸，从而产生恐怖的错觉，这种场景视错觉的发生率高达70%。这也是为什么盲人容易体验到幻觉。当没有足够的客观线索可以推测看到的东西时，大脑就容易凭借内部线索去主观猜测看到的东西。因此，你想得越恐怖，就越有可能看到恐怖的东西。

精神病人经历的幻觉也基于类似的原理。我读博士期间的研究课题是帕金森病人的幻觉机制。帕金森病是以运动障碍为主的神经疾病，大约有20%的帕金森病人会有视幻觉症状。我们用核磁共振成像的方法观察了有幻觉和没有幻觉的帕金森病人的大脑，想知道两者在结构上和功能上有什么不同。我的猜测是，因为帕金森病人的视觉能力变差，所以他们从环境中得到的视觉线索减少，为了弥补这种不足，大脑内部的视觉记忆匹配喧宾夺主，致使帕金森病人出现幻觉。

结果恰如我所料。一方面，幻觉病人的大脑中负责内省的默认网络活跃程度比较高，超过没有幻觉的病人；另一方面，幻觉病人的大脑初级视皮质（负责接收外界视觉刺激）的活跃度低于没有幻觉的病人，而高级视皮质（负责储存与视觉有关的记忆成分）的活跃度则高于没有幻觉的病人。由此可见，帕金森病人经历的幻觉的确是因为对外界的视觉感知能力变弱而"脑补"太多引起的。总之，有幻觉的病人倾向于以大脑凭经验的"猜测"来决定自己看到了什么。

2017年，耶鲁大学在《科学》杂志上发表了一项关于听幻觉的研究。科学家对比了四类人的大脑：有听幻觉的精神病人，没有听幻觉的精神病人，有听幻觉的正常人，没有听幻觉的正常人。这项研究的目的是了解大脑的什么活动和幻觉有关，以及为什么有些出现幻觉的人是精神病患者，而有些人则不是。在这项研究中，当参与实验的人躺在核磁共振扫描仪里时，他们一开始会听到一个固定音高的声音，同时看到一个闪光。这个过程反复几次之后，声音会慢慢变弱，有时甚至会完全消失，只剩下闪光。在只有闪光而没有声音的条件下，那些平时体验到听幻觉的人（无论是精神病人还是正常人）仍表示他们听到了声音，此时他们大脑的听觉皮质和前扣带回都被激活了，这种大脑活跃模式和有听幻觉的人的大脑过度活跃模式很像。

　　研究者接着对所有人的大脑活跃结果进行建模分析，结果发现，有幻觉的人更依赖自上而下的主观预测来感知世界，而不是主要依赖自下而上的客观证据。在同样有幻觉的人当中，精神病患者和没有精神病的人的区别在于，有精神病的人即使出现幻觉，也不太会承认他们听错了。这说明精神病人的自省能力比较差，他们的幻觉也大多是非良性的。

不睡觉会死人！

马尔克斯在《百年孤独》中讲到一种奇怪的失眠症。有一对夫妇收养了一个小女孩。不料，这个女孩患有会传染的不眠症。不久，全村人都得了此病。一开始没人在意，许多人甚至因为不用睡觉而感到高兴，因为当时马孔多（故事发生的小镇）百废待兴，时间宝贵。人们勤奋地工作，在短时间内就把一切都做完了，干到早晨三点就双臂交叉地坐着，计算自鸣钟播放的华尔兹舞曲有多少段曲调。时间长了，没人再为睡眠这个没用的习惯担忧。但是大家很快就发现，失眠症带来了失忆的后果。

小说的主人公把家里所有的东西都贴上小纸条注明它们的名称：桌子、椅子、门……但他意识到终会有那么一天，人们即使能通过标签记得事物的名字，也会记不起它们有什么用。

就这样，人们继续在捉摸不定的现实中生活，这种靠词语暂时维系的现实似乎随时都会消失。人们逐渐出现幻觉，失眠者开始分不清现实和梦境，整天醒着做梦。由于梦境和现实混为一谈，他们失去现实，失去过往。患者开始淡忘童年的记忆，然后是事物的名称和概念，最后是每个人的身份，以至于最终失去自我，沦为没有过往的白痴。

小说中的失眠症并非凭空捏造，而是有历史原型的，即 18 世纪末出现在欧洲的致死性家族失眠。患致死性家族失眠的病人完全无法睡觉，在几个月到一年多的时间里，病情迅速恶化到痴呆，最后患者因困倦而死。致死性家族失眠是一种非常罕见的朊蛋白脑病，全世界只有不到 40 个家族患病，大多数在欧洲。由于基因变异，患者最初莫名其妙地无法入睡，出现毫无根据的恐惧，接着恐惧加剧并且出现幻觉，体重下降，最终大脑退化变成毫无反应的痴呆，直至死亡（此时不睡觉已经持续了一年半）。

致死性家族失眠是 20 号染色体基因突变导致的隐性遗传疾病，与人类克雅氏病，也就是人类中的疯牛病致病基因十分接近。朊蛋白是一种错误折叠的具有传染性的蛋白，会在大脑中自发传播，最终致使患者的整个大脑发生海绵状病变并死亡。

致死性家族失眠是一种非常罕见的病症，很少有人会真的活活被"困"死。但是，失眠在普通人中并不少见。

高考前的那个晚上我就因为紧张和兴奋几乎一夜没睡，第二天凌晨勉强睡了两个小时就起床奔赴考场；有时候，下午喝了咖啡或者茶，晚上也会辗转反侧，难以入眠。

人类为什么要花 1/3 的时间睡觉？

睡眠差不多占了我们人生的 1/3，可是为什么我们要浪费这么多时间来睡觉呢？

要知道，在动物进化的历程中，不是所有动物都会睡觉。只有神经系统具备一定复杂程度的动物才会有睡眠这种行为。到目前为止，科学家还没有在单细胞动物（如草履虫）、没有神经元的动物（如成年海绵）

或没有中枢神经系统的动物（如水母）中发现睡眠这种行为。

睡眠的一个最原始的功能就是促进发育。比如，一种非常低等的动物线虫，它的睡眠发生在每一次蜕皮之前；如果剥夺幼年果蝇的睡眠，会导致它长期的认知和行为缺陷。对人类而言，人类婴儿的睡眠质量比成年人高很多，胎儿在子宫内的睡眠是大脑发育的重要阶段，这也是为什么我们常常把一个人睡得很熟形容为"婴儿般的睡眠"。

在动物进化的早期，睡眠还能帮助动物应对外界环境压力和机体的自我修复。比如，线虫进入睡眠状态后，可以更好地应对热、冷、渗透压等来自环境的压力，以及促进组织损伤的修复；苍蝇需要更多的睡眠才能从细菌感染中恢复；人类在身体受到病原体感染或者免疫系统有应激反应时也会睡得更多，所以当我们感冒的时候会特别想睡觉，好好睡了两三天之后，身体状态就会恢复不少。

随着大脑变得更加复杂，动物们逐渐进化出学习、记忆和选择性注意等高级认知功能，大脑也随之进化出新的睡眠功能，即睡觉时大脑的突触可塑性会得到恢复。换句话说，睡一觉可以增强大脑修改回路的能力，也就是快速学习和整合信息的能力。

总之，在进化早期，睡眠可能仅作为一种"低能耗状态"来节省发育所需的能量。后来，随着神经系统进化得越来越复杂，这种"低能耗状态"逐渐受到大脑的控制，发展出更高级的辅助功能，包括促进学习、注意和记忆等。实现这些高级功能的基本前提是突触可塑性，也就是说，睡眠后期进化出来的高级功能更多是帮助大脑恢复可塑性。

什么是大脑的神经可塑性

人们曾经以为大脑发育到青春期后期和成年早期就结束了，大脑的结构和功能在成年之后基本定型，后面就开始走下坡路了。现在科学家知道事实并非如此，大脑在成年之后依旧保持着巨大的变化潜力，这种潜力叫作"神经可塑性"，指的是大脑神经连接生成和修改的能力。更重要的是，我们的大脑终身都保有神经可塑性，即便是老年人的大脑，也无时无刻不在环境的冲击下发生着改变。

如果你长期练习某一种大脑功能，就可以生成和巩固负责该功能的脑区的神经连接。

如果你每天坚持练习弹钢琴，你的大脑中负责手指活动的脑区就会长出更多的神经连接，手指在大脑中的"地盘"就会随之变大；如果你每天学英语，你的大脑语言皮质中负责英语读写的区域就会越来越大。但如果你偶尔偷懒，几天没练钢琴，或者几天不学英语，大脑中刚刚建立起来的"钢琴神经网络"或"英语神经网络"的巩固过程就会日渐式微，一些微弱的神经连接甚至会被修剪掉。几天后，当你再弹钢琴或学英语的时候，就会觉得生疏许多。总而言之，我们的大脑在一生中都是可以改变的，而且对环境有着积极的适应能力。

缺乏睡眠会影响大脑的认知功能和神经可塑性，这个规律不仅体现在高级动物中，在简单的昆虫中也能发现。对果蝇来说，剥夺睡眠会影响它们的操作性视觉学习能力和求爱行为，补充睡眠则能让这些缺陷得到一定程度的恢复。在这种情况下，睡眠的功能就不再只是原始的辅助发育功能或者环境应激反应，而更多的是让大脑变成快速可逆的状态，恢复大脑的可塑性和学习能力。

很多人并不重视睡眠。人们对于睡眠的忽视往往来自一个很大的误解，也就是认为睡觉是在浪费时间，或者只是工作后的休息。实际上，睡眠是一天当中最关键的活动之一。当你睡觉的时候，身体不仅会对各个系统进行调节，身体中 1/5 的血液还会流入大脑，帮助大脑执行一些对我们的生存而言至关重要的任务。睡眠能为我们的大脑和身体细胞重新补充能量，清除大脑中一天生理活动产生的生物垃圾，并巩固我们一天的学习和记忆。此外，良好的睡眠还有助于调节心情、食欲和性欲。

全世界每 10 个人中就有 1 个人受到失眠的折磨。如果强迫一个人 24 小时保持清醒状态，他的认知表现就会变得和一个血液酒精浓度为 0.1% 的人类似。也就是说，缺乏睡眠让我们的大脑像个醉汉。缺乏睡眠还会导致幻觉、高血压、高血糖和肥胖，影响人们的预期寿命，提高患病风险，甚至可能导致过早死亡。长期被剥夺睡眠的动物会出现体温和体重的变化，最终死于感染和器官损伤。

睡眠可帮助大脑排毒

睡一个好觉可以帮助大脑排毒。清醒的时候大脑细胞持续消耗能量，这一过程会产生很多副产品，大脑的生物垃圾会堆积在大脑中。大脑细胞的代谢产物包含多种成分，其中一种叫作腺苷。当腺苷在大脑中累积时，会增加一个人的困倦感。我们喝咖啡就是通过阻断大脑中的腺苷受体来减少困倦感，从而保持清醒的。

我们身体的循环系统除了动脉和静脉之外，还有一个系统负责排毒，这个系统叫作淋巴系统。我们身体的循环网络中每隔一段距离就会有淋巴结，其中储存着负责抵抗病原体入侵的免疫细胞。近年来科学家发现，大脑中也有类似的负责排毒的淋巴系统。

自从 20 世纪以来，医学界一直相信，由于血脑屏障的隔离，大脑和身体是两个相对独立的器官，并且大脑中不存在淋巴系统。这一观点在医学教科书中存在了 100 多年。如果你现在去翻阅 2015 年之前出版的医学书，还可以看到"大脑中没有淋巴系统"的描述。然而在 2015 年，弗吉尼亚大学的乔纳森·基普尼斯（Jonathan Kipnis）教授和他的团队彻底改写了这句话。基普尼斯和他的同事通过对老鼠脑膜的神经成像研究发现，包裹大脑和脊髓的脑膜上广泛分布着淋巴管网络，它们负责运输脑脊液和淋巴细胞到颈部的淋巴结。所以现在我们知道，大脑也是有淋巴系统的。

罗切斯特大学医学中心的科学家发现，小鼠在睡觉的时候，脑细胞之间的空间会增大 60% 左右，大脑中的淋巴系统会在这个时候开启，把清醒时累积的毒素更快地通过脑脊液从大脑中排出。睡眠的这个"排毒"机制还可能和预防阿尔茨海默病有关。阿尔茨海默病患者的大脑神经元中会聚集一种病态折叠的蛋白，叫作 β–淀粉样蛋白。这种蛋白的聚集和神经元的凋亡有关，睡眠良好的小鼠的大脑可以更快地排出大脑中这种和阿尔茨海默病有关的病态蛋白，而睡眠不好就有可能导致病态蛋白在大脑中滞留和累积，影响神经元的功能和健康。只有晚上睡个好觉，大脑才能高效率地排出生物垃圾，让我们一觉醒来神清气爽地迎接新的一天。

睡眠可巩固记忆力

睡眠除了可以彻底清除大脑一天的生理活动产生的生物垃圾之外，它的另一个非常重要的作用就是巩固记忆。

我们的记忆主要储存在大脑的海马和新皮质中。什么是海马呢？海马是位于我们大脑内部的一个长得很像动物海马的小区域，这个区域在进化上非常古老。海马负责快速学习和储存当下新学的信息，它的作用类似于电脑的缓存。你在此时此刻学到的知识就会暂时存储在海马当中。19 世纪的心理学家赫尔曼·艾宾浩斯发现了一个现象，在我们学习新知识的时候，一般在学习之后的前 20 分钟，我们会迅速遗忘多达 40% 的新学信息。心理学家给这个现象起了一个专门的名字，叫作遗忘曲线。要让记忆长时间存储在大脑中，就需要把记忆从临时储存它的海马搬运到负责长期储存记忆的新皮质中去。这个过程主要在睡觉期间实现：当你在睡觉的时候，白天新学的知识和信息会被分门别类地逐渐"写入"大脑的新皮质中。因此，良好的睡眠对学习来说非常重要。

可以说，睡眠是一天当中巩固记忆最关键的时期。睡眠可以被粗略划分为三个阶段，前两个阶段是由浅入深的慢波睡眠阶段，第三个阶段叫作快速眼动睡眠阶段。之所以叫作快速眼动睡眠阶段，是因为在这个阶段眼球会快速移动，这个阶段也是梦境出现的主要阶段。睡眠由慢波睡眠进入快速眼动睡眠，再进入慢波睡眠，每个周期持续 90 分钟左右，我们一晚上的睡眠大约会经历 5~6 个这样的周期。在睡眠的早期阶段，慢波睡眠的深度最深且持续时间最长，随着睡眠进入后半段，慢波睡眠的比例逐渐下降，快速眼动睡眠的持续时间则会逐渐增加，直到你醒来迎接新的一天。

在你睡觉的时候，慢波睡眠阶段和快速眼动睡眠阶段都会参与记忆的巩固过程。在慢波睡眠阶段，大脑神经元会表现出三重节律，分别是大脑皮质的慢波振荡、丘脑（大脑中央一个原始的脑区）的纺锤波和海马的涟漪波。这三种波是有规律地依次出现的：大脑皮质先出现慢波振荡，然后是丘脑的纺锤波，海马的涟漪波也一同出现。这个固定的三重节律在时间上的正确排序和记忆的巩固有很大的关系。

丘脑纺锤波的数量和白天的学习内容有关：白天学的东西越多，晚上睡觉时丘脑纺锤波的数量也越多。在老年人和精神分裂症病人的大脑中，纺锤波的数量明显减少。科学家发现，在小鼠慢波睡眠的时候修改它们的丘脑神经元振荡波节律，既可以促进记忆形成，也可以干扰记忆形成的过程。具体是怎么做的呢？

这个实验是这样巧妙设计的：小鼠在白天学习了一个简单的行为，就是待在特定的笼子里，听到一个固定音高的声音后就会遭到轻微的电击。这样反复很多次之后，小鼠一进入曾经被电击的笼子，听到那个固定音高的声音，就会因为害怕被电击而紧张地僵在那里。

在实验前，科学家先用光遗传学手段改造了这些小鼠的大脑神经元，使得丘脑的部分神经元对光敏感。当小鼠晚上睡觉的时候，研究者就用光束刺激小鼠的丘脑，人为制造出丘脑纺锤波。

实验中的小鼠被分成三组，分别接受不同节律的光刺激。第一组在大脑慢波振荡之后马上刺激丘脑，使丘脑产生纺锤波，波形完美地契合了原有的记忆巩固过程中大脑不同区域放电的前后顺序；第二组的小鼠丘脑也受到了光刺激，但刺激的时间较晚，使得产生的丘脑纺锤波和大脑原有的睡眠三重节律不一致；第三组小鼠作为对照组，不接受光刺激。接着，科学家在小鼠第二天睡醒后检查它们前一天的学习效果。

结果发现，当小鼠又被放在前一天遭受电击的笼子里时，第一组神经元振荡节律得到强化的小鼠一进入笼子后僵在那里的比例是 40%，而第二组和第三组的小鼠僵在那里的比例只有 20%。不过，这三组在听到固定音高之后僵住的比例都是 40%，没有差别。实验结果说明，在慢波睡眠阶段人为强化大脑神经元电波振荡的同步频率，可以起到增强大脑空间记忆的效果。在后续的研究中科学家还发现，这个方法也可以用来达到削弱记忆的效果：人为地消除纺锤波的同步性，减少慢波睡眠阶段的丘脑纺锤波数量，小鼠第二天的学习记忆就减少了。

根据这个研究结果，科学家推测记忆的巩固过程依赖于大脑有规律性的神经元同步放电。如果大脑皮质、丘脑和海马的三重节律被打乱，就会导致当天学习的内容无法被整合到大脑皮质的长时记忆中去，记忆就可能会丢失。

需要注意的是，我们在睡眠中的记忆巩固并不是单纯地记住一天中经历的所有细节，而是从大量细节的记忆当中总结出整体的概念性信息，并进行创造性的重组，然后整合到已有的神经记忆网络中去。这个创造性重组的过程也会让人在不知不觉中发掘出事物的规律。睡眠将我们一天中的新经历和大脑中存储的经验以高度概括和创造性的方式整合在一起，丰富了我们对世界的认知。

睡眠不仅可以帮助巩固记忆，还可以帮助删除前一天储存在大脑中的不重要的信息和情绪。我们大脑的神经元表面长有细小的树突，就像树枝的分叉一样。当你接触到新信息，学习到新的知识技能时，神经元表面的这些"树杈"就会开始往外生长，学得越多，树突生长得越粗壮，最终把不同的神经元连接在一起。我们的睡眠过程可以帮助修剪这些"树杈"，把不重要的细节记忆剔除。

科学家通过研究小鼠发现，睡了一觉的小鼠大脑中的树突数量相比没睡觉的小鼠减少了18%，也就是说，睡觉的过程减少了大脑中的神经元连接。不过，这种修剪过程并不是随意的，而是选择性的。睡觉时，大脑会修剪掉那些较小的神经元突触，而保留那些明显已经长出来的神经元树突，让大脑资源和能量可以得到集中使用。睡眠除了帮助修剪神经元连接的过程之外，还会帮助调节情绪，这也是为什么当我们睡了一觉醒来会觉得神清气爽，思路更清晰，情绪也更加平和。

睡得好才会有好的专注力

你一定有过在熬夜后第二天注意力难以集中的经历。其实不仅人类如此，其他动物也是这样。大脑注意力的功能是把感知集中在特定的领域，同时抑制其他领域，这个功能发挥得好不好特别容易受到睡眠的影响。恢复注意力是睡眠的主要功能之一，剥夺动物的睡眠会影响许多动物的注意力。如果你想完成更需要专注力的任务，就需要良好的睡眠质量和充足的睡眠时间做保证。

注意力的使用反过来对睡眠也有影响。研究发现，白天集中注意力的时间越长，晚上对睡眠的需求就越多。注意力对学习能力是至关重要的，一个人在白天用来学习的时间越多，就越需要依赖晚上的睡眠来调节大脑的突触变化。我们在一生中最密集学习的时期是童年和青春期，这时对睡眠的需求也是最大的。研究发现，学习之后大脑的慢波活动会明显增加，而一些大脑疾病，比如自闭症、精神分裂症和多动症，则常常伴随着睡眠的减少。所以，有时候睡不好觉，可能是因为你白天动脑不足，没有好好利用注意力。

光线影响睡眠

光线对睡眠质量和睡眠节律有很大的影响。大脑靠近眼睛的地方是个神经集合的区域，叫作视交叉上核。这个区域通过眼睛感受到的光线来调节我们大脑和身体的日夜节律。每当夜幕降临，动物眼睛接收到的光线大幅减少，视交叉上核的活动就会下降，松果体开始大量分泌褪黑素。褪黑素是使人产生睡意的激素，它会促使大脑进入困倦状态。当早上太阳升起时，视交叉上核感受到的光线会使褪黑素的分泌减少，大脑逐渐清醒过来，迎接新的一天。这就是自然状态下，动物日出而作、日落而息的节奏。

但在发明电之后，随着城市中出现越来越多的人造光，人类和动物的生物钟都受到了不同程度的干扰。不同波长的光对松果体产生的作用是不同的。作用于视网膜的蓝光尤其会抑制褪黑素的分泌，而波长大于530纳米的红光则几乎不会影响我们的睡眠节律。在睡觉前接触到的蓝光可以把我们的生物钟推迟 4~6 个小时，导致我们入睡困难。

怎样才能逆转无处不在的人造光对人类睡眠造成的不良影响呢？一个有用的方法是，你可以在睡前几小时佩戴只能通过红光的特殊眼镜，从而减少进入眼睛的蓝光。这么做可以模拟自然天黑，促进褪黑素的分泌，让你尽早入睡。我们现在用的手机夜视功能也是基于这个原理——降低屏幕中的蓝光，减少蓝光对大脑的影响，这就是为什么夜视功能的手机屏幕看起来颜色偏黄。

睡眠中的神奇现象

你经历过"鬼压身"吗？

台湾的一个娱乐节目曾经请了一群有过"鬼压身"经历的明星嘉宾来讲述他们的故事。有一位嘉宾的故事给我留下了深刻印象。这个女生某次外出拍戏，晚上睡在当地的酒店里。她说，那晚走进酒店房间里她便觉得气氛十分诡异，但因为她当时很累就先睡下了，而同屋的另一个同事则躺在床上看电视。这位女生只睡了一小会儿就醒过来了，却发现自己完全没有办法动弹，好像被什么东西紧紧压在了床上。她可以听到电视的声音，想要喊叫，却没有办法发出任何声音。她吓得浑身颤抖起来，幸好这时候她的室友走过来摇了摇她，她这才醒了过来。

这位明星经历的"鬼压身"其实一点儿也不少见，甚至可以说很常见。"鬼压身"的典型体验是，睡觉时突然觉得被千斤重物压住，好像有个"小鬼"坐在自己身上，感觉自己醒着，可是手脚却怎么也动不了。压身"小鬼"在医学上被称为睡眠麻痹（sleep paralysis），大约有一半的人都会遇到。

为什么会出现"鬼压身"这种神奇的现象呢？在睡眠的快速眼动阶段，也就是做梦的阶段，我们身体的肌肉会变得麻痹无力。大脑这种生理机制是为了防止我们在床上做出梦境中的动作，误伤自己和身边的人。

大脑脑干中有一小群细胞叫作蓝斑下核，这个小区域负责在睡觉时抑制我们的肌肉运动。当这些细胞受损时，睡眠的运动抑制效应就会消失，人在梦境中的动作也会直接表现在躯体上。比如，你若梦到自己在跑步，就会在床上蹬腿；若梦到打架，就会在床上挥动手臂。一些大脑退行性疾病的早期症状就包括这些，比如帕金森病患者在运动障碍核心症状出现前数年，大脑蓝斑已经有所损伤，他们在睡梦中就会手舞足蹈。而"鬼压身"发生的机制则恰恰相反，"鬼压身"是由睡眠中控制肌张力消失的机制没有及时解除导致的。

睡眠麻痹容易在睡眠不规律的情况下发生，比如在旅游途中或者工作特别累的时候。睡眠麻痹通常没有什么危险性，周围人唤醒一下就可以缓解。此外，当一个人仰卧睡觉时，"鬼压身"比较容易发生，有些人还会在这时体验到幻觉，比如"听到"有人在耳边说话，"看到"周围有动物等。"鬼压身"如果不是经常发生，一般都不需要特别治疗。

神奇的"清醒梦"，你也可以做到

有一种有趣的梦，叫作"清醒梦"。做梦的时候人们知道自己在做梦，有时甚至能控制梦境发展。在做清醒梦的时候，大脑发生了什么呢？

梦中的意识程度和平时的意识程度是不一样的。在梦中我们可以轻易接受一些奇怪事情的发生，这说明做梦时人的自我觉醒程度降低了，这可能是由做梦时大脑前额叶皮质活跃度较低导致的。研究发现，在做清醒梦的时候，我们大脑中负责执行功能的侧前额叶会被激活，这使得我们在梦中的意识程度提高了，变得可以将梦境和现实联系起来，进而"意识"到我们正在做梦。

做清醒梦没有什么坏处，有些人甚至很享受做清醒梦的感觉，因为在清醒梦里你可以主动控制梦境的发展，让梦里的自己"遇到"很多好事。有些人天生就比其他人更容易做清醒梦，脑成像研究发现，经常做清醒梦的人大脑额极皮质更大，元认知能力也更强。小孩通常也会比成人更容易做清醒梦，原因可能是小孩睡得比较久，在睡眠的后半段，清醒意识更容易侵入梦境。

既然清醒梦这么好，有没有办法可以多做清醒梦呢？答案是肯定的，反复练习可以帮助你更容易做清醒梦。练习方法一点儿也不难：在睡前默想"我今晚会意识到我在做梦"，这种自我暗示可以帮助你在睡觉时做清醒梦。此外，冥想也能强化做清醒梦的能力。这是因为冥想会增强前额叶皮质的功能，而前额叶正是负责自我意识的脑区。

有些人有能力做清醒梦，有些人则恰恰相反，他们很少做梦甚至从来不做梦。真的有人睡觉时从不做梦吗？他们可能并不是从来不做梦，而只是忘记自己做了梦。我们现在知道，做梦主要发生在快速眼动睡眠阶段。然而，即使从快速眼动睡眠中被叫醒，每个人回忆梦境的能力也不一样。回忆梦境的能力取决于一个人大脑中由鼻腔皮质经内嗅皮质到海马回路的功能连接程度，这个回路负责记忆和嗅觉，回路的连接程度越高，回忆梦境的能力就越强。此外，如果你在白天经历了生动和不寻常的事，晚上就比较容易做生动的、被记得的梦。个性和回忆梦境的能力也有关系，更具创造力或想象力的人对梦境的记忆力也更强。

打呼噜打到窒息是什么情况

呼噜声断断续续，中间突然没声音了，过了几十秒或者更长时间，突然长吸一口气，像憋醒了似的，然后又开始有节奏地打呼，这是睡眠窒息症的典型症状，又叫作阻塞性睡眠呼吸暂停。

有睡眠窒息症的人睡觉时因为呼吸道不顺畅，经常由于缺氧而被憋醒，之后又会很快睡着，所以他们往往意识不到自己睡觉的时候醒来过。经常因缺氧而被憋醒会明显影响睡眠质量，因此有睡眠窒息症的人睡眠时间长，白天还容易犯困，也会为此感到消极沮丧。睡眠呼吸暂停导致的夜间睡眠紊乱还会带来白天的一系列问题，除了嗜睡之外，有睡眠窒息症的人还容易觉得疲乏、生气，早上起床会头痛，工作或学习时思维迟钝、注意力不集中等。

如果你一个人住，即使你有睡眠呼吸暂停的症状也很难被发现，因为你既不知道自己睡觉时打呼噜的声音很响，也不知道自己半夜经常被憋醒。有睡眠呼吸暂停的人通常是在有室友或者亲密的人一起睡觉之后才被告知他们的睡眠有问题。如果你有上述状况，觉得自己白天容易疲劳、生气，感到沮丧消极，早上起床会头痛，白天工作或学习时思维迟钝、注意力不集中等，不妨看看自己是不是有类似的睡眠呼吸暂停的问题。

如果你确定自己有睡眠呼吸暂停的症状，应该怎么应对呢？临床上对睡眠呼吸暂停的治疗方法包括：改变生活方式、服用口含片、使用呼吸辅助装置等，严重的可以考虑通过手术改变呼吸道结构。其中，改变生活方式的做法包括：远离酒精，减肥，睡觉的时候侧向一边，以及戒烟。你也可以去医院睡眠科做详细的检查，让医生给你配备特定的呼吸辅助装置，使你在睡觉的时候呼吸顺畅。一旦你发现自己有睡眠呼吸暂停的问题，你就需要尽快改变自己的生活习惯或就医，因为不经治疗的睡眠呼吸暂停会增加患心脏病、中风、糖尿病、心脏衰竭、心律不齐、肥胖症的风险，还会增加发生车祸的风险。

每20个成年人中就有1个人存在睡眠呼吸暂停的问题，老年人的发病率更高，差不多是10%。睡眠呼吸暂停大多发生在中年男性身上，男性的发病率约为女性的2~8倍，另外，肥胖、扁桃体过大、鼻骨移位、下颌骨过短、酗酒、吸烟和滥用安眠药的人比较容易有睡眠呼吸暂停的问题。如果你发现自己是睡眠窒息症患者中的一员，就应该尽快寻求专业的帮助，以保证自己睡觉的时候呼吸顺畅，从而提高睡眠质量和生活质量。

缺乏睡眠的坏处

就像《百年孤独》中的失眠症带来的影响一样，缺乏睡眠会给我们的大脑和身体造成非常大的伤害，这种伤害很多时候是不可逆的。一个成年人每天所需的正常睡眠时间是7~9个小时，青少年需要8~10个小时的睡眠，儿童需要的睡眠时间更长。老年人因为睡眠质量下降，睡得比较少。

缺乏睡眠可能会导致肥胖。研究发现，如果将健康人的睡眠时间从8小时缩减到4小时，他们体内的糖分代谢速度会明显降低。研究发现，熬夜可能导致白天食欲暴增，晚上睡眠减少或者不睡觉会激活大脑前扣带回皮质，让人胃口大增，对所有食物都充满兴趣，这个大脑区域的激活在肥胖症中尤为普遍。睡眠不足还会增加一个人患糖尿病的风险。

长期缺乏睡眠会提高死亡率。2014年，一个热心球迷因为连续观看了48小时球赛而死亡。虽然他的死因是"中风猝死"，但早在2012年波士顿举办的睡眠会议上公布的研究就发现，长期的睡眠时间平均低于每天6个小时的人，相较于每晚能保持7~8个小时的睡眠时间的人来说，中风的风险增加了 4.5 倍。美国国家睡眠基金会的资料显示，近年来美国只有 28% 的成年人每天的睡眠时间能达到 8 个小时，而在 2001年这一数据是 38%。随着经济和生产力的发展，人们的睡眠时间反而减少了。

　　缺乏睡眠会导致记忆力下降，即使只是一晚上的睡眠时间少于 5 个小时，也会引发对事件细节记忆的混淆和扭曲。在一项研究中，当小鼠被剥夺了 5 个小时的睡眠后，它们大脑中负责记忆的海马神经元之间的连接明显减少了。不过及时补觉可以逆转这一损伤：在补了 3 个小时的觉后，它们大脑海马的神经元树突又长了回来，变得和一直拥有正常睡眠的小鼠差不多。

　　缺乏睡眠会影响人的情绪，这是因为睡眠是修复我们情绪的关键时间。睡觉过程中，我们有 20% 的时间在做梦。做梦时和焦虑有关的去甲肾上腺素和负责负面情绪的杏仁核活动会被抑制，使得大脑额叶可以在没有情绪压力的环境下重新整合记忆，从而降低记忆中的情绪强度。当我们第二天起床时，前一天强烈的情绪在经过大脑一晚上的处理后就会变得比较平静。

　　反之，缺乏睡眠则会让人变得情绪化。在一项研究中，科学家让参与实验的人完成一个简单的任务：分辨电脑屏幕上的光点往哪个方向移动，同时这个光点上会出现情绪化图片或者中性图片来分散参与者的注意力。结果发现，睡眠充足的人更容易受到情绪化图片的干扰，但不容易受到中性图片的干扰；而缺乏睡眠的人则不同，情绪化图片和中性图片都会干扰他们的表现。也就是说，缺乏睡眠可能会让一个人把中性刺激等同于情绪化刺激，这种不分青红皂白的倾向会导致他们在生活中也容易变得情绪化。睡眠剥夺还会降低人们对他人面部表情的识别能力，尤其是对生气和开心表情的识别，从而影响他们的人际交往能力。

缺乏睡眠还可能会引起严重的精神问题。很多精神疾病都和睡眠有着千丝万缕的联系，有人认为是长期睡眠差导致了精神问题，也有人认为睡眠障碍先于精神症状出现，是对大脑问题的预示。总之，睡眠问题和精神问题似乎彼此影响，互为因果。

我读博士期间访谈的一个帕金森病人告诉我，他在发病前已经失眠了 10 多年，每个星期只有 3 天能睡着，而发病 5 年后他的睡眠变得更差了。抑郁症通常也伴随着失眠、睡眠质量低下等问题。

熬夜可能会引发急性精神异常症状。2012 年，一则新闻报道说，一个农民工在春运的火车上突发精神病。原来，这个农民工把打工一年挣来的 1.3 万元用布包着绑在腿上坐火车回家，因为精神过度紧张，他一路上不敢说话也不敢睡觉，不眠不休 43 个小时之后心力交瘁，出现了急性妄想。像这样的急性睡眠剥夺可能会导致一个人情绪低落、易怒、思路不清，甚至出现妄想和幻觉。

缺乏睡眠对女性的影响甚于男性。女性的睡眠质量通常没有男性好，每天需要的睡眠时间也比男性长半小时左右。女性的睡眠还会受到激素变化的影响，比如雌激素、孕激素和睾酮。在激素变化的关键时期，比如青春期、怀孕期、更年期或者每个月的生理期，女性出现各种睡眠障碍的风险会增加，包括睡眠呼吸暂停症、不宁腿综合征和失眠。

女性出现失眠的可能性比男性高 40%，而且这个比例还会随着年龄的增长而增加。如果睡眠被强制剥夺，女性的睡眠节律就会受到更大影响，进而引发情绪、血压问题。被剥夺同样时间的睡眠后，女性在认知测试中表现变差的程度比男性更明显，在类似"三班倒"的工作中，女性的工伤事故发生率也更高。

睡太多也不好

你所需的睡眠时间取决于你的年龄、健康状况和生活习惯。年纪小的时候，你需要的睡眠时间比较多；年纪大了，需要的睡眠时间就会越来越少。当有压力或者生病的时候，你的睡眠需求也会增加。一个成年人一般所需的睡眠时间是每晚 7~9 个小时。前文中提到，睡眠不足会导致一系列的情绪和认知问题，不过凡事都过犹不及，睡太多也不是好事。

很多研究都发现，每晚睡 9 个小时以上的人的死亡率比每晚睡 7~8 个小时的人更高。英国一个大型调查发现，长期的过度睡眠（超过 9 小时）和较低的智力水平有关，并且和较高的糖尿病、心脏病、阿尔茨海默病、抑郁症和不孕的发病概率有关。到目前为止，科学家还没有搞清楚其中的原因究竟是什么，不过一些研究发现，有抑郁问题或者社会经济地位较低的人总体来说睡眠时间更长。这可能也是睡眠时间过长和死亡率增加两者之间有关系的原因之一。

有一种睡眠过度的疾病叫作嗜睡症，得了嗜睡症的人每天都特别想睡觉，晚上睡得特别久，白天即使经常打盹儿，也没办法缓解困意。有嗜睡症的人常常感到焦虑，能量低下，记性不好，因为他们总觉得很困。

睡眠过度的感觉和宿醉非常相似，科学家称之为"睡醉"（sleep drunkenness）。睡醉和酒精造成的神经损伤不同，前者是因为不健康的睡眠节律打乱了大脑中控制身体日常周期的生物钟造成的。人的生理节律是靠下丘脑中的一团神经元细胞组成的昼夜节律起搏器来控制的。下丘脑是人脑中较为原始的一小部分，除了生理节律之外，它还控制着饥饿、口渴和出汗等基本生命体征。当你早晨醒来时，丘脑中的起搏器收到眼睛传来的光信号，就会发出化学信号来叫醒身体的其他细胞。当你睡眠过度时，就相当于无视这个生物钟，造成生物钟和细胞面临的实际情况不一致，让你主观上感到疲劳。

睡觉前喝太多酒也会导致你的睡眠时间过长，这是因为酒精会影响睡眠周期，使我们对睡眠的需求增加。美国国家防止酒精滥用与酒精中毒研究所的研究发现，睡觉前几个小时喝酒会导致我们的睡眠变得支离破碎，深层睡眠的比例下降，第二天起床后感觉昏昏沉沉，这就是我们所谓的宿醉。

如何改善睡眠

安眠药和褪黑素是否有助于改善睡眠

失眠是一个常见问题，如果你每个星期有三个晚上或者更多天失眠，并且这种情况持续超过三个月，你可能就是一个失眠患者。很多人面临长期失眠问题时首先想到的就是吃安眠药，认为安眠药是解决失眠问题最便捷的方法。但实际上，安眠药并不像你想象的那么有效和安全。

大量关于睡眠的研究发现，服用安眠药仅能帮助人们加快入睡8~20分钟，并且每晚仅增加35分钟的睡眠。研究还发现，服用安眠药虽然可以加快入睡速度，但会影响睡眠结构，减少深层睡眠的总体时间。深层睡眠是睡眠中最重要的清除生物垃圾和恢复大脑能量的阶段，安眠药虽然加快了入睡速度，但减少了深层睡眠的比例，结果可能得不偿失。

安眠药还有一些风险和副作用，比如，它会增加危险梦游的发生率，增加顺行性遗忘、困倦感和摔倒的发生概率，增加阿尔茨海默病的发病率和死亡率。2012 年发表在《英国医学杂志》上的一项研究发现，在两年的时间里，经常服用处方安眠药的人的死亡概率是其他人的5倍。另一项研究发现，某些常用的睡眠辅助药物会使过早死亡的风险增加4倍，对于只是偶尔服用这些药物的人亦如此。

如果你连续服用很长时间的安眠药，那么你可能会对安眠药产生依赖性，以至于必须长期服用安眠药才能入睡；如果停止服用安眠药，你的睡眠质量就会变得比你开始服用安眠药之前更差。这也是为什么当医生给你开安眠药时，会建议你最好偶尔服用。

总之，吃安眠药并不能有效地解决失眠问题，因为安眠药没有办法促进深度睡眠，甚至还会减少深度睡眠的时间。近年来，另一种"助眠剂"褪黑素进入了大众视野，很多失眠的人开始寻求褪黑素的帮助。那么，褪黑素对缓解失眠有作用吗？

前文中讲到，褪黑素是让动物感到困倦的激素，这种激素的分泌量随着周围光线的减少而逐渐增加，从而帮助大脑进入睡眠状态。而当早上光线逐渐增多时，褪黑素的分泌量就会减少，帮助人从睡梦中醒过来。随着一个人年龄的增长，大脑中的褪黑素分泌量会自然下降，这也是为什么老年人的睡眠时间比较短。当我们跨时区旅行时，大脑的日夜节律生物钟会被打乱，在这种情况下，如果在新时区入睡前服用褪黑素，就可以帮助你调整大脑的睡眠节律，适应新时区的时间。褪黑素也可以帮助一些需要三班倒的人调节睡眠节律，让他们在白天顺利入睡。

不过褪黑素对睡眠的作用也仅限于此，它的主要作用就是调节睡眠节律，而对那些因为焦虑影响了睡眠质量，或者因为更严重的身体问题而长年失眠的人来说，褪黑素并没有什么作用。而且，过量服用褪黑素还会带来一系列的副作用，比如头晕、头疼、恶心、情绪变化和白天嗜睡。如果你受到失眠的困扰，并且服用褪黑素超过几个星期也没有多少作用，那么我不建议你继续服用，毕竟褪黑素的适用范围是非常窄的。

规律的有氧运动可以改善睡眠

规律的有氧运动可以显著改善睡眠质量。在美国的一个全国普查中，研究人员调查了 2 600 个 18~85 岁的人。结果发现，每周两个半小时的中高强度运动可以提高 65% 的人的睡眠质量。相比很少运动的人，有长期运动习惯的人白天更少犯困。科学家对于长期失眠者的研究也发现，有氧运动（比如快步走、慢跑、游泳）可以改善慢性失眠，而高强度的剧烈运动（比如举重、短跑）则没有类似效果。另外一项研究发现，在坚持有氧运动 4~24 个星期后，慢性失眠患者的睡眠质量得到了提高，入睡速度也更快。

现代人的生活压力大，不少人长期处于焦虑状态，焦虑是影响睡眠质量的重要因素。积极的有氧运动可以有效地帮助我们缓解焦虑，有科学研究发现，耐力运动可以促进大脑释放神经营养因子。在运动的时候，肌肉细胞会释放鸢尾素，不仅可以促进脂肪分解，还可以进入大脑促进神经营养因子的表达；神经营养因子既可以提高认知能力，也可以减轻焦虑和抑郁。

正确的生活习惯可以改善睡眠

前文中说到，光线对睡眠的影响至关重要，尤其是短波长的蓝光。清晨的蓝光被大脑的视交叉上核感知之后，大脑会减少褪黑素的分泌，不知不觉地把我们唤醒。天黑之后，随着光线减少，松果体又会增加褪黑素的分泌，让我们开始犯困。但因为人们在晚上习惯使用照明和电子产品，这些环境中的人造光线会大大推迟我们犯困的时间。大脑从感受到光线减弱到产生足够的睡意需要很长的准备时间，如果你刚看完电脑便关灯上床睡觉，那么你可能会在床上辗转反侧挺长时间才能睡着。想要及时入睡，你可以尝试在睡觉前几个小时就把室内光线调暗，减少进入眼睛的蓝光，帮助大脑分泌足量的褪黑素。

　　饮食对睡眠质量也有影响。睡前三个小时不要大量进食，如果觉得饿，可以吃少量淀粉类的食物来增加困倦感。

　　近年来，睡眠专家倾向于使用睡眠简单行为治疗方法（BBTI）来快速改善失眠患者的睡眠质量。这个治疗方法的核心建议之一是，每天在相同的时间起床。如果你是上班族，工作日的睡眠时间可能不太多，周末就会想着多睡一会儿把平时的睡眠补回来。但如果你有失眠问题，不规律的睡眠只会让你的睡眠质量变得更糟糕。我们不能控制入睡的时间，却能控制醒来的时间。强制自己每天都在同样的时间起床，每天的作息尽量保持规律，这能让你的身体和大脑有规律可循，大脑的日夜节律也会逐渐稳定下来。

　　适当缩短睡眠时间也是睡眠简单行为治疗方法的核心内容之一。很多失眠患者会花很长的时间在床上躺着，但实际上他们的睡眠时间并没有这么多。比如，你晚上11点上床睡觉，第二天早上8点起床，但你常常半夜2点醒来，凌晨4点才能再次入睡，在这种情况下，你的实际睡眠时间只有7个小时，而你却花了9个小时躺在床上。睡眠治疗师的建议是：缩短你躺在床上的时间，比如晚上11点上床，强制自己早上6点起床。一段时间之后，你的大脑就会适应你的新睡眠长度，中间醒来的时间也会明显缩短，甚至不再醒来，你整体的睡眠长度依旧为7个小时。之后，将你躺在床上的时间增加半小时，这样一来，你的整体高效睡眠时间就会有所增加。

　　减少酒精和刺激性食物的摄入，比如咖啡或者香烟。咖啡因对大脑的刺激效果可以持续几个小时，对有些人来说甚至长达24小时，所以喝咖啡可能影响你的睡眠，喝茶亦如此。摄入咖啡因不仅有可能让你难以入睡，还有可能导致你半夜醒来。如果你抽烟，香烟中的尼古丁也会产生类似的效果，影响你的入睡速度和睡眠深度。

喝酒也会影响睡眠，有些人觉得喝酒可以让人更好地入睡，其实这是一个错误的认知。酒精看起来可以让人犯困，实际上反而会降低睡眠的质量，会让人在睡觉的过程中经常醒来，深度睡眠的比例降低。

最后，健康的床上生活习惯也很重要。在床上尽量不要做和睡觉无关的其他事情：不要在床上玩手机，不要用电脑工作或者看节目，不要打电话。如果你习惯在床上做和睡觉无关的事情，你的大脑就会把床和工作、学习或社交联系在一起，当你想睡觉的时候，大脑就不容易从兴奋的状态中平静下来。只在床上睡觉，把工作或学习放在其他空间中进行，这样一来，当你上床的时候，大脑自然而然就会联想到睡觉，你也会更快入睡。

上瘾是欲望，不是快乐

　　在读博士期间，我有一段时间需要采访大量的帕金森病患者，并且要扫描他们的大脑。45 岁的中层管理人员小穆就是其中的一个。在他来实验室扫描大脑之前的一年，他变得暴饮暴食，每天极度渴望吃大量的高糖食物，他嗜赌成性，每个星期都要买彩票。他的家人告诉我，以前他一张彩票都没有买过。这样的状况持续了整整一年，小穆的家人才在不经意间向医生透露了他的成瘾情况。当时一起做研究的神经科医生第一时间意识到问题所在：这和小穆服用的治疗帕金森病的多巴胺能药片有关。

　　帕金森病是以运动机能受损为主要表现的疾病，帕金森病患者的主要运动症状包括四肢震颤、躯干僵硬、行走困难、难以随心所欲地做动作等。帕金森病之所以会造成运动机能损伤，是因为病人大脑运动回路中负责分泌多巴胺的细胞团——黑质神经元大量凋亡。医生开的多巴胺能药片是用来替代病人大脑中缺少的多巴胺，来激活多巴胺受体，但它的副作用也很明显——会导致和运动无关的多巴胺奖赏回路也被过度激发，使人出现成瘾症状。

欲望还是快乐

一直以来，很多人都把多巴胺描述成人类愉悦感的来源。一些文章甚至把多巴胺形容为生活值得一过的唯一原因，也是每个人试图通过获得药物、运动、食物、性或者地位来得到的终极高潮体验。但脑科学研究告诉我们，多巴胺并不是人们所说的"快乐分子"。

多巴胺的作用其实非常简单。奖赏回路中的多巴胺，一是作用于我们的奖赏系统，让我们产生欲望；二是让大脑预期奖赏，指导我们做出相应的行为。简单来说，多巴胺的作用就是"让你想要"，以及让你主动选择能得到更多奖励的行为。多巴胺和快乐其实关系并不大。高晓松曾经说过：很多人分不清理想和欲望，理想就是当你想它时，你是快乐的；欲望就是当你想它时，你是痛苦的。而这个欲望，就是多巴胺的分泌。

1978 年，罗伊·怀斯（Roy Wise）用抗精神疾病药物清空了一只小鼠大脑中的多巴胺神经递质，这只小鼠随后变得对美味的食物和一些会导致成瘾的药物无欲无求，也不再做出任何努力来获得这些奖励。在之后几十年的研究中，科学家不断观察到类似的现象。人们也因此一直以为多巴胺和愉悦、快乐的感觉有关。可是，后来密歇根大学的神经科学家肯特·贝里奇（Kent C. Berridge）的研究发现并非如此。

贝里奇发现，当动物感到开心时会舔嘴唇，比如饥饿的时候吃到美食，或者口渴的时候喝到水。这个舔嘴唇现象在小鼠、猩猩和人类婴儿中都可以观察到。接着，贝里奇和同事用神经毒素损毁了小鼠的多巴胺分泌中枢，想看看它们对美味的食物是否还会有愉快的舔嘴唇反应。结果出乎意料，小鼠在没有了多巴胺之后，的确不再主动寻找食物，但当它们看到眼前的美食时，还是会舔嘴唇。反过来，当科学家通过电刺激增加了小鼠的多巴胺水平后，小鼠会拼命找吃的，还会吃很多，但它们的舔嘴唇行为并不会增加。而且，即使食物难吃，这些多巴胺过剩的小鼠还是会吃很多。这个结果意味着，多巴胺似乎并不会使动物产生愉悦感，而是会让它们产生欲望。而对某件事、某样东西过多的欲望，就是上瘾。

所以，你很想要某样东西或很想做某件事，这并不代表它就一定会给你带来满足感和快乐。想要和需要其实是两件事。多巴胺给人"想要"的感觉，让人一直不停地追求；而快乐指的是"被满足"，它和多巴胺没有太大关系，两者之间是有差别的。你可能并不真的需要一样东西或一件事情，但是多巴胺会让你一直想做这件事或获得这个东西，最后即使如愿以偿了，它也不一定会给你带来更多的快乐。

上瘾行为因人而异，一个人的易上瘾体质是由基因和环境因素共同决定的。40%的上瘾由基因决定，剩下的60%由环境因素决定。到目前为止发现的成瘾基因都和多巴胺神经通路有关。而环境因素方面，有研究发现青春期的高度孤独会导致成年后更容易上瘾：青春期被剥夺所有社交活动的小鼠成年后更容易对安非他命等药物上瘾，戒除起来也更困难。

上瘾和养成习惯是很像的，我们的习惯一旦形成，就难以改变，这和上瘾也很相似，这其中的大脑机制是什么呢？大脑多巴胺奖赏回路中的纹状体（伏隔核就在其中）有一个重要的功能，就是把我们特定的重复行为打包成一个习惯性程序，让它可以在无意识的状况下容易被调用。研究发现，一个行为从被学习到变成无意识的习惯的过程中，大脑的活动会从纹状体的腹侧逐渐转移到纹状体背侧，随着这个习惯的形成，大脑前额叶控制该行为的能力也逐渐变弱。也就是说，随着习惯的形成，它会变成一个打包好的自动过程，而大脑高级皮质会逐渐放弃对这个自动过程的控制权，习惯也因此变得容易调用而难以改变。

多巴胺奖赏神经回路的这个习惯打包机制可以让我们在强烈的好奇心、高度的专注状态下快速学习生存技能，但错误地使用奖赏回路也会导致我们形成错误的习惯，产生难以改变的上瘾行为。

赚钱上瘾就是上瘾行为的一个典型例子。钱是人类社会发明出来的外部奖赏符号，因此它不像吃饭、喝水、做爱那样有着天然的弱化机制。赚钱的欲望一旦得到强化，常常会因为难以停止而做过头。在最初的基本生活需求得到满足后，赚更多的钱并不会给你带来同等程度的愉悦感，而你赚钱的欲望却不会停止。无休止地追求不会带来满足的欲望，甚至会让人产生恶心的感觉。

吸毒上瘾

说到上瘾，很多人首先想到的就是吸毒上瘾。为什么吸毒会让人上瘾呢？因为当毒品给大脑带来巨大冲击时，多巴胺的分泌量是我们吃到美食或者发生性行为时分泌量的 10 倍，甚至更多。大量的多巴胺并不会增加一个人主观感受到的快感，但却会让人极度渴求毒品，并且会剥夺人感受快乐的能力。随着吸毒次数的增加，大脑会逐渐适应大量多巴胺的存在，变得越来越不敏感，需要越来越多的多巴胺刺激才会有反应。吸毒者的大脑奖赏系统和前额叶皮质之间的连接会变弱，让吸毒者无法控制他寻求毒品的念头和行动。戒毒期间，吸毒者会因为缺乏多巴胺而觉得非常难受、睡不着觉，还会不由自主地颤抖。

有些人天生就比其他人更容易吸毒成瘾。研究发现，前额叶皮质纹状体回路发育不成熟而导致的自控力低下，会让一些人更容易吸毒，因为他们难以压抑内心寻求毒品的欲望。有研究发现，吸毒者的兄弟姐妹

即使没有吸毒，他们的大脑结构缺陷往往也比一般人更大，致使他们的
自控力较差。

游戏上瘾

在游戏发布前的测试过程中，开发者会试图增加游戏的成瘾性。比
如在一个游戏的测试阶段，游戏发布者通过实时的数据反馈发现，比起
寻找物品，营救人质任务的参与者更多，于是他们就会在游戏中增加
更多的营救人质的任务。或者游戏发布者发现某种特殊的颜色、箭头的
形状会让人产生特定的参与行为，就会在后续的游戏设计中增加这些元
素。最终版本的游戏由此成为所有这些让你更加上瘾的元素的集合，这
就是游戏让人难以抗拒的原因。

收集类游戏就是这样一种容易让人上瘾的游戏。一方面，人有延伸
自我的需求，这种需求往往通过占有东西、参加社会团体等得到满足。
现在延伸自我的需求也投射到了数字世界，收集类游戏恰恰就能满足这
种需求。另一方面，收集东西是一种挑战，挑战成功即可激发大脑的奖
赏回路，让人越发想做这件事。而收集这种挑战比起现实世界中的学
习和工作挑战要容易，也有更高的成功概率，也就更容易给人带来奖赏
感，导致游戏玩家上瘾。

赌博成瘾

多巴胺的分泌会增强我们做事的动机，分泌量的峰值出现在我们做
一件想做的事之前。科学家把多巴胺直接注射到小鼠的伏隔核中，结果
小鼠会付出比平时多两到三倍的努力来做某件事。多巴胺的这种调控动

机的作用在进化过程中本来是对我们有益的，奖赏回路会让我们反复主动去做对生存有益的事情，比如寻找食物、觅偶、学习新技能等。但是同样的奖赏回路在赌博过程中也会被病态地激活，产生我们并不想要的结果。这是为什么呢？

当我们做一件事取得成功时，脑源神经回路的多巴胺会快速释放，给人奖赏感，我们下次就会更有动力去做这件事。但是，多巴胺的峰值也会出现在"接近成功"的失败状况下。多巴胺之所以会在这种"接近成功"的失败情况下释放，本来是为了鼓励动物在接近成功的时候再努力一把，直至获得成功。但在赌博中，每一次的成败都是随机事件，并不会随着你的练习而更加接近成功。所以，赌博激励的结果是：接近成功的失败——比如，赌博时骰子点数差一点点就能赢的情况会引起多巴胺大量释放——会让人更想再赌一把。接近赢（实际上输）的状态就这样反复刺激多巴胺分泌，导致赌博成瘾，最终造成不可挽回的经济损失。容易赌博上瘾的人因为大脑奖赏回路对奖赏特别敏感，而对损失则不太敏感，所以他们更喜欢追求刺激和冒险，即使财产损失很大也不会收手，反而会越赌越大。

期望决定快乐：奖赏预期误差理论

多巴胺的分泌不仅增加行为动机，也负责编码预期和最终结果之间的差异。这是什么意思呢？当你做了某件事之后，如果最终得到的奖赏超过了你之前的预期，大脑黑质和腹侧被盖区的多巴胺神经元活跃程度就会增加，让你下次更想做这件事；而如果这件事情最后带给你的奖赏少于你的预期，这些大脑区域的多巴胺分泌水平就会下降，你也没有动力再去做这件事。这叫作"奖赏预期误差理论"。

　　比如，中午你走在路上，饥肠辘辘，这时你刚好经过一家看上去普普通通的小饭馆。你走进这家小店，点了一碗螺蛳粉，价格很便宜，你估计食物味道也一般。过了一会儿螺蛳粉端上来，你尝了一口就吃惊地发现：味道不错！这时你的多巴胺开始大量分泌，因为螺蛳粉的味道带给你的奖赏超过了你的预期，你便从中得到了奖励。到了晚上，你觉得今天中午只吃了一碗面，晚上应该吃顿大餐，便约上女朋友去了一家你向往已久的高级法式牛排餐厅，这家餐厅的人均消费为 600 元左右，你之前一直没敢去。坐下后，你点了一份肋眼牛排，你女朋友点了一份菲力牛排，还点了一瓶红酒。下单后，你们两人满心期待地坐等大餐上桌。红酒很快就上来了，你品了品觉得味道还行，但并没有想象中的那么好喝。过了 20 分钟，两份牛排也端上来了。你切开厚厚的肋眼牛排，发现牛排中间只有淡淡的粉色，而不是你期望的半熟多汁的样子。你切了一块放到嘴里——果然，有点儿煎老了。因为你对这家牛排餐厅的期望很高，所以当牛排的味道没有你想象的那么完美时，你的多巴胺分泌就不会大量增加，你也不想再来这家餐厅了。

　　就这样，多巴胺神经元激活的程度随着预期和现实奖赏之间的差异而改变，这种动态的调节可以让人在头脑中建立一个价值系统，帮助预期之后的奖赏。如果你对一件事的预期结果是好的，但做完之后却发现结果不如自己预期的好，多巴胺分泌量就会减少，你下次也就不怎么想再做这件事了；如果你对一件事没有太大的预期，但结果却超出了你的预期，多巴胺就会大量分泌，你也会愿意再做这件事。根据多巴胺分泌量预期奖赏，有助于人们学习什么时候该去追求奖赏，什么时候则该规避令人失望的失败。

　　前文中提到，在接近成功的时候，大脑奖赏回路就已经开始大量分泌多巴胺，甚至会达到峰值。奖赏预期误差理论又告诉我们，只有在预期低于结果的时候，多巴胺才会大量分泌。结合这两个规律我们发现，有一种奖赏方式特别容易让人上瘾，就是"高频出现的随机奖赏"。奖赏随机出现意味着你总是无法对结果抱有确定的期待，每一次奖赏的出现都是一次惊喜；奖赏的高频出现保证了特定奖赏回路可以快速准确地搭建起来，不会因为一段时间缺乏刺激而废弃退化。这个简单的上瘾规律是自然进化教给动物的制胜法宝，如今却被滥用以致带来病态成瘾行为。

实际上，成瘾规律的正确使用，可以帮助我们学习有益的知识和掌握适应技能。很多人不喜欢看书或者学习，可能的原因就是多巴胺的分泌量不足。因为学习知识不像吃饭、性爱或者收集行为那样与原始生存直接有关，一旦满足就会直接影响奖赏回路；学习也不像游戏那样，只需要一点点努力就能看到成果。学习需要投入大量的时间和精力，通过长期努力才能看到进步。如果你对学习结果抱有不切实际的预期（比如希望考取某个成绩，而不是从学习知识本身得到满足），学习带给你的奖赏结果就会低于你的预期，你的大脑分泌的多巴胺就不会多，继续学习的动力也不足。不过，当你不把学习的结果看作奖赏，而是把接触新知识本身看作奖赏时，就比较容易对学习本身"上瘾"。因为学习新的知识技能在生存进化上对个体是有益的，学习和了解新事物本身就会促进多巴胺的分泌，有很大的上瘾潜力。

如果你觉得学习某个知识技能对你来说毫无吸引力，甚至有点儿痛苦，这很可能是因为你尝试学习的难度和你的实际能力或者你对知识的期望相距太远了。比如学英语，当你开始学习英语的时候，每个单词和每种语法都是从无到有的过程，需要在你的大脑中建立全新的回路。新回路的建立是一个艰难的过程，学了之后还会忘，所以如果三天打鱼、两天晒网，忘得比学得快，你就不太容易坚持下去。但是，如果你的大脑已经建立了相对稳固的英语回路，之后再往上添砖加瓦就会变得相对简单。这时，你的学习速度和你的期望越来越接近，奖赏的预期偏差变小，多巴胺分泌量就会增加，让你更有动力坚持下去，甚至会越学越想学、越学越上瘾。

多巴胺奖赏回路还有一个更微妙的效果，就是比较效应。2016 年一篇发表在美国国家科学院院刊上的研究分析了 17 个帕金森病患者大脑纹状体的多巴胺分泌情况。在这项研究中，这些病人在一个模拟市场里玩游戏，虽然游戏的结果是获利的，但当研究人员告诉参与者如果他们选择玩另一个游戏的奖励更大时，这些人的多巴胺分泌量反而会变少；另一种相反的情况是，当游戏的结果是惩罚性的，但参与者被告知如果他们选择玩另一个游戏结果会更糟糕时，他们的多巴胺分泌量反而变多了。

我们在生活中其实经常遇到这类反直觉的结果，这也是"本来可以更糟糕"或者"本来可以更好"的大脑原理。比如"双十一"你买了一台打折的扫地机器人，但后来你发现自己忘记使用一个可以省更多钱的折扣码，大脑的奖赏程度就会下降，你可能会觉得懊恼不已；而当你的生活很糟糕的时候，读一些生活在战乱或者贫穷之中的人的故事，你可能会觉得自己的现状还不错，心情也会轻松不少。

多巴胺——大脑的"货币系统"

多巴胺还是一个价值系统，就像大脑中的货币一样。多巴胺不代表体验的愉快程度，而代表体验的价值。喝水的快乐也好，吃饭的快乐也好，赚钱的快乐也好，对多巴胺回路来说其实只是对这些行为的价值评估，就像给这些行为估个价。比如，当大脑接收到身体需要喝水的信号时，喝水的价值就会增加。大脑觉得此时此刻喝水"更值钱"，你就会特别想喝水，大脑对喝水行为的这种临时提价可以让你免于身体脱水。当你恋爱时，和你爱的人有关的任何事的价值都会大大增加，其他事情则变得没有那么重要和有价值了。同样，如果毒品或者手机改变了大脑奖赏系统判断价值的标准，这个成瘾行为在你的头脑中就会被赋予最高的价值和优先权，你的选择和动机也会相应地改变，你就会沉迷毒品或者玩手机，因为毒品或手机对你的大脑来说是最"值钱"的。

和大脑货币系统有关的一个现象叫作"延迟折扣现象"。给你两个选择：一个选择是今天可以拿到 1 000 元，另一个选择是一个月后可以拿到 1 500 元，你会选哪一个？相信很多人虽然知道一个月后可以拿到的钱更多，但还是宁愿今天就拿到钱。这是因为在你的大脑中，一个月后拿到的钱的价值被打了折扣，这个现象就叫作延迟折扣现象。比起未来比较大的奖赏，人们更倾向于马上可以得到的不那么大的奖赏。人们之所以会做出这种看似愚蠢的选择，是因为在时间感知上遥远的奖励在大脑中激发的多巴胺分泌，远不如马上可以得到的奖励激发的多巴胺分泌那样多。

享乐适应症

我们第一次做某件事得到了很大的快乐，但随着做这件事情的次数不断增加，我们体验到的快乐会越来越少；只有不断增加体验的强度，我们才能感受到同等程度的快乐，这个现象叫作享乐适应症。之所以会有享乐适应症，是因为每次得到满足后，我们的大脑就会做出相应的调节，增加对下一次结果的期望值，这就导致只有更大强度的体验才能让我们得到和之前同等程度的快乐，而如果下一次的结果没有变得更好，我们得到的奖赏感就会降低。这在经济学上也有个专业名词，叫作边际效应递减。比如你一年赚 30 万元比赚 10 万元可以体验到更多的快乐，但是从一年赚 30 万元到赚 50 万元，对你来说就没有那么大的快乐增量了。

享乐适应症存在于生活的方方面面。吸毒者的吸毒剂量会不断增加。人会不断追求财富的积累，但其实富豪本人未必能体验到超乎常人的快乐。富豪虽然拥有别墅、私人飞机、私人游艇甚至是私人岛屿，但这些奢侈的享受未必能给他们带来更多的快乐，因为他们早已习惯了这些东西的存在。当富豪想要感受到同等程度的快乐时，他们就需要得到比私人飞机、私人游艇更大的奖赏刺激才行。

理智看待上瘾

大部分人对上瘾行为的理解都太狭隘了，以为上瘾指的就是吸毒、酗酒和赌博。其实人会对各种各样的东西上瘾，比如手机、游戏、社交平台等。上瘾是指一个人不停地想做某件马上可以得到奖赏和快感的事。如果做这件事长期来看会产生糟糕的结果，比如吸毒会让人倾家荡产，性瘾会伤害身体，那这就是病态的成瘾障碍；如果想要做的这件事从长远来看是有好处的或者无伤大雅，比如对游泳上瘾，对看书学习上瘾，这些就是良性的上瘾行为，甚至可能是好习惯。

病态上瘾和好习惯之间没有清晰的界限和差别。举个例子，你因为想减肥而迷上了手机应用里的计步器，享受于每天看自己走了多少步，也会为了这个数字而多走步。如果你每天走步的时间和距离比较适当，就可以减肥和强身健体，这就是非常好的上瘾行为；但如果你为了更多的步数而每天花大量的时间走路，导致膝盖受损，这就是病态的上瘾行为。所以上瘾行为是好还是不好，一方面要看行为的长期性质，另一方面要看是否过度。

上瘾的人在做选择的时候会优先选择那个让他上瘾的事物。比如，热恋中的人满脑子都是他的恋人，赌博上瘾的人满脑子都是筹码。在上瘾的状态下，大脑会认为"就该这么做！"，这种"该做什么"的想法帮助我们根据历史经验采取下一步行动，从而优化我们的生存和繁衍成功率。多巴胺的释放通常会促使我们去做一些在进化上有益于生存的行为，比如吃东西和性爱。但是，如果大脑中决定价值取向的回路变得过于敏感，你就会很难改掉一些有害的上瘾行为，比如赌博成瘾和药物成瘾。

前面提到的因为服用治疗帕金森病药物而出现各种成瘾症状的小穆，在减少多巴胺能药物的服用剂量之后上瘾欲望和行为很快就消失了。他不再想买彩票了，也不再暴饮暴食了。

上瘾其实并不像人们想的那么神秘和可怕。上瘾虽然会导致不好的行为，但也可以被用于好的方面。如果你有了不良的上瘾行为，解决方法就是给自己找一个有益的奖赏行为来替代它。你可以试着观察自己平时生活、工作、学习中的上瘾行为，看长期结果是好的还是不好的。如果你的上瘾行为会导致糟糕的结果，就尝试把病态上瘾的对象替换成积极的上瘾对象。比如把购物成瘾替换成学习新技能或者运动上瘾，这样一来不好的上瘾就变成了好的上瘾。你要把握的原则是，这个替代行为的难度不要太大，你抱持的期望也不要太高，并且最好能比较快地获得奖赏反馈。满足了这三个要素，新的好上瘾行为就很容易替代旧的坏上瘾行为了。

好了伤疤忘了疼是
成功人士的必备修养

我们在生活和工作中，会面临形形色色的压力。在同样的压力面前，每个人的应对方式不同，但一些人比另一些人更擅长应对压力，这是为什么呢？

在重大压力事件发生（比如自然灾害、亲人去世、失恋等）之后，大部分人都会比较快地恢复到正常心理水平，一些人甚至觉得内心比以前更强大了，而有大约8%的人则会出现创伤后应激障碍。在面对压力或遭受打击后，有些人一蹶不振，有些人却越挫越勇，最终获得事业上的成功。造成人和人之间这种巨大差异的一个关键因素，就在于人的心理弹性。

心理弹性指的是一个人在面对压力和困境时成功适应的能力。充满压力的生活事件、重大的精神创伤和长期的逆境，都会对大脑功能和结构带来实质性影响，可能导致创伤后应激障碍、抑郁症和其他精神疾病。不过很多人在经历了中等程度的压力事件之后并不会患上精神疾病，甚至以后再碰到类似的事件时心理上变得更擅长应对了，这就是心理弹性对我们的保护作用。

心理弹性可以帮助我们应对环境挑战，增强抗压力。心理弹性差的人，即使满腹才华，也会因为经受不了一点儿打击而变得自怨自艾、消极抑郁，以至于最终一事无成；而心理弹性好的人，即使能力平平，也能在不断的试错和打击中越挫越勇，掌握越来越多的生存技能，最终成为自己想变成的样子。

创伤后应激障碍

在生活中经历极端压力其实不是小概率事件，大约有一半的人在一生当中至少会经历一次创伤性事件，包括失恋、亲人去世、战争、袭击、车祸或者自然灾害。一方面，急性压力会引起身体的强烈生理反应；另一方面，它也会使大脑回路在压力事件和恐惧情绪之间建立起联系。如果压力事件引起的恐惧情绪在你的大脑中激起的后续反应超过一个月，你可能就有了创伤后应激障碍。创伤后应激障碍患者的头脑中会反复出现可怕的记忆，当事人会逃避可能引起相关回忆的场景，并在相似的场景下变得非常警觉。

当创伤性事件发生的时候，大脑的垂体腺向肾上腺发出信号，使得肾脏分泌出压力激素，也就是肾上腺素和皮质醇。内分泌的变化会让你心跳加快，血压升高，皮肤出汗。你的感觉会变得敏锐，神经回路会在短时间内形成高度情绪化的牢固记忆，这让你在下次遇到类似场景的时候可以第一时间记起这种极度的恐惧感，然后以最快的速度逃走。

创伤后应激障碍的症状会在重大压力事件发生后的一段时间逐渐显现出来，一个得了创伤后应激障碍的成人可能会表现得像个小孩子一样，待在任何地方都需要有人陪伴；他会不由自主地发抖，非常容易受到惊吓，内心充满恐惧，再也不敢去会勾起他创伤性回忆的场合。创伤后应激障碍如果能得到有效的社会支持和心理治疗，是可以逐渐康复的。亲友的陪伴、心理医生的疏导和自主的心灵练习，都可以让心理创伤在一段时间（几个月或者几年）内逐渐康复。

你在经历上述重大生活事件后，究竟会不会患上创伤后应激障碍或是抑郁症，这在很大程度上取决于你的心理弹性。

心理弹性的遗传影响

遇到生活的打击，有些人可以很快从压力和创伤中恢复过来，而有些人则深陷痛苦之中难以自拔，这两种面对压力的不同反应，遗传和环境因素都起到了决定作用。

反复出现的环境压力会改变大脑的神经解剖学结构，不过这种改变在很大程度上是可逆的。大脑神经元的树突长度、神经元的突触分叉和树突棘的密度，在经历外界压力后会减少，但一段时间后往往又会恢复到原来的水平。

但是，大脑当中有一样东西会被压力长期改变，甚至是永久性改变，那就是大脑神经元的基因表达。我们知道，从受精卵形成开始，我们的体细胞基因在一生当中就不会改变了。但是基因表达则不同，它在我们的一生当中是可以发生改变的。面对压力，大脑神经元的基因表达可能会显著改变，并长时间影响神经元的发育和功能表达。

然而，不同的人在遭遇环境压力时，他们的大脑发生的改变是不同的。

在 2008 年的一项研究中，科学家对一些低收入的城市居民中受到身体或者性虐待的儿童做了一项调查。发现 FKBP5 基因的特定变异会增加被虐待儿童患创伤后应激障碍的概率，而这个基因的另外一些变异体则起到保护作用。基因 FKBP5 参与了大脑压力反应的激素反馈回路。在这项研究中，同卵双胞胎中的一个经历了重大压力事件，另一个没有经历重大压力事件，通过对他们进行比较研究，科学家发现创伤后应激障碍的遗传贡献率是 32%~38%。也就是说，一个人会被重大的创伤事件打垮还是越挫越勇，1/3 由遗传因素决定，2/3 由环境因素决定。这个研究告诉我们，你面对挫折的"抗挫力"可以通过后天的学习得到很大的提升。

心理弹性强的人，大脑的衰老速度也更慢。2017 年开展的一项关于 979 个器官捐赠者的大脑组织的研究发现，有两个基因（UNC5C 和 ENC1）与大脑的认知弹性有关，它们特定的变异可以抵抗和年龄增长有关的大脑额叶和颞叶的衰老进程。

心理弹性的生理基础

心理弹性涉及非常广泛的神经生理基础，包括大脑皮质的化学反应、大脑和身体的神经系统及内分泌系统。下面具体介绍这几个方面是如何影响我们应对压力的心理弹性的。

内分泌系统：压力和记忆力是倒 U 形关系

我们身体的外周神经系统叫作自主神经系统，分为交感神经系统和副交感神经系统。这两个系统是互相牵制、互为补充的。交感神经系统负责让身体感到兴奋，比如四肢肌肉紧张、心跳加快、肠胃蠕动变慢等，准备好和外界对抗，而副交感神经系统的作用则相反。

当我们感受到压力的时候，大脑的下丘脑会分泌激素到脑垂体，脑垂体兴奋起来后又会分泌激素到肾上腺，促使肾上腺分泌肾上腺素、去甲肾上腺素和肾上腺皮质激素，其中肾上腺皮质激素（可的松）可起到长期慢性效果。这个下丘脑–垂体–肾上腺轴负责对压力和危险做出快速反应，在压力缓解后会迅速关闭。

在面对环境威胁时，灵长类动物的身体会大量分泌可的松，其中一部分可的松会穿过血脑屏障进入大脑。我们所有的大脑细胞都有这种激素受体，于是大脑的每一个地方或多或少都会对压力做出反应。

人类大脑中有两类可的松受体，其中一类可的松的亲和程度是另一类的 6~10 倍，前者只需要接收极少量的可的松就会被激活。大脑中负责记忆的海马和情绪中心杏仁核有很多这种高亲和度的受体，只要可的松含量略微上升，海马和杏仁核就会被激活。也正因如此，成年人的记忆形成和回忆都会受到可的松，也就是外界压力的影响。而大脑的前额叶只分布着低亲和度的可的松受体，可的松的水平进一步上升，大脑中负责计划和执行的前额叶就会被激活。

因为可的松两类受体的这种分布特性，在大脑中，压力激素和记忆的关系是倒 U 形的。一定程度的压力对我们的大脑是有好处的，可以促进记忆力，但过度的压力就会损害记忆力。

我们的大脑当中存在着两种不同亲和度的可的松受体，这意味着大脑对压力的反应是非线性的。随着压力的上升，当可的松只激活那些高亲和度的可的松受体时，压力激素的分泌对记忆力是有好处的，大脑的记忆储存和提取功能都会增强。但是，随着压力进一步加大，大脑前额叶当中的低亲和度受体也被激活，压力激素和记忆的关系就进入了倒 U 形的另一端，大脑记忆力就会开始下降。

压力持续时间的长短给大脑带来的影响也是不同的。如果压力只持续很短一段时间，那么它对大脑是有好处的，可以延长大脑神经干细胞的寿命，并且促进新的神经元在随后大约两个星期内的增殖，这似乎是大脑为了防止环境威胁再次出现而做的储备。但是，如果压力长期存在，就不是这么回事了。慢性压力会抑制新的神经元生成，并且会修剪已经存在的神经元突触，抑制神经元之间产生新的连接，导致大脑记忆力下降，情绪变差。

在极端情况下，如果大脑中的高水平压力激素维持几个月甚至几年的时间，大脑就会发生生理性改变——海马会萎缩，杏仁核会增大。最终，大脑中负责抑制可的松过度分泌的精密反馈系统会受损，这会导致你区分不同压力水平的能力逐渐丧失。直接结果就是，你会逐渐把所有事情都看作威胁，进入慢性焦虑状态，或者走向另一个极端，即不觉得任何事情有威胁，感觉自己被掏空。

活跃的多巴胺奖赏系统让人不容易被压力压垮

富有心理弹性的人，他们的大脑似乎更不容易被压力和逆境"压垮"，这得益于他们大脑活跃的奖赏系统。

在前面我们介绍过，多巴胺可能是我们最耳熟能详的神经递质了。多巴胺在大脑中扮演着很多不同的角色，比如，它既是奖赏回路的神经递质，负责让我们体验到奖赏感，又是运动回路的神经递质，让我们可以随心所欲地运动。帕金森病患者就是因为大脑运动回路中负责分泌多巴胺的黑质神经元大量死亡，导致他们无法做出想做的动作而变得行动僵硬。

大脑的奖赏系统是由位于大脑中央靠下的原始边缘系统和大脑的高级前额叶皮质构成的回路共同组成的。多巴胺是大脑奖赏回路中负责传递信号的神经递质，这种奖赏信号的传递可以让一个人在压力环境中保持积极的心态，不屈不挠地去追求必需的生存资源。

其中海马是奖赏回路中的重要一环，它位于大脑中央深层的边缘皮质。健全的海马保证我们可以形成新的记忆，正确区分危险和安全的环境，并能调节我们的压力反应，对心理弹性十分重要。高度发达的前额叶皮质是奖赏回路的另一个重要节点，也会影响心理弹性，前额叶可以通过抑制杏仁核来调节我们面对压力时的情绪和行为。

　　美国国立卫生研究院的神经科学家研究了美国特种部队的士兵，发现他们的大脑奖赏系统和一般人不同。当这些士兵玩游戏损失了金钱时，他们大脑奖赏系统的活动依旧可以维持活跃的状态，体现在主观感受上，就是他们不会为此感到气馁；而普通人的大脑则显得脆弱，他们在经历损失之后会立马变得无精打采，他们的大脑奖赏系统的活动也会变得不太活跃。

　　为什么特种部队士兵和普通人面对挫折的反应这么不一样呢？科学家用脑成像技术观察这些特种部队士兵的大脑内部结构，发现他们的海马都比一般人大，他们之所以面对损失不为所动，可能是因为更大的海马可以帮助他们游刃有余地应对大脑中的压力激素。此外，这些士兵大脑的前额叶活跃程度也比一般人强。大脑额叶区域负责理性思考，更强大的前额叶可以帮助他们抑制杏仁核的活动，从而以更理性的方式应对威胁。

神经肽Y：压力下的闸控系统

　　神经肽Y是大脑在压力下释放的一种神经激素，作用类似于大脑中的刹车系统。当你感受到压力时，大脑的杏仁核、前额叶、海马和脑干会产生强烈的反应，而神经肽Y的分泌则会像拉下电闸一样，帮你关闭大脑中这些"响个不停"的警报声。这个闸控系统的功能是否良好，也在很大程度上影响着一个人的心理弹性。

　　对神经肽Y的研究最早开始于2000年。当时美国军队的士兵参与了一次实战演习，其中模拟了被囚禁、缺少食物、缺少睡眠、被隔离和高强度审问等战争情境。科学家在这些士兵被审问了几个小时后，检测了他们的血液样本，发现他们神经肽Y的水平在审问过程中迅速升高。

有趣的是，特种部队士兵的神经肽Y水平比普通士兵还要高。这个研究说明，可能是更强大的闸控系统更好地帮助特种部队士兵关闭他们大脑中的应激警报，让这些士兵在面对高强度的环境考验时可以专心致志地应对，而不会被低级的情绪反应拖后腿。

科学家还做了大量的动物实验来研究神经肽Y的作用。在一个实验中，印第安纳大学医学院的神经科学家先把一只小鼠放在狭窄的塑料容器中，因为在容器里动弹不得，小鼠感到十分恐慌和焦虑。半小时后，实验人员把这只小鼠放出来，然后把它和另外一只小鼠一起放在一个盒子里。曾被困在塑料容器中的小鼠因为受到了惊吓而变得极为焦虑，以至于在长达一个半小时的时间里拒绝和另一只小鼠互动。在第二个实验中，科学家采用了大致同样的实验条件，唯一的不同是，在把小鼠放进狭窄的塑料容器之前，会先给它注射神经肽Y。这只受了惊吓之后被注射了神经肽Y的小鼠被转移到盒子里跟另一只小鼠待在一起后，它会马上开始和后者互动，就好像什么可怕的事都没有发生过一样。

类似的研究还有不少，而这些研究结果都一致表明，大脑中神经肽Y的分泌帮助我们在遭遇压力后"原地满血复活"。

童年经历影响心理弹性

人们常常觉得，在面对逆境时，有些人天生就比其他人更坚韧不拔，是打不死的"小强"。然而，现在心理学家发现，心理弹性并不是固定不变的，而是动态的。这种应对压力的必要能力在我们的一生当中会不断地发生变化。

压力对大脑早期发育的影响是通过改变基因表达实现的，这叫作表观遗传学。表观遗传学指出，虽然我们一生当中绝大多数的细胞基因都是一样的，但不同部位的细胞在不同时间的表达分化和功能是千差万别的。基因表达的改变并不会影响基因本身，而只是通过在DNA不同位置的甲基化来决定不同基因的表达与否。

加拿大麦吉尔大学的神经科学家在小鼠身上做了一个关于后天环境影响压力基因表达的实验。在小鼠刚出生时，小鼠妈妈会不断地用舌头舔小鼠身上的毛进行爱抚。这种用舌头梳理毛的行为会影响小鼠日后的焦虑水平。那些得到爱抚比较多的小鼠的焦虑水平会比较低，而得到爱抚比较少的小鼠的焦虑水平则比较高，它们面对压力时的恢复能力比较差，认知表现也比较差。

研究者进一步观测这些表现差的小鼠的大脑回路，结果发现它们大脑中关闭压力反应的回路十分迟缓；更进一步观测发现，这是因为这些小鼠的大脑海马中和压力关闭回路相关的受体DNA的甲基化水平较高，导致这个部分和关闭压力有关的基因表达较少。而那些经常被爱抚的小鼠则呈现出相反的趋势，它们大脑中负责关闭压力反应的回路十分灵敏，这使得他们在遇到压力时大脑不会一直"响起警报"，也因此有更好的心理弹性去应对压力。

不过小鼠妈妈对小鼠的爱抚多少并不是判断小鼠妈妈好坏的标准，而只是反映了不同的养育模式对环境的适应。在一个捕食者众多的环境当中，小鼠妈妈因为需要时刻警惕来自周围的威胁，对小鼠的爱抚次数就会相应减少。在这种环境下长大的小鼠焦虑水平更高，对环境威胁也更敏感，这种焦虑特质可以帮助它们在独立之后更机警地应对环境威胁。小鼠妈妈爱抚少的养育方式其实可以帮助小鼠在成年后更好地适应环境。

小鼠压力激素基因表达的改变在人类身上也有类似的表现。那些从小体验到长时间的环境压力，或是遭到情感或身体虐待的人，他们大脑中负责调控压力激素受体的DNA甲基化情况也会有所不同。这使得他们在成年后面对生活压力时会表现得容易焦虑和警觉，也更容易产生情绪问题。这种对环境压力敏感的特质放在危机四伏的环境中就是适应环境的，但是放在安逸和平的环境中，就会让一个人看起来缺乏安全感。

童年时期养育者的关爱和支持有助于保护孩子在心理上不容易被环境压力压垮。在一项关于受虐待儿童的研究中，科学家发现，积极的社会支持可以保护孩子不得抑郁症，即使他的遗传基础让他比普通人更容易得抑郁症。

资源充裕的环境和母亲持续的支持性关爱，可以让动物面对挑战时应对自如，不至于因为压力太大惊慌失措。大量关于小鼠和灵长类动物的研究都表明，在出生后头几个星期遭受母亲虐待的动物会独立得比较晚，成年后的压力管理能力也比较差。从小受到虐待的猴子，它们的大脑压力反应系统受损，导致它们也更容易虐待自己的孩子，形成恶性循环。

此外，父亲的照顾对孩子的影响同样不容小觑。无论是积极的还是消极的，父亲的照顾都会改变孩子的神经生物特征和行为特征，并且这些特征可能通过改变基因表达的方式一代代地传递下去。

社会支持可以增强心理弹性

在经历重大心理创伤后，有些人会患上创伤后应激障碍，有些人则不会，这其中的差异除了来自先天的遗传因素之外，外界环境也有很大的影响。前面讲到，环境对心理弹性的影响高达 2/3。帮助预防创伤后应激障碍，提高心理弹性的最重要环境因素就是社会支持。什么是社会支持呢？父母的理解和无条件的关爱、朋友的倾听和支持、爱人的关爱和肯定，甚至是陌生人的鼓励都属于社会支持。很多与心理创伤相关的研究发现，社会支持是抵抗创伤后应激障碍的重要缓冲物。

美国弗吉尼亚大学心理学家詹姆斯·科恩（James Coan）做了一个实验，证实社会支持对心理创伤有预防作用。在这个实验中，一些女性躺在核磁共振扫描仪里接受大脑扫描，她们的眼睛前方有一个屏幕，每当上面出现预警信号时，4~10 秒钟后她们的踝关节就会受到轻微的电击，这也同时会激活她们大脑当中和恐惧焦虑有关的脑区——杏仁核。但是，如果这些女性在被电击时紧紧地握着她们的朋友或者丈夫的手，她们大脑杏仁核的反应就会明显减少。

社会支持为什么可以提高一个人的抗压能力呢？第一个原因可能是，和他人的身体接触可以刺激大脑释放天然阿片类物质，也就是大脑当中的天然止痛药，从而帮助我们减轻对压力的反应。

另外一个原因可能是催产素的分泌。当我们在社交时，大脑会释放更多的催产素，增强我们对他人的信任感，减少焦虑。在一项脑成像研究中，参与实验的人被分成两组，一组人在实验前闻了含有催产素的喷雾，另一组人闻了不含特殊成分的安慰剂，接着他们在核磁共振扫描仪中边观看恐怖图片边被记录大脑活动。研究结果发现，在看图片前闻了催产素的人，他们大脑杏仁核的活跃程度下降了，杏仁核和脑干之间的连接也变弱了。这个研究结果意味着，大脑中释放的催产素可帮助我们应对压力，减少大脑对压力的不良反应，而社交支持帮助我们提高抗压能力可能也是通过促进催产素的分泌达成的。

总之，低水平的社会支持会导致一个人更容易患抑郁症、创伤后应激障碍和各种心理疾病。相反，高水平的社会支持可以让人在处理问题时抱持着积极的态度，觉得事情在可控范围内，面对压力时神经内分泌和心血管反应也会比较温和，有更大的心理弹性，更不容易抑郁。

因此，积极地去学习和提高社交技能，主动地建立和维持支持性的社交圈子，既可以提高你的心理弹性，也会大大降低你得抑郁的可能性。

当你有良好的心理状态和亲朋好友的积极支持时，你就更容易应对各种突如其来的压力；相反，当你缺乏足够的心理能力或者没有足够的外界支持时，无处排解的压力就可能会使你的大脑和身体受损。

心理弹性的大脑基础

每一个经历过重大创伤事件的人几乎都会经历某种程度的创伤后应激障碍。很多被诊断为创伤后应激障碍的人都有严重的抑郁、药物滥用的问题，或者产生过自杀的想法。但是，大约有 2/3 的创伤后应激障碍患者最终会康复。也就是说，大部分人是有能力应对重大的压力和创伤性事件的。那么，那些难以从创伤后应激障碍中恢复过来的人，和那些经历过创伤事件但能很快恢复过来的人，两者的大脑分别有什么特点呢？

为了搞清楚心理弹性的大脑基础，科学家招募了 30 个健康人，让他们在核磁共振扫描仪中躺了 6 分钟。在这 6 分钟的时间里，一部分人看的是会造成心理紧张的图片，另一部分人看中性图片。会造成心理紧张的图片包括被枪击的人、肢体残疾的人、被刺伤或者被追赶的人，中性图片包括桌子、椅子、台灯。在核磁共振扫描结束之后，科学家询问这些参与者，当他们平时遇到心理压力时他们是如何应对的，比如是否会喝酒、暴饮暴食，或者和人吵架。

研究结果发现，大脑的腹外侧前额叶皮质在心理弹性中扮演了重要角色。这个脑区位于大脑靠前的部分，负责调节情绪和感知自身需求，比如饥饿和渴望。当看到令人紧张的图片时，这个区域的活跃度会迅速上升，紧接着又会快速下降，这种神经灵活性和可塑性似乎是大脑应对压力的关键因素。研究发现，一个人的腹外侧前额叶皮质的灵活性越高，他在遇到压力时就越不容易酗酒或者暴饮暴食，也不容易以破坏性的方式去应对压力。这说明大脑的腹外侧前额叶皮质更强的可塑性对应着一个人更好的心理弹性。

大脑腹内侧前额叶也和心理弹性有关，在一项研究中，科学家把一群小鼠关在一个笼子里，一扇门将这个笼子分成了两个隔间，这扇门一开始是关着的。在实验中，小鼠的脚时不时地会受到轻微电击并产生疼痛感，而这对小鼠来说是无法控制也无法摆脱的。猝不及防的电击持续了两天，到了第三天，那扇门终于打开了，小鼠现在可以通过这扇门跑到另一个隔间里去，不再遭受电击之苦。这一天，当大部分小鼠被电击了几次之后，它们学会了待在门边上，等门一打开就跑到另一个隔间里去，成功躲避了电击。但有趣的是，大约有 22% 的小鼠选择了依旧默默承受电击，即使那扇门打开了，它们也还是待在原本隔间的角落里，看起来无助，又不做任何反抗。我们把这种行为叫作"习得性无助"。

这些被"命运的嘲弄"打垮的小鼠，它们的大脑和其他积极对抗命运的小鼠有没有什么不同之处呢？科学家发现，无助小鼠大脑的内侧前额叶神经元在被反复电击之后长时间保持高度兴奋。而在那些心理弹性好、未被无法预料的电击攻破心理防线的小鼠的大脑中，内侧前额叶神经元的活跃程度则减弱了。

为了进一步验证大脑内侧前额叶神经元会对小鼠的心理弹性产生直接影响，科学家利用先进的光刺激工程手段，提高了心理弹性好的小鼠大脑的内侧前额叶神经元的活跃程度，结果发现，这些原本打不垮的小鼠也变得无助，甚至表现出抑郁症的一些典型特征。

通过这个实验科学家发现，内侧前额叶神经元对于小鼠的心理弹性也是至关重要的。如果人类的大脑可以和小鼠类比，那么在我们的额叶当中，可能也有一个特定的脑区，其活跃程度直接关乎我们心理弹性的好坏。

在过去的 40 年中，科学家尝试利用不同的脑成像技术了解创伤事件受害者的大脑中究竟发生了什么。很多这类研究都发现，创伤后应激障碍患者的大脑有两个区域会因为压力事件而缩小。一个区域是大脑中的海马和杏仁核，另一个区域是大脑中负责逻辑和决策的前扣带回。功能性核磁共振通过研究大脑中的血流变化发现，当创伤后应激障碍患者想到他们经历过的创伤事件时，前额叶的活跃程度就会下降，而杏仁核的活跃程度则会上升。这说明当他们回想可怕的经历时，大脑会不由自主地被低级的情绪中枢控制，而理性的高级区域则暂时失去了管理强烈消极情绪的能力。美国埃默里大学的神经科学家凯利·雷斯勒（Kerry Ressler）和他的同事也发现，心理弹性好的人大脑的前扣带回和海马之间的神经连接更牢固，大脑前额叶的活跃程度也更高。这说明心理弹性越好的人，他们大脑高级皮层对低级情绪中枢的管控也越好。

增强心理弹性的方法

运动可以提高心理弹性

运动可以明显提高我们的心理弹性，这一点在很多动物实验中都得到了证实。在一个实验中，小鼠被分成两组。其中一组小鼠可以随心所欲地在笼子里的转轮上跑步，在这种条件下，小鼠一天可以跑差不多4 000 米。另外一组小鼠的笼子里则没有转轮能让它们跑步。在笼子里生活了 6 个星期后，两组小鼠面临一个严峻的考验：科学家要把它们放到冷水中去，这对小鼠来说可是一件非常痛苦的事，科学家以此作为给小鼠施加的压力源。

结果发现，之前没有每天跑步的小鼠在遇到冷水后大脑神经元的一种快速反应基因的表达迅速上升，而每天做运动的小鼠的神经元则没有明显变化。此外，保持运动的小鼠在面对压力时，它们大脑的海马抑制神经元活动增强了，分泌出更多的GABA神经递质来降低神经元的兴奋性，使得小鼠可以更好地应对压力。

大脑海马神经元也和心理弹性关系密切，海马如果受损，就会影响心理弹性，而长期压力是导致海马损伤的一个很大原因。一个人如果有长期无法释放的压力，可的松就会一直维持在较高水平上，时间久了必定会损伤海马神经元。海马负责调节下丘脑-垂体-肾上腺轴的活动，海马神经元的损伤会降低海马缓冲压力反应的能力，这反过来也会进一步损伤海马。积极参与体育运动的人在面对心理压力时，身体的压力可的松反应也会比较小。

有没有什么办法可以逆转海马损伤，使海马神经元得以再生呢？大脑中的脑源性神经营养因子可以促进大脑细胞的生长，延长细胞的寿命，修复损伤的神经细胞。科学家在动物实验中发现，有氧运动可以提高神经生长因子的水平，抵抗压力的负面作用。有氧运动可以增大海马的体积，提高脑源性神经营养因子的水平和空间记忆能力。

正念练习可提高心理弹性

越来越多的科学研究表明，正念练习可以通过提高大脑前额叶的功能，让你更好地控制负责情绪的原始边缘皮质和脑干，从而提高心理弹性。大脑左前额叶的活跃度以及大脑左前额叶和杏仁核之间的神经连接，跟心理弹性有很大的关系，大脑左前额叶活跃度更高的人，可以从生气、恐惧和恶心等消极情绪中更快地走出来。左前额叶的活跃程度越高，越能抑制杏仁核的活跃程度，减少焦虑以及和恐惧相关的情绪，从而让人们更理性地思考和行动，而正念练习恰恰就可以增强这个大脑区域的功能。

认知重评可提高心理弹性

你对压力的解释会影响你应对压力的能力。当你认为你面对的压力超过了你的承受能力时，你就会把这种处境当作威胁，产生消极情绪和消极的行为反应，长此以往还会增加你患抑郁症的可能性。相反，如果你相信自己有足够的技能、经验和资源去成功地应对逆境，你就更有可能把这种处境当作挑战去积极应对，身体和大脑对压力的反应也会比较小。

很多认知心理治疗方法的核心理念就是，改变一个人对威胁和逆境的看法及评价，可以改善一个人的情绪和应激反应。认知重塑疗法教你观察在经历压力时你的认知和行为方式，有意识地质疑你对事情和自我的扭曲而消极的评价，并且用现实的、客观的评价去替代扭曲的认知，以达到重塑认知的目的。这种在认知上重塑消极事件的能力和心理弹性有着非常大的关系，正确的认知方式可以帮你在经历了严酷的生活压力后依旧保持心理健康。

意义感和自我效能感可影响心理弹性

意义感和自我效能感也是影响心理弹性的重要因素。自我效能感指的是相信自己从逆境中寻找意义、目的和力量的积极思维方式，它可以帮助你抵抗消极情绪和生理压力反应。很多研究发现，当一个人在压力中获得意义感，认为他承受压力是为了一个值得追求的目标时，这种心态将会大大增加他的抗挫折能力。

婴儿期的经历对大脑发育和神经回路的形成有非常大的影响，决定了一个人成年后应对压力和逆境的能力和他的自我效能感。如果一个人在婴儿期反复遭受无法控制的过度压力，比如受到生理或情感方面的忽视、虐待，那么他可能会在成年后对压力源产生过激的情绪、行为和生理反应，甚至是习得性无助，面对压力不加反抗，破罐子破摔。相反，如果一个人在童年时期经历了轻微或者中等的压力源，并且这些压力是可控的，那么它们给他带来的就是积极的预防作用，可以使他在面对逆境时内心更加强大，逐渐发展出对压力的良好适应力，未来面对压力时也会有更好的心理弹性。

所以，为了防止孩子产生习得性无助和抑郁，提高孩子的心理弹性，父母需要给孩子提供一个充满爱的支持性环境，帮助孩子发展出健康的心理依恋，避免让孩子重复体验到不可控的压力，并且给予孩子丰富的机会来克服困难、迎接挑战，让孩子由此获得对自己命运的充分掌控感，对压力产生健康的抵抗力，未来面对压力时身体和心理的反应不至于太剧烈。

成年人也是一样。如果我们做一件事反复遭遇挫折，就会觉得这件事不在自己的掌控范围内，无论怎么做都是徒劳的。反复受挫会导致你的自我效能感下降，难以从挫折中恢复过来，也难以继续迎接挑战。自我效能感缺失导致的心理弹性低该如何克服呢？

有很多方法可以提高一个人的自我效能感，其中一个就是掌控体验。科学家在动物研究中发现，成功克服压力事件的经历可以让动物的前额叶皮质拥有更好的神经可塑性，帮助动物在未来不可控的压力中更好地应对消极情绪。让一个人从零开始学习成功管理压力的技巧，然后反复练习这些技巧，并且在不断升级的挑战中得到反馈，直到能充分掌控挑战，这样做可以帮助一个人逐步建立起稳定的自我效能感。

随着你建立起应对压力的信心，你会习惯于把生活中的压力事件看作挑战，这种积极的视角有助于你直面问题，拥有持之以恒的动力和坚忍不拔的精神，也会改变你面对压力时的情绪和生理反应，预防和压力有关的身心疾病。这些提高自我效能感的认知训练项目，已经被广泛应用于军队、警察和消防员的培训中。

一个人的心理弹性还和自尊水平有关。日本科学家对经历了2011年日本东部大地震的37个人做了大脑跟踪扫描：一次是在地震发生之前，一次是在地震发生后不久，还有一次是在地震发生的一年后。他们发现，大脑在经历重大创伤之后的变化是动态的，受到周围环境和性格的影响。在这项研究中，科学家对比分析了大地震前和大地震刚发生不久的大脑变化。他们发现大地震导致这些人大脑中两个区域的体积减小了，一个是海马，另一个是眶额叶皮质。

让人感到意外的是，在大地震发生的一年后，大脑的变化仍在继续。研究者在大地震发生一年后对同一批人又做了一次大脑扫描，结果发现，这些人大脑的海马体积进一步缩小了，不过他们的抑郁和焦虑水平却没有增加。这些人大脑中其他区域的改变趋势则发生了逆转：之前缩小的眶额叶皮质，在一年之后体积逐渐增大，这个变化趋势和幸存者的自尊水平有关。

这一系列的大脑追踪扫描结果说明，大脑在经历压力事件之后的活动模式和结构并不是静态的，而是不断变化的。而且，大脑这种随着环境而改变的特质贯穿人的一生。自尊水平较高的人在面对压力事件时能更好地应对情绪压力，这种心理弹性也反映在他们大脑额叶的可塑性上。

现在我们知道，人们应对环境变化的心理弹性在一生当中都会不断改变，并且受到遗传和环境因素的共同影响。除了上述几个方面之外，有助于提高心理弹性的因素还包括积极的情绪和乐观主义、喜爱你的照料者、有个性格刚毅的榜样、有过成功克服挑战的经历、强大的社会支持、自律地专注于自身的技能发展、利他主义、使命感、从逆境中寻求意义的能力、身体健康等。这些因素大都是我们可以积极主动控制的，也正因如此，我们可以通过改变生活方式和心态，主动地让自己的大脑更富有弹性，不容易被压力击垮，甚至越挫越勇。

大脑神经终身可发育，
要活到老学到老

20世纪，人们认为大脑的神经发育只发生在人刚出生的时候和童年时期，之后大脑结构就固定不变了。然而今天我们知道，大脑在我们一生之中一直都在被重塑。

大脑神经元之间的连接是可以随着环境的塑造而不断变化的，这叫作神经可塑性。大脑的可塑性最初产生于你还是胎儿的时候，童年时期和青少年时期是大脑可塑性的两个高峰期，但是，大脑的可塑性在成年期甚至老年期依然存在。大脑可塑性反映了大脑的学习能力，这种能力使得大脑神经元和神经网络可以适应不断变化的外部环境，让我们和环境和谐共处，存活下来并不断进化。

你在出生时就拥有了你一生中能够拥有的几乎所有神经元。神经元在发育过程中会长出很多"小手"，和别的神经元"牵"在一起，这些小手名叫"神经突触"。在你生命的头15个月左右的时间里，大脑神经元之间的神经突触数量就已经达到最大了。在这个过程中，有大量的神经元因为无事可做"郁郁而终"，约有一半的胚胎神经元因为未能和其他神经元建立有效的连接而凋亡。

而那些因为找到了用武之地而幸存下来的神经元，它们的轴突（比较长的神经突触）外面会包裹上胶质细胞，这个过程叫作髓鞘化。神经纤维的髓鞘化就像在电线周围包裹了一层橡胶绝缘层，可以大大提高神经信号在大脑中的传输速度和质量。为什么神经元轴突外面要包裹髓鞘呢？这是因为大脑的神经元需要远距离传输信息，神经纤维上的信号需要在长距离的传输中做到高保真。比如，负责调控注意力的神经信号从位于额头附近的前额叶传到位于大脑正中间的内侧颞叶，或者视觉信号从位于后脑勺的枕叶传递到耳朵边的颞叶，都要求神经电信号的传输速度快，而且噪声小。

在大脑发育过程的初期，神经系统会大幅修剪发育得错综复杂的神经连接，就像修建新长出的小树枝一样，把用得很少的神经连接修剪掉，只留下重要的、反复使用的神经连接。其效果也和修建小树枝一样，可以让大脑的能量和物质高效地用到真正需要的地方。对神经纤维"分叉"的大幅修剪过程会一直持续到青春期结束。

距离遥远的神经元是如何彼此连接在一起的呢？这看起来是一个非常不可思议的现象，科学家直到现在也不知道它是怎么回事。一个被科学界普遍接受的理论认为，距离遥远的神经元通过产生同步的放电活动来感知对方的存在，向对方伸出友谊的"小手"——神经突触，最终连接在一起，这叫作赫布学习律。

大脑的神经元细胞体构成了大脑的灰质。大脑灰质的体积在人的整个童年时期会逐渐增加，并在青少年时期达到顶峰，之后逐渐缩小，在成年期趋于稳定。在你 6 岁的时候，大脑体积已经达到了你一生的最大值的 95%，女孩平均在 11.5 岁、男孩平均在 14.5 岁达到大脑体积的最大值。

从青少年时期到成年期，大脑的体积反而变小了，这似乎很奇怪。实际上，大脑之所以在发育过程中缩小，是因为大脑在不断修剪没用的神经突触和加强有用的突触，这是大脑适应环境的重要过程。修剪过程要持续到多少岁呢？法国科学家研究了从新生儿到 91 岁老人的大脑切片，发现人类大脑额叶（位于大脑前部额头后方的位置，负责抑制、注意、计划和执行等高级功能）的突触密度直到 30 岁左右才会趋于稳定。也就是说，我们的大脑可能要到我们 30 岁时才能稳定下来，这时我们才算成熟的成年人。

海马是人类大脑中空间记忆形成的中心，当你在新环境中学习认路时，海马就会受激产生新的神经元和神经突触。新的海马神经元和突触一旦被整合到大脑原有的神经网络中去，就可以提高大脑的空间记忆能力，并促进海马的进一步成长。一个典型的例子是，因为伦敦的交通状况复杂，出租车司机必须记住大量的路线，所以他们的海马平均而言要比普通人大。

当你长期练习某一种大脑功能时，负责这个功能的脑区就会得到成长。如果你不停地练习弹钢琴，你的大脑中负责手指活动的脑区就会长出更多的神经纤维，并连接成新的神经网络，手指在大脑中的"地盘"也会随之变大。总之，我们的大脑终身都可以改变，而且对环境有着积极的适应性，这就是"神经可塑性"。

人类能言善辩，这究竟是天生的语言基因赋予的，还是由有人说话的后天环境造就的？事实上，把大脑的某个特征非此即彼地归因于基因或环境都是片面的做法。大脑发育在任何情况下都是基因和环境共同作用的结果。这是因为虽然你出生的时候带了一整套的基因组密码，但基因组本身无法包含大脑发育需要的所有信息。在长期的进化过程中，基因学会了从环境中收集信息，环境信息帮助大脑随时调用不同的基因表达，从而精细地调节大脑神经网络的发育。

在大脑的不同发育阶段，有哪些因素会影响你的大脑呢？

胚胎期的大脑发育

孕妇在怀孕期间压力过大，可能会影响孩子的情绪和性格。俄亥俄州立大学对小鼠的实验研究发现，母鼠怀孕的时候如果承受的外界压力过大，它的消化道和胎盘的细菌环境就会发生改变，进而改变它生下的雌性小鼠的肠道微生物环境。不仅如此，在压力环境下出生的雌性小鼠在认知任务中会表现得更焦虑，身体的炎性反应更强，而有益蛋白"脑源性神经营养因子"的含量也更低。所以，女性在怀孕的时候需要保持好心情，这对于孩子出生后的情绪稳定性非常重要。如果母亲怀孕的时候心情舒畅，孩子的情绪也会更温和。

男性虽然几乎终身都可以产生精子，但其实随着男性年龄的增长，精子的质量也会逐年下降。精子由精囊中的精原细胞不断分裂产生，年长的男性由于精原细胞分裂次数多，产生的精子相比年长女性体内的卵子更容易出现基因改变、删除或扩展等问题，导致后代出现变异。2017年9月发表在《自然》杂志上的一项研究发现，母亲每年长一岁，会给孩子带来0.37个新的基因突变；而父亲每年长一岁，会给新生儿带来1.51个基因突变——父亲年龄增长导致的变异数量是母亲的4倍多。精神医学领域的研究发现，男性年纪过大时生小孩，孩子更容易患精神疾病，包括自闭症、精神分裂、双相精神障碍和癫痫等。

不光男性的生育年龄会影响精子质量，男性的生活或工作压力大，儿子出生后的性格也会受到影响。前文中说到孕妇压力大对孩子不好，其实男性压力大也会对后代造成明显的不良影响。男性压力大会影响精子的基因表达，也就是精子基因甲基化，这会对婴儿大脑发育产生不良影响。医学界的很多研究因为不能在人身上直接做实验，所以会用动物实验做类比。关于小鼠的一项研究发现，压力大的鼠爸爸在交配之后生下的雄性小鼠后代大脑中负责性别分化的RNA含量接近雌性，焦虑水平也接近雌性。所以，要生个阳刚的儿子，爸爸先要够沉稳才行。

儿童时期的大脑发育

每一个孩子的大脑都是独特的，不同人的大脑千差万别。有的孩子敏感内向，有的孩子活泼外向；有的孩子积极进取，有的孩子害羞胆怯。一些比较敏感警觉的婴儿，在童年时期可能会比较怕生，在青春期则会表现得比较内向，长大后可能比较容易患焦虑症。这些孩子会对新鲜的刺激（比如陌生人）很敏感，也比其他孩子更在乎外界的奖赏或惩罚。这些孩子的大脑有什么特点呢？大脑研究发现，内向害羞的孩子的大脑负责奖赏和惩罚的回路比普通人更敏感。

虽然每个人的大脑天生设定不同，但后天养育环境对大脑的影响也不容小觑。孩子发育过程中的饮食、学习和生活经历，父母和孩子的互动方式，这些环境因素都无时无刻不在影响着大脑的发育进程。

养育者的抚摸和肢体接触可以改变孩子的基因表达，多抚摸能让孩子感觉到更多的安全感，孩子长大之后的性格也会比较稳定。动物实验发现，出生后第一个星期得到充分抚摸的宝宝，它们应对压力的基因表达可以使它们在面对压力时表现得更平静。童年基因表达的塑造可以一直持续到成年，出生后得到充分抚摸的孩子在抚养自己的下一代时也会更尽心尽力，把得到的爱传承下去。因此，在孩子的成长过程中，父母可以多抚摸孩子。

一些新手妈妈因害怕胸部走形而拒绝母乳喂养，但其实母乳喂养对宝宝在智力方面的发育有明显的益处。一项研究发现，母乳喂养时间越长（不超过一年），宝宝三岁时的语言能力越强，七岁时的言语和非言语智力也越高。母乳喂养每增加一个月，孩子 7 岁时的智商评分就会高出 0.3 分左右；母乳喂养一整年，孩子的平均智商可以提高 4 分之多。妈妈在哺乳期吃鱼越多，孩子的智商得分似乎也越高。在出生后头 28 天吃母乳最多的宝宝，他们大脑的特定区域发育得更好，智商、工作记忆能力和运动能力也比吃母乳少的孩子高。

针对幼儿的早教在近些年来变得越来越流行。有英语早教班、乐器早教班、乐高早教班、编程早教班、机器人早教班，五花八门，种类繁多。家长迫于同伴压力，总觉得如果不给孩子报足够多的早教班，就是对不起孩子，会影响孩子的大脑发育和未来的前途。我身边对给孩子报早教班这件事最淡定且最不焦虑的人，可能只有专业学过心理学和脑科学的人。实际上，并非任何类型的早教班都适合大脑处于高度可塑性阶段的儿童。

孩子从小究竟应不应该接受早教，这取决于早教的类型。儿童时期是人的一生中大脑可塑性最强的时期，在这个阶段，大脑神经元之间快速建立起新的连接，没有用的神经连接也会被快速地修剪掉。在这个大脑神经十分敏感的阶段，儿童的情绪会影响大脑的发育。如果参加的早教班是灌输式、竞争式的，就可能引起孩子焦虑紧张的情绪，这些负面情绪会影响大脑神经元的基因表达和大脑神经网络的搭建，并影响孩子的开放性心态和学习能力，得不偿失。

发展心理学家推荐的早教形式是没有成人指导的开放性的自由玩耍，它可以锻炼儿童的思维能力和创造力。讲故事、唱歌和说笑话，可以让孩子在实践中最高效地学习语言。给孩子玩具，不要教他们固定的玩法，而是让他们自己摸索怎么玩，这可以培养孩子解决复杂问题的能力和创造力。相反，竞争性的高压早教环境和会带来一定压力的指导性记忆练习，不仅会在一定程度上削弱孩子的创造力，还可能导致长期的负面情绪问题。

自闭症

自闭症又叫作自闭谱系障碍。近年来，在医院被诊断为自闭症的孩子越来越多。然而医学界至今还未找到有效的自闭症治疗方案，这让患儿家长感到十分无助。

我的一个女性朋友原本是一家世界 500 强咨询公司的高管，工作前景非常好，家庭也幸福。但她的孩子长到两岁时，朋友发现他有些不太对劲儿，孩子不喜欢看人，和他说话也很少回应，总是自顾自地玩耍。这位朋友带孩子去医院看医生，医生说孩子很有可能患上了自闭症。这个诊断有如晴天霹雳一般，朋友很快便辞去了她的工作，开始"专职"上网搜集世界各地的自闭症治疗方案和相关文章资料。然而，她检索到的最多的答案却是，"自闭症暂时没有非常有效的治疗方案"。很遗憾，这的确是自闭症治疗的现实状态。

有自闭谱系障碍的孩子会有限制性的行为和重复的动作模式，兴趣狭窄，还有一定程度的社交障碍和语言障碍。大约每 68 个新生儿当中就有 1 个会被诊断为自闭症。自闭症患儿的大脑发育迟缓，症状在出生后的 6 个月左右就会有所显现，但家长往往在孩子长到 12~18 个月大的时候才会觉察到自闭症的一些初步症状，不少家长更是到了孩子两岁后才意识到他们有问题。比如，孩子和人没有眼神交流，或者爸爸妈妈走进房间时他没有反应。这时再带孩子去看医生，就已经错过了最佳干预期了。

2017 年 2 月发表在《自然》杂志上的一项脑成像研究指出，自闭症儿童在出生后的 12 个月里，大脑就已经出现了自闭症的初步特征，比他们日后的自闭症行为特征出现得更早，这些大脑异常特征是由核磁共振扫描仪发现的。虽然自闭症患儿的大脑整体发育迟缓，但在幼儿期自闭症患儿大脑皮质的增长速度却极快。基于这一点，机器可以预测一个孩子是否会发生自闭症，正确率达到80%。也就是说，在早期发育过程中，大脑异乎寻常的快速增大可能是孩子患上自闭症的一个有效的检测指标。80%的预测正确率虽然没有实际的临床价值，但还是带给了我们一些希望。随着大脑数据的大量积累，或许我们未来可以找到更好的大脑生理指标来及早发现和干预自闭症的发展。

什么时候学习第二语言最合适

我们大脑负责语言功能的区域主要有两个，一个叫作布罗卡区，一个叫作韦尼克区。位于大脑额头后方、额叶下部的布罗卡区，负责加工句法、语法和句子结构。这一区域有生理损伤的病人会患上"表达性失语症"（也叫作布罗卡失语症），主要表现是无法说出流利的、符合语法的句子。与负责语言输出的布罗卡区不同，位于上颞叶的韦尼克区负责的是对输入语言的理解工作。这一区域受损会导致人们无法理解书面语言和口语，出现"感觉性失语症"（也叫作韦尼克失语症）。大脑的这些语言区域通过叫作弓状束的神经纤维直接相连，组成了大脑的语言中心。大脑负责语言的区域主要分布在大脑的左半球，这叫作大脑的功能偏侧化。

一个人生命中的头几年对于学习第一语言至关重要，"狼孩"的例子就可以说明这一点。狼孩指的是在出生后的最初几年出于某些不为人知的原因由野兽照料长大的孩子。狼孩因为在出生后的头几年没有暴露在语言环境中，错过了大脑语言发育的窗口期，之后即使回归人类社会，也难以发育出正常的语言能力。也就是从这极少数的狼孩案例中，科学家发现，出生后的头几年是人学习语言的关键时期。

如果在语言关键期学习第二语言，大脑就会同时使用布罗卡区和韦尼克区进行语言加工，在这个阶段学习的第二语言和第一语言将会同样熟练。而如果在青春期之后再学习第二语言，大脑就只会用布罗卡区对新语言进行加工，熟练程度就会逊于第一语言。现在学术界对于学习第二语言的关键窗口期究竟能持续到多大年纪还存在争论，一种比较保守的估计是，在第一语言掌握得比较熟练之后，在青春期结束之前学习第二语言是比较合适的。

青少年时期的大脑发育

父母和家长在养育孩子的过程中可能会不知不觉地走入两个误区，让孩子产生"习得性无助"和"固定式心态"。本来聪明又有才华的孩子，如果形成了这两种心态，就会忽视"努力"在成长过程中的重要性，很快遇到瓶颈，甚至因此自暴自弃。

习得性无助和固定式心态分别指的是什么呢？

大多数动物在尝试解决一个问题的时候，如果反复遇到挫折，感到毫无希望，就会放弃努力。之后即使情况出现转机，问题变得更容易解决，它们仍然会保持消极被动的心态，不愿再做哪怕是最小的努力。心理学中有个专门的名词来描述这种状态，叫作习得性无助。但并非所有人在反复经历挫折之后，都会产生习得性无助。一个人是固定式心态还是成长式心态，决定了他是否容易产生习得性无助。

我高中所在班级是一个面向全省招生的初中竞赛班，班里的同学都是在全省初中数理竞赛中选拔出来的，高中的目标也是通过全国范围的竞赛保送进入顶尖的大学。入学时大家都踌躇满志，但经过第一年的学习和竞争，有几位同学的成绩一落千丈，不仅在班级垫底，在全年级的排名也很靠后。在之后的两年里，这几个同学的意志越发消沉，高考成绩也很不理想。他们入学时都成绩优异，从日常交往中我们也很容易发现他们是有灵气的人。为什么这些头脑灵活、天资聪颖的学生在遇到挫折后会一蹶不振、放弃努力呢？这是因为不同的人在分析失败原因时，会采取截然不同的归因策略。有些人把他们的失败归因于能力不足，有些人则把他们一时的失败归因于努力不够。

当你把自己的糟糕表现归因于能力不足时，就会比归因于努力不够的人遭受到更大的打击，认为事情的结果是自己控制不了的，这是典型的固定式心态，会导致一个人主动放弃努力。而有些资质并不那么出色的人却能坚持不懈地努力奋斗，最终也能取得不错的成绩，这些人往往拥有成长式心态。

拥有固定式心态的人相信智力是固定的，无法改变。而拥有成长式心态的人认为智力可以通过教育和努力塑造，所以他们学习和努力的动机很强。

家长和老师在教育孩子的过程中对待孩子的态度会潜移默化地培养孩子的固定式心态或成长式心态。在传统的学校教育中，每一次考试都会有及格或不及格，有班级排名甚至是年级排名。考试一直没有考好的同学还有可能被老师和家长打上"差生"的标签。这些所谓的评判标准都有可能让孩子产生固定式心态。家长和老师在评价孩子的时候，往往会不经意地夸奖孩子"真聪明""小天才"，认为这样可以增加孩子的自信心，让孩子更上进。可惜这只是大人的一厢情愿，实际效果恰恰相反。给孩子贴上"聪明""天才"的标签，会导致孩子相信他们的能力是固定不变的，如果某次表现不好，就说明他们不是"天才"，这种沉重的包袱会让孩子尽量避免尝试有挑战性的事，以免证明他们

"不聪明"。

有固定式心态的孩子，他们的自信心很容易被失败摧毁，因为他们会把失败归因于能力不足，而且他们相信能力是无法改变的。这样的归因方式导致孩子倾向于回避挑战，因为挑战意味着有可能遭遇更多的失败。这样的孩子也会避免努力，因为他们认为努力意味着他们很笨。而对拥有成长式心态的孩子来说，失败不是因为能力差，而是由于自己努力得还不够。他们相信锲而不舍的努力总会得到回报。挑战对这类孩子来说是令人兴奋的，而不是证明他们不出色的麻烦事。

美国有一位明星教师，他给孩子的评分不是优、良、中、差，而是"合格"和"尚未合格"。这样的评分方式不会让没有考好的孩子觉得他们是差生或者笨孩子，而是让他们知道学习不是一个结果，而是一个动态的过程。这次"尚未合格"，意味着只要下次努力了就有可能合格，人的能力不会因为一两次考试结果就盖棺论定。

在遇到挫折的时候专注于不断努力，而不是专注于评价个人能力，这种思维评价方式的转换可以解决习得性无助的问题。家长和老师在表扬孩子的时候，可以说"你真努力"，这比说"你真聪明"要好，对孩子长远的发展也更有利。因为"努力"可以调节，而"聪明"却无法掌控。毕竟成功不常有，挫折却常见，而且挫折带来的打击总会令人无所适从。

实验研究发现，有成长式心态的人在完成任务的过程中会关注任务本身，根据他们犯的错误积极调整下一次的表现；而有固定式心态的人则关注任务的结果，他们调整表现的适应性也比较差。这就是为什么拥有成长式心态的人会取得更高的学业成就，也比同龄人更出色。

如何优雅地老去

我阿太是我妈妈的外婆，她一共生了9个孩子，我外婆排行第8。我出生的时候阿太90岁，负责外婆家的每顿晚饭，也负责翻制我盖的每床被子——当时的被子是用棉花填充的，两个人站在对角线上，把棉花拉成薄片，然后一层层叠在一起，叠到一定厚度，就可以制作成一床松软的被子。每次寒暑假我和表姐回老家住，阿太都会拿出存在铁罐里的花生酥和芝麻酥给我们吃，顺便拉着我们聊家常。调皮的我们有时会在阿太身后"搞突袭"，冲着阿太听力微弱的耳朵大喊一声"阿太"，她就会笑逐颜开，或者假装生气地拍我们一下。我上初一的时候，103岁的阿太去世了。她没有生什么病，就是十几天不吃不喝，器官逐渐衰竭，然后就故去了。阿太直到97岁还能做饭，后来因为偶然摔了一跤，卧床休息了三个月，外婆就再也不让她做家务了。阿太直到去世之前，头脑都很清醒。

几乎没有人可以在衰老的同时，还拥有一个完全健康的大脑。把每一个衰老的大脑放到显微镜下仔细观察，都可以看到折叠的病态蛋白形成的斑。但是，有这种病态折叠蛋白并不意味着大脑的功能衰退了。科学家发现，一些人大脑中虽然有这类蛋白沉积的病理特征，却没有出现明显的认知功能退化。这种个体差异可能源于不同人的大脑对抗衰老的能力不一样，这种能力一方面取决于遗传因素，另一方面取决于你选择的生活模式。

人与人之间的衰老速度差异很大。在一项研究中，科学家观察了954个人在三个不同年龄的衰老速度，这三个年龄分别是 26 岁、32 岁和38 岁。研究以 12 个身体特征作为指标，包括体重、肾功能、牙床坚固度等。结果发现，在 38 岁时这些人的生理年龄差异变得非常大。一些38 岁的人身体年轻得仿佛不到 30 岁；而那些衰老速度快的人，身体却表现出 60 岁的生物特征，看起来饱经风霜，缺乏活力。在这近 1 000 人当中，有些人从 26 岁到 38 岁几乎没有变化，而有些人每过一年身体就衰老 3 岁。身体衰老速度快的人，大脑功能的衰退速度也比较快。

在各行各业中，我们都以物理年龄为标准来看待和规划事业、家庭和退休的进程。但从生物学角度说，不同的人在成年之后，生理年龄和身体、大脑健康素质的差异会越来越大，以至于我们的实际年龄可能完全不能用物理年龄来衡量。

尽早选择正确的生活方式，可以大大提高你的大脑对抗衰老的能力，使你在面对大脑衰老时拥有更多的"战略储备"。生活方式越健康，越能抵御阿尔茨海默病的"进犯"，甚至把这种病推迟到死亡之后。在本章的后面，我会详细介绍你可以选择的正确生活模式。

大脑的认知能力通常在 20~30 岁达到高峰。在青壮年时期，我们的认知能力是基本稳定的，步入中老年时期后记忆力则会逐年下降。

随着年龄的增长，特别是步入中年后，你的大脑的部分区域会缓慢萎缩，大脑皮质也会变薄，尤其是内侧颞叶（包括负责记忆的海马）和负责执行功能的大脑额叶区域。主要负责语言功能的颞叶也会随着年龄的增长而逐渐萎缩，颞叶既负责词语的提取和产生，也负责涉及大量工作记忆的理解能力。因此，上了年纪之后，一个人的表意和理解能力可能会下降。

大脑可塑性也会随年龄的增长而下降，不过直到老年，大脑仍然保有部分可塑性。最近有研究发现，大脑海马神经元在老年期依旧保有再生的能力。随着年龄增大，虽然我们学习新知识、适应新环境的能力有所下降，但因为大脑可塑性一直存在，所以我们拥有终身学习的能力，可以活到老、学到老。

动物为什么会衰老？

关于衰老的生物假说非常多，比如DNA损伤、端粒损失、基因不稳定、生物废料沉积等。一个人的衰老速度可能受到基因的影响，比如有一个长寿基因叫作FOXO3a，这个基因的变异和寿命长度正相关，有不少百岁老人都拥有这个变异基因。还有研究发现，有CETP（胆固醇酯转移蛋白）纯合子基因的人的认知衰退速度是有CETP杂合子基因的人的一半。

我们在环境中遇到的重大压力事件会影响基因甲基化，进而影响我们的生命进程和寿命。什么是DNA甲基化呢？我们知道，在出生时，我们几乎所有的细胞都携带着一整套一样的遗传密码。但你可能不知道的是，在不同的时间、不同的身体组织里，哪些遗传编码表达成蛋白，哪些保持沉默，都是由基因甲基化决定的。甲基化类似于给某个基因盖上盖子不让它发挥作用。一个人晚年的细胞DNA甲基化程度可以被用来有效地预测寿命。关于小鼠的研究发现，通过降低30%的基因甲基化，可以成功地让早衰的小鼠恢复青春。

大脑衰老也和多巴胺系统有关。多巴胺是大脑中的常见神经递质，和学习能力、动机、奖赏、运动等很多功能密切相关。随着年龄的增长，大脑各个回路的多巴胺分泌都会减少，导致大脑可塑性下降，人们会因此显现出动作僵硬、手臂摆动幅度减小、动机减弱、学习能力下降等老年特征。

阿尔茨海默病

> 我的二爷爷就是患阿尔茨海默病去世的，终年75岁。我从小就特别喜欢二爷爷，因为他脾气好，很爱笑，还经常骑着自行车带我到处玩。他65岁那年，有一阵子和二奶奶在我家小住。一天我放学回家，看到二爷爷躺在床上面朝墙壁，我说"二爷爷我回来了"，他也不理睬我。二奶奶从里屋走出来，半嗔半笑地说："你二爷爷正在生气呢！你去哄哄他。"我爬上床，拍拍二爷爷，问："二爷爷你为什么生气呀？"二爷爷见我来哄他，转过身笑着说："我才没生气呢。"
>
> 几个星期后二爷爷和二奶奶就回老家了。过了不到一年，我听我爸说二爷爷老是忘事儿，有一次连回家的路也忘了，二奶奶出去找了好久才找到他。后来二爷爷去医院做检查，医生诊断他患上了阿尔茨海默病。

阿尔茨海默病俗称老年性痴呆，主要在中老年人群中发生，年纪越大，得阿尔茨海默病的可能性就越大。在65岁以上的人群中，有1/9的人会得阿尔茨海默病；在75岁以上的人群中，有1/5的人会得阿尔茨海默病；如果你有幸活到85岁，那么差不多有一半的可能性会得阿尔茨海默病。女性和有慢性高血压的人得阿尔茨海默病的可能性更大。

在二爷爷被确诊之后，他的记性越来越差，刚刚发生的事情转头就忘，倒是经常和二奶奶聊起他们年轻时候的事。一段时间之后，二爷爷也不怎么爱说话了，每天吃完早饭就拿个小马扎下楼，坐在马路边看汽车。又过了一两年，二奶奶说二爷爷已经不认识他的朋友了，老战友来看他，他也不理人家。再后来，二爷爷连二奶奶也不认识了，也不再下楼看汽车了，每天就待在房间里发呆，有时还会大小便失禁。有一天，爸爸告诉我二爷爷去世了。从二爷爷确诊阿尔茨海默病到他去世，前后大概有 10 年时间。

二爷爷的患病经历是典型的阿尔茨海默病的发病进程。阿尔茨海默病患者在发病初期，注意力、计划能力和学习能力通常会变差，记不住刚发生的事情；之后，渐渐变得感情淡漠，说话常用错词，容易认错人、摔倒或无缘无故地生气；最后，大小便失禁，丧失行动能力。阿尔茨海默病患者通常在得病后的 8~10 年离世。

为什么阿尔茨海默病患者会忘记最近发生的事，反而记得年代久远的事呢？

这是由阿尔茨海默病独特的大脑病变路径决定的。阿尔茨海默病的发病并不是突然的，而是有着漫长的疾病前期发展过程。通常当家里的老人出现记忆问题去看医生的时候，他们的大脑的退化进程早在 10 年前甚至是 20 年前就已经开始了，我们把这个阶段叫作轻度认知损伤。在这个阶段，一个人的大脑退行性损伤症状还不太明显。主要的认知损伤症状分为记忆方面和非记忆方面的症状：记忆方面的症状包括忘记一些本来很容易记住的事，比如一些日程安排、谈话或者最近发生的事；非记忆方面的症状包括决策能力下降，时间规划变得不合理，对时间的预估能力变差等。但因为这个阶段的症状十分隐蔽，看起来就像疲劳或者情绪导致的一些常见问题，所以往往会被忽视。等到一个人的大脑退化症状明显到需要去看医生的程度，大脑退化已经进入中期了。

在轻度认知损伤阶段，大脑中受损的是中间边缘皮质的海马及其附近区域。我们知道，海马是大脑中负责记忆的核心区域，当我们学习新知识、经历新事件时，这些新信息都会第一时间进入海马进行临时储存和整合处理。所以，当老年人的海马区域受损时，新的经历和知识就没有办法储存在大脑中，从而出现"健忘"的症状——刚发生的事转头就忘了。

大脑退行性病变的下一个阶段叫作轻微阿尔茨海默病。在这个阶段，大脑皮质也受到了侵蚀，各种认知退化症状初步显现出来。大脑两侧的颞叶和上方的顶叶受到病变侵蚀——颞叶主要负责语言功能，顶叶则负责运动和空间感知。这两个区域大面积受损的结果是，初期阿尔茨海默病患者容易丧失方向感和迷路，出现阅读困难，见过的东西和人再次见到时根本认不出来。

阿尔茨海默病发展到中期阶段，大脑损伤会进一步深入到前方大面积的额叶区域，这个区域是大脑中最晚发育成熟的部分，负责我们最高级的认知功能，比如专注力、想象力、决策力、自控力等功能。这个区域也非常脆弱，在大脑衰老过程中是最早开始退化的区域之一。当阿尔茨海默病患者的大脑额叶也被疾病侵蚀后，病人就会变得无法做决策，容易冲动行事，比如冲动购物或者发脾气，专注力也会明显下降。这一点在和阿尔茨海默病患者聊天，或者观察他们的行动时就可以看出来——他们做大部分事情都很容易失去耐心，聊天也很容易走神。

当病情发展到晚期，病人大脑中更原始且"坚强"的区域也会遭到疾病的入侵，包括负责视觉的枕叶和大脑深处负责基本生理功能的区域。在这个阶段，病人会出现视觉问题，还有可能出现大小便失禁等基本生活能力受损的症状。

除了以上这些阿尔茨海默病的典型症状之外，不同患者因为大脑病变区域的具体位置不同，影响的神经网络不同，还有可能出现一些精神类的症状，比如幻觉（听到不存在的声音、看到不存在的东西）、妄想（觉得家人要加害他）、冲动成瘾（性欲和购物欲发生变化）等。

什么样的人会得阿尔茨海默病

基因会影响一个人患阿尔茨海默病的概率：有些人遗传了阿尔茨海默病的高危基因，他们会比其他人更容易得阿尔茨海默病。一级直系亲属中有患阿尔茨海默病的人比普通人的患病风险要高出 4~10 倍。一个人如果母亲患有阿尔茨海默病，那么比起那些父亲患有阿尔茨海默病的人，前者中年之后每年的大脑萎缩速度是后者的 1.5 倍。之所以母亲比父亲的影响更大，可能的原因是，我们虽然从父母那里各继承了一半的基因，但我们细胞中的所有线粒体都来自母亲。线粒体又是给细胞提供能量的关键器官，因此线粒体的损伤和大脑退化疾病密切相关。

少部分人患阿尔茨海默病是因为家族遗传，这些人通常在 50 岁之前就会发病，这叫作家族性阿尔茨海默病。家族性阿尔茨海默病只占所有阿尔茨海默病病例的 5%，Apo E（载脂蛋白）基因的变异和这种原发性的阿尔茨海默病的发病有关。Apo E 基因有三个等位基因，Apo E2 对血管的完整性有保护作用，Apo E3 影响中等，而 Apo E4 则会使血管中的炎性因子 CypA 增加 5 倍之多，大大增加阿尔茨海默病的患病风险。不过，有 Apo E4 基因变异的人并不一定会得阿尔茨海默病；反之，没有这个基因变异的人同样有可能患阿尔茨海默病。所以，除了遗传因素之外，科学家猜测环境因素也会影响阿尔茨海默病的发病。

选择正确的生活方式对保持老年时期的大脑健康来说十分重要。

2012 年发表在《自然》杂志上的一项研究中，英国爱丁堡大学的心理学家对 2 000 多人进行了多年的跟踪研究，结果发现人们在 11 岁时的智商 50% 取决于基因。但到了 70 岁，基因只能决定 1/4 的智商和智力退化速度。所以，即使小时候聪明绝顶的人，如果在成长过程中没有遵循对大脑有益的生活模式，也可能变得资质平庸，甚至是伴随着衰老的智力退化。

阿尔茨海默病的病因

迄今为止，对阿尔茨海默病发病机制的最流行的假说是，大脑神经元中本来有一种以正常形式存在的蛋白——β 淀粉样蛋白，但出于某些未知的原因这种蛋白发生了错误折叠，在大脑中聚集成蛋白斑，导致神经元中的蛋白互相缠结，并引发一系列免疫炎性反应，最终导致神经纤维损伤和神经细胞凋亡。伴随着神经元的减少和神经网络的萎缩，一个人的认知能力会大幅度衰退。在很长一段时间里，β 淀粉样蛋白一直被视为引发阿尔茨海默病的罪魁祸首。医药公司在数十年间针对 β 淀粉样蛋白开发了大量药物，却在临床实验中一再宣告无效。

近两年出现了一些"反转"性研究，认为 β 淀粉样蛋白可能并非阿尔茨海默病的致病原因，反而可能是帮助抵抗阿尔茨海默病的"幕后英雄"。

β 淀粉样蛋白早在 4 亿年前就出现了，在数亿年的进化历程中，一直延续到现代人类和 60% 的脊椎动物身上，包括鱼类、爬行动物和鸟类。β 淀粉样蛋白在细胞内通常以可溶性低聚物的形式存在，履行特定的生理功能。只有当 β 淀粉样蛋白以特殊形式折叠，形成不可溶内核时，才会导致大量 β 淀粉样蛋白像被推倒的多米诺骨牌一样堆积在一起，成为显微镜下可见的蛋白斑。

哈佛大学的研究者发现，大脑神经元当中的 β 淀粉样蛋白和我们的先天免疫系统中的关键抗感染蛋白——抗菌肽 LL–37 在结构和功能上都十分相似。更神奇的是，β 淀粉样蛋白的杀菌效果有时甚至强于青霉素。经过后来大量的研究检验科学家发现，β 淀粉样蛋白确实是一种抗菌肽，它可以有效防止真菌和细菌感染神经元组织。当小鼠的大脑被沙门氏菌感染之后，β 淀粉样蛋白会在细菌外部层层堆积，以隔绝病原体入侵，最终形成一个明显的蛋白斑。这就好像细小的水珠吸附在灰尘颗粒上形成雨滴，或者河蚌里的碳酸钙依附沙粒形成珍珠一样。

于是科学家猜测，阿尔茨海默病很有可能是微生物感染和基因易感性共同造成的结果。当大脑被不明微生物感染时，β 淀粉样蛋白会聚集在微生物周围形成斑块。但是，β 淀粉样蛋白斑块的中心不一定是入侵的微生物，可能是某些拥有易感基因的人中特定基因变异形成的过长 β 淀粉样蛋白链（正常的 β 淀粉样蛋白是由 40 个氨基酸构成的可溶性蛋白，而变异的 β 淀粉样蛋白则是由 42 个氨基酸构成的不可溶性蛋白，会导致蛋白沉积）。总之，β 淀粉样蛋白在对抗病毒、细菌和真菌或者基因变异导致的蛋白沉积的过程中会聚集成斑块，引发连锁的大脑免疫反应。这种情况下，病态折叠的 β 淀粉样蛋白其实是抵抗疾病进程的副产品，而不是导致疾病的罪魁祸首。

大脑抗衰老的生理机制

阿尔茨海默病攻击大脑时，大脑不会坐以待毙，而是会积极地反击。大脑可以说是人类的所有器官中最具可塑性和适应性的，这构成了我们抗击大脑衰退的认知储备。

什么样的大脑最擅长抵抗阿尔茨海默病的攻击呢？科学家深入研究

了那些看起来功能完好无损的老年人的大脑，发现尽管这些大脑和其他的老年人大脑一样不可避免地有病态蛋白沉积、中风或其他脑损伤的表现，然而衰老最缓慢的大脑是那些在脑干蓝斑部位保留了最多神经元的大脑。

蓝斑部位是阿尔茨海默病患者大脑当中的神经细胞丢失最严重的部位，在阿尔茨海默病病程后期，蓝斑神经元的损失高达70%。有什么办法可以保护蓝斑神经元，让它们凋亡得慢一些呢？一些研究发现，在生活中经常做富有挑战性的事和尝试新鲜事物，有助于保护大脑蓝斑神经元。

大脑衰退速度慢的人还可能拥有更多特定种类的蛋白，例如VAMP（小突触小泡蛋白）、复合素1（complexin-I）和复合素2（complexin-II），这些蛋白的功能是帮助大脑神经元的突触传递信号。还有一种REST（RE1沉默转录因子）蛋白，可以保护神经细胞免受氧化应激压力或β淀粉样肽沉积带来的死亡威胁，帮助维持大脑功能，这种蛋白在活到90岁甚至100岁的人的大脑中含量最高。在大脑皮质和负责记忆的海马中，REST蛋白的含量和大脑认知功能有关。一些研究发现，REST蛋白的含量越高，大脑认知功能就越好。但是，大脑中的慢性炎性反应和胰岛素信号通路异常，都有可能直接或间接增加阿尔茨海默病的发病风险，后一个因素也是糖尿病患者更容易得阿尔茨海默病的原因。

加速大脑衰老的一些危险因素

空气污染会增加阿尔茨海默病的发病率。一个时间跨度为11年的人口统计学研究发现，暴露在超过美国环境保护署标准的细颗粒物的空气污染环境中，老年女性的阿尔茨海默病的发病率增加了两倍，总人口的阿尔茨海默病的发病率增加了 20%。另一项发表在医学期刊《柳叶刀》上的研究发现，住在离主干道 50 米远的人比住在离主干道 200 米远的住户（前者空气中的微小污染物是后者的 10 倍多）患阿尔茨海默病的概率增加了 12%。

空气污染之所以会增加阿尔茨海默病的发病率，原因可能是空气中的这些细颗粒物可以通过鼻腔内膜进入小脑神经元，引发大脑免疫炎性反应和蛋白斑沉积，也有可能导致大脑体积减小和神经纤维髓鞘化变差。

慢性糖尿病会加速大脑萎缩。全世界有 6.4% 的人患有糖尿病，糖尿病和前期糖尿病（血糖略微升高）患者的大脑额叶和海马的萎缩速度是正常人的两倍。为什么慢性糖尿病和阿尔茨海默病有关呢？一个猜测是，糖尿病和阿尔茨海默病有共病基因，糖尿病会伴随着血管壁变薄，大脑更容易发生不易察觉的血管壁破裂和小规模出血，从而增加阿尔茨海默病的发病率，所以一些科学家把阿尔茨海默病叫作 3 型糖尿病。

阿尔茨海默病和心脏病致病基因也有关系。影响心脏动脉粥样硬化的 Apo E4 基因也是导致阿尔茨海默病的罪魁祸首。前文提到，Apo E 基因有三个等位基因，Apo E2 对血管完整性有保护作用，Apo E3 影响中等，而 Apo E4 则会导致血管中的炎性因子 CypA 增加 5 倍之多，这就会导致有毒蛋白更容易进入神经细胞，进而增加了阿尔茨海默病的发病风险。

延缓衰老的方法

任何形式的学习和教育

抗击大脑衰老最重要的一点就是学习。这里说的学习不仅指上学，还包括任何其他形式的学习。

学习第二语言可以明显延缓大脑的认知衰退速度。同时掌握两门语言的人叫作双语者（bilingual），他们患阿尔茨海默病的年龄比起只会一门语言的人平均可以推迟 4 年。

一个人的受教育程度越高，大脑的衰退速度就越慢。不过受教育程度和认知衰退的速度之间的关系有点儿复杂。大脑认知的衰退速度并不固定：当你年老的时候，大脑一开始会以比较缓慢的速度衰退，然后到了某一个时间节点，大脑会突然加速衰退。在这个加速衰退的节点上，你所受的教育就会对大脑起到保护作用：你年轻时受教育程度越高，这个衰退节点就会越晚到来。衰退节点之所以可被教育推迟，可能是因为教育让大脑拥有更多的认知资源储备来对抗衰老。而受教育程度较低的人的大脑认知资源储备比较少，所以快速衰退的节点会更早到来。

在认知衰退节点到来之前，受教育程度高的人和受教育程度低的人差不多以同样的速度在失去智力。不过神奇的是，一旦到达节点，前者的智力衰退速度就会比后者快得多。斯坦福大学教授詹姆斯·弗里斯（James Fries）把这一现象称作"病程压缩"理论：受教育程度越高，受阿尔茨海默病折磨的时间越短。

不过，如果你年轻的时候没有机会受到很多教育，也不用太过担心，因为早期学习并不是唯一积攒大脑认知资源的机会，成年后的积极生活模式也可以为你多赢得几年聪明的时光。

对生活保有目的感和意义感

从生活经验中体会到意义，有明确的目标和动机，可以帮助你的大脑对抗衰退。科学家花了 7 年时间跟踪研究了 900 个 70~90 岁的老年人，结果发现，相比缺乏生活目的感的人，生活目的感强的人更不容易得阿尔茨海默病，他们的认知衰退速度也比较慢。另一项类似的研究也发现，尽责型人格（负责、自制、可信赖以及想要达成某个目标）的人患阿尔茨海默病的风险比其他人低89%。

积极的社交活动

积极的社交活动也能延缓认知衰退。这里的社交活动不是指线上社交、微信朋友圈点赞，而是实实在在的面对面交往，因为对大脑起保护作用的是一个人在现实世界中全方位的人际交往活动。社交技能越好，社交活动越活跃，就越不容易得阿尔茨海默病。

我外公平时唯一的爱好就是搓麻将，我会主动支持外公多出去搓麻将，和人聊聊天。因为积极社交的老人的认知衰退速度比不经常社交的老人要慢70%。有趣的是，只有积极正面的社交才有这种保护作用，那些虽然经常和子女互动，却对互动关系不满意的老人反而更容易得阿尔茨海默病。

保持开放心态和年轻心态

开放心态可以帮助你的大脑保持年轻的状态。研究发现，创造型人格特征有助于降低身体的代谢性风险，使人身心更健康，在面对压力时可以做出恰当的反应，从而降低一个人的死亡风险。

心态开放的人大脑神经纤维比普通人丰富，这对他们的大脑起到了保护作用。拥有开放性思维的人在面对压力时会把压力看作挑战，而不是威胁和障碍，这使他们在面对压力时心态更好。所以，尝试用开放的心态看待人和事，不要做太多的主观评价和限制，可以让人的心态和大脑都保持年轻状态。

改变内心的社会角色定位也能起到抗衰老的效果。在蜂群中，年轻的蜜蜂先是负责照料幼虫，等它们长到一定年龄之后就开始负责外出采蜜，随后这些蜜蜂的身体和大脑会迅速衰老。科学家在实验室中让这些年老的蜜蜂重新负责照顾幼虫，结果它们大脑中抗衰老蛋白的分泌量增加了，学习能力大幅提高，大脑竟然年轻了不少。或许我们可以从蜜蜂身上借鉴经验：老年人尝试做一些年轻人做的事或者他们年轻时做过的事。刻意改变自身的角色定位，可以让老年人的大脑和身体在生理上变得更年轻。比如，老年人多出去旅游，或者承担带孩子的责任，都可以使老年人的大脑功能被积极地调动起来，从而变得更年轻。

运动有助于延缓大脑衰老

积极运动可以明显延缓大脑衰老。运动时肌肉细胞会释放鸢尾素，鸢尾素不仅可以促进脂肪分解达到减肥的效果，还可以进入大脑，促进大脑中的神经营养因子表达，提高大脑的认知能力，降低患阿尔茨海默病的风险。

不仅有氧运动可以延缓大脑的衰老速度，生活中的随意走动也可以达到提升大脑认知能力的效果。神经科学家阿伦·布克曼（Aron Buchman）在一项研究中让 1 000 个参与者在手腕上佩戴运动传感器，跟踪记录他们每天的身体活跃程度。传感器不仅可以捕捉到常规运动，例如跑步、走路，还可以捕捉到身体的其他日常活动，比如做菜、搓麻将等。研究发现，活动强度最低的10%的参与者和活动最频繁的10%的参与者相比，前者患阿尔茨海默病的风险要高出两倍。所以只要动起来，不要整天坐着不动刷手机或者在电脑前长时间工作，就可以降低患上阿尔茨海默病的风险。

要提升老年人的大脑认知能力，并不需要高强度的运动。短时间的中等强度锻炼就可以即时增强中老年人的记忆力，这对健康的老年人和有轻微认知损伤的老年人也有效果。美国加州大学欧文分校学习记忆中心的科学家西格尔（Segal）招募了一群 50~85 岁的老年人来参与实验。这群老年人先看了一些图片，接着其中一部分人在健身房骑了 6分钟的单车，其他人则不做额外的运动。1 小时后再对他们进行突击测试，结果发现，骑了 6 分钟单车的老年人在记忆任务中的表现明显优于其他人。

为什么运动可以增强记忆力呢？西格尔博士又做了一个实验来探索其中的原因。他发现，运动可以使大脑中去甲肾上腺素水平上升，起到强化记忆的作用。

和运动相反，"宅"则会增加老年人大脑认知能力衰退的可能性。人口统计学家布赖恩·詹姆斯（Bryan James）记录了 1 300 个健康人的日常生活规律，包括是否离开过卧室、是否去串门，以及是否离开过他们居住的小镇。4 年后，相比经常出门的人，那些常宅在家里的人得阿尔茨海默病的概率高出了两倍。究竟是因为大脑功能好所以经常出门，还是因为活动量大而对大脑产生了保护作用呢？两者可能互为因果。

健康饮食

限制热量的摄入，也就是节食，可以明显延长寿命。节食也是医学界目前为止发现的最切实有效的抗衰老方法。科学家发现，限制热量的摄入可以延长很多动物的寿命，包括蠕虫、果蝇、老鼠和灵长类动物。

节食可以将小鼠的寿命延长 50%。长期限制热量摄入还可以预防和推迟多种与衰老相关的疾病，包括阿尔茨海默病。为什么节食可以延缓衰老？科学家在实验中发现，当动物只吃到七分饱时，体内的 mTOR（哺乳动物雷帕霉素靶蛋白）会受到抑制，从而增强机体内部的细胞自噬作用和生物垃圾清理过程。在这个过程中，动物机体会回收和清理旧的、破损的细胞元件，体内的活性氧也会减少，进而减少DNA和其他器官被活性氧攻击而受损的可能性，帮助器官和机体延长寿命。最近一项对人体的研究也发现了同样的结果：两年多的适量节食（减少15%的日常热量摄入）可以让人体内和衰老相关的生物标志物水平得到明显改善，参与者的精神状况和生活质量在两年后都明显提高了。

要想延长寿命，不仅要减少热量摄入，也需要适当调整饮食结构。大量研究发现地中海饮食有助于预防血管性痴呆和阿尔茨海默病。

什么是地中海饮食法？地中海饮食结构包括少吃饱和脂肪（猪肉脂肪和牛肉脂肪），多吃鱼类、牛油果等不饱和脂肪和植物油（比如橄榄油），多吃非淀粉类植物和低糖水果，多喝牛奶，减少食物中糖的摄入。2013年发表在《新英格兰医学杂志》上的一项研究发现，地中海饮食可以明显降低心血管疾病的发病率。此外，人口统计学家马萨·克莱尔·莫里斯（Martha Clare Morris）还发明了一种超体饮食法（MIND DIET），这种方法富含莓类、蔬菜、全麦和坚果，可以明显降低阿尔茨海默病的发病率。

白藜芦醇可能有助于预防和减轻阿尔茨海默病，其安全效应在美国已通过了二期临床检验。白藜芦醇天然存在于红葡萄酒、红葡萄、覆盆子和黑巧克力中。白藜芦醇可以修复阿尔茨海默病患者的血脑屏障，阻止血液中的有害免疫分子进入大脑，从而降低大脑炎性反应造成的神经细胞死亡，减缓认知衰退速度。

白藜芦醇的生理效果和节食类似，都可以激活一种叫作长寿酶（sirtuins）的蛋白。2015年神经学家斯科特·特纳（R. Scott Turner）对119名病人进行了二期临床检验，发现长期大剂量服用白藜芦醇激活的长寿酶，可以帮助病人修复血脑屏障，阻止血液中的免疫分子通过，从而降低大脑中的免疫反应，使得大脑神经细胞得以保存完好。不过要注意的是，白藜芦醇并不能单独用于治疗阿尔茨海默病，目前为止研究发现的作用只能起到辅助治疗效果，真正的临床效果需要通过三期临床检验才行。

为何老年人觉得更快乐

大脑对衰老会做出一种补偿，即老年人会选择性地遗忘不好的记忆，变得更"快乐"。加州大学尔湾分校的研究者发现，记忆力较差的老年人记忆积极信息的量超过中性信息，而记忆力较好的老年人则更容易记住中性信息。这一"积极倾向"可能是对老年记忆衰退的一种补偿。研究者猜测，随着年龄的增大，大脑中与记忆、情绪和奖赏相关的神经网络发生变化，使得人们选择性地记住积极的信息，越来越关注积极的事物和快乐的感觉。

脑成像研究显示，当老年人专注于开心的体验时，大脑负责情绪的杏仁核和负责决策的前额叶皮质连接的回路活动比年轻人更强，这说明老年人更加关注开心的体验。在另外一项看图片的研究中，老年人更容易被积极的图片吸引，而把视线从消极的图片上移开。在回忆 10 年前经历的事时，老年人倾向于美化记忆，这一现象叫作"老年积极效应"。这一效应不仅体现在老年人群体中，也体现在身患绝症的年轻人群体中。总的来说，当人们觉得生命脆弱时，会倾向于关注生活中的积极事件和回忆，而选择性地忘记消极的信息。

年纪大的人会觉得时间过得更快。如果你现在 40 多岁，你可能会觉得童年的时间流逝得很慢，而青春期到成年的时间却流逝得越来越快。同样的时间流逝，为什么主观感觉会有这么大的差别呢？

我们的大脑会从两个不同的视角感受时间，一个是正在经历的展望视角，另一个是事情结束后的回顾视角。

我们对时间的回顾性记忆，取决于这段时间中有多少新记忆被编码进入大脑的记忆中心。换句话说，一个充满了新鲜经历的周末短途旅行在回忆中的时间长度，一定比一个无聊的周末感觉长得多。这个现象叫作假期悖论（holiday paradox），它解释了为什么人年纪越大觉得时间过得越快。因为从童年到成年早期我们会有非常多的新鲜经历，需要学习数不清的新技能；而成年之后，生活渐渐变得一成不变，也越来越少有机会体验不熟悉的事物。所以，充满新鲜体验的童年在我们的自传体记忆中总是感觉过得很长、很慢，而一成不变的成年期则感觉转瞬即逝。

因此要想延长生命的主观时间，你可以尝试打破常规，建立新体验。在工作中，尝试学习新技能，大量阅读，从新的角度看问题，提出新想法，甚至可以尝试寻找新的就餐地点。在节假日里，尝试结交新朋友，体验新的价值观、世界观，跟重要的人去新的地方旅行。让大脑变得活跃的新鲜经历，可以让成年的你感觉时间延长了很多，生命也因此被延长了。

如何拥有
强大的记忆力

20 世纪 50 年代，一个名叫亨利·莫莱森（Henry Molaison）的年轻人患有严重癫痫。医生认为症状主要源自他大脑的内侧颞叶，所以决定切除该部分。切除手术虽然成功地治愈了他的癫痫，却也让他付出了巨大的代价。虽然他的短时记忆（在几秒或几分钟内保留信息的能力）基本没有受损，他却从此再也无法形成新的长时记忆。这意味着，他的记忆从 1953 年之后就再也没有更新了。无论此后他多么频繁地看到一个人或去一个地方，这些事对他来说永远是新鲜的。在他被切除的脑区中，就包括完整的海马。

海马是我们大脑中一个长得很像海马这种动物的小区域，在进化上非常古老，距离我们的鼻子末端比较近。海马负责快速学习和储存瞬间信息，其功能类似于电脑缓存。你现在正在学习的知识会快速地临时存储在海马中，然后在接下来的几个小时到几天内，通过大脑的电活动，这些知识会被分门别类地逐渐"写入"大脑的新皮质，成为存储时间较长的长时记忆。这就是记忆巩固的过程，从短时记忆到长时记忆的转换，主要是在我们睡觉的时候进行的。

影响记忆力的因素

严重的抑郁和焦虑都会影响一个人的记忆力。以前我们认为在出生之后大脑神经元只会减少，不会增多。但现在我们知道，哺乳动物大脑中负责记忆的海马和嗅球终身都会产生新的神经元。2014 年《细胞》杂志上发表的一项研究指出，海马附近的纹状体在人类成年后也会继续分化产生新的神经元，而抑郁和焦虑都会影响海马神经元的数量和再生能力。

严重的抑郁症患者大脑中的海马神经元会有 20% 凋亡。因为海马是负责记忆的关键脑区，所以抑郁症患者的认知能力会变差，这里的认知能力包括记忆力、注意力、判断力等。而且，很大一部分患者在抑郁症状缓解后，认知能力仍无法恢复。

焦虑也会影响记忆力和记忆效果。长期焦虑会影响神经元的生长，导致一个人的认知能力和记忆力下降。在放松的状态下学习时，我们主要使用大脑中负责记忆的海马处理信息，这种记忆方式简单而且效果长久。而在焦虑的状态下学习时，我们会主要使用大脑纹状体来学习，这种学习策略复杂并且处于潜意识层面，虽然可在短时间内凭直觉把知识结合起来并进行分析，但记忆效果不能长久保持。所以，你如果每天在课堂上或者从书本中认真学习，学到的内容就可以在大脑中保存很长一段时间，甚至让你终身受益。但如果你只是在考试前搞突击，临时抱佛脚记住的东西可能在考试结束后很快就被忘得一干二净，白白浪费了时间和精力。

经常跨时区出差或者三班倒也会明显损伤记忆力。跨时区飞行引起的时差反应会导致血液中和压力有关的肾上腺素皮质醇浓度升高，损害海马。关于长期跨 7 个以上时区飞行的空乘人员的研究发现，他们的海马及周围组织的体积明显变小，记忆力也有所损伤。

有些人有脸盲症，他们没有办法区分出不同的人脸，甚至连亲戚熟人的脸也认不出来，经常遭遇尴尬。在普通人群里，有脸盲症的人占比高达 2.5%。不过，脸盲症并不是因为记忆力不好，而是因为这些人大脑中负责面部识别的梭状回和邻近的区域有发育缺陷，使得他们没办法把人脸当作一个整体来识别。在有脸盲症的人看来，人的面部虽然有五官，但它们都是互相独立的，而不是一个整体。因为无法根据脸的区别来分辨人，脸盲症患者常常会借助他人身体、面部或者动作上的一些突出特征来分辨不同的人，比如下巴的形状、发型、衣服、走路姿势等。

记忆的生理基础

我们的记忆可以分为两种，一种叫作外显记忆，又叫作陈述记忆，指对知识、事件、地点、物体等的记忆；另一种叫作内隐记忆，又叫作非陈述记忆，指对知觉和运动技能的记忆。陈述记忆的存储主要依赖海马及其周边的新皮质，需要意识的参与；而非陈述记忆通常不需要意识的参与，更加自动化，主要依赖大脑的其他部分，比如小脑、纹状体、杏仁核等。在这一章，我们主要介绍陈述记忆。

记忆在大脑中究竟是如何形成的，又以怎样的形式储存呢？

关于记忆储存的具体机制，科学家到现在还在探索中，并且可能还有很长的一段路要走。我们迄今为止知道的是，记忆的每个细节信息都会储存在不同的神经元中，一段整体记忆涉及大量神经元，这些神经元彼此用长长的神经纤维连接成大型记忆网络。

记忆是如何形成的

我们的大脑做任何一件事，都不是单个神经元可以胜任的，而需要神经元群落的周期性活动来完成，其效果类似于足球场观众席上的人潮。记忆的形成过程在微观上表现为不同区域的神经元群落的周期性同步激活，也就是赫布学习律的"共同放电的神经元连接在一起"。具体来说，大脑里距离遥远的神经元被同步激活，这种同步性基于一些科学家还没弄懂的原因使两个区域的神经元向着对方长出新的神经突触，最终神奇地连接在一起，完成记忆的编码和巩固。记忆巩固过程通常需要反复的练习和激活才能达成，比如背英语单词，我们通常都做不到过目不忘，而是需要反复地记忆。

不过，并非所有记忆都需要反复练习才能形成，一些涉及重大情绪的事件可能只经历一次就会给人留下终身记忆。为什么和强烈情绪有关的记忆更容易被记住呢？这是因为和情绪有关的记忆会激活大脑负责情绪的古老边缘皮质，比如恐惧情绪会激活杏仁核，而杏仁核就长在海马边上，和海马的连接非常紧密。所以，与重大情绪有关的记忆很容易被编码进入大脑记忆中心，给人留下深刻的印象。

外界信息进入大脑并变成记忆的过程很有趣。记忆在大脑中的编码是以波的形式实现的，不同时间地点发生的事情，通过不同的频率、振幅、相位来编码，然后储存在不同的神经元中，彼此之间以复杂的网络相连。记忆"波"的微观储存是以特定蛋白的不同的三维折叠形式，同种折叠形式的蛋白像叠罗汉一样，叠加得越多，记忆的强度就越大。

科学家在对果蝇大脑的研究中发现，有种蛋白似乎和果蝇的记忆密切相关，叫作Orb2蛋白。这种蛋白表现出类似朊蛋白的特质，它们可以随着不同的情境改变形状并聚集在一起。如果抑制Orb2蛋白，就会使果蝇暂时"失忆"，Orb2 蛋白聚集得越快，记忆形成的速度就越快，这种蛋白的聚集还可以增强长时记忆。人脑中也有类似的蛋白，叫作 CPEB 蛋白。CPEB 蛋白和 Orb2 蛋白的作用类似，可能是人类大脑中与记忆相关的蛋白。

睡眠是巩固记忆的关键

我们学到的信息在刚刚进入大脑时，先会以短时记忆的形式储存在海马中，然后在接下来的几个小时到几天内被分门别类地编码进入大脑皮质的长时记忆区。记忆从不稳定的短时记忆转变为稳定的长时记忆的过程，主要是在睡眠阶段完成的。

睡眠可以粗略地被划分为由浅入深的非快速眼动睡眠阶段和快速眼动睡眠阶段，其中快速眼动睡眠阶段是做梦的主要阶段。非快速眼动睡眠阶段和快速眼动睡眠阶段都和记忆巩固过程有关。

我们大脑的海马除了储存缓存记忆之外，还是空间记忆和情景记忆的主要储存区。海马神经元主要有三种频率的节律波，包括西塔节律（4~12 赫兹）、尖波涟漪和伽马节律（25~100 赫兹）。西塔波通常出现在新知识的学习过程中，这种节律的波也会出现在我们睡觉的快速眼动睡眠阶段。在这个时候，暂时储存在海马中的白天的经历在快速眼动睡眠阶段会被重新激活，在大脑中重演，并被逐渐"写入"大脑新皮质，巩固成为长时记忆。

缺乏睡眠会导致记忆力下降。在一项研究中，科学家让实验参与者白天背单词，到了晚上，一些实验参与者正常睡觉 7~9 个小时，另一些人被强制一晚上不能睡觉。第二天测试他们的单词记忆情况后发现，和正常睡觉的人相比，睡眠被剥夺的人表现出 40% 的记忆衰退。具体来看，他们对积极单词和中性单词的记忆能力衰退了50%，而对消极单词的记忆能力衰退了20%。这个研究结果说明，在缺乏睡眠的情况下记忆会产生偏差，缺觉的你更有可能觉得自己的生活令人沮丧，因为你的记忆中残存了更多前一天的消极回忆。

如何提取记忆

现在我们知道了记忆如何从不稳定的短时记忆转变成稳定的长时记忆。在记忆储存到大脑中以后，每当我们需要提取记忆的时候，大脑又是怎么做的呢？

脑科学家发现，海马中的一些重要神经元可能起到了"检索标签"的作用。当你需要提取某些记忆时，激活"检索标签"就可以"牵一发而动全身"，从大脑皮质储存的长期记忆中翻找出你需要的部分。一般来说，对于时间跨度比较小（比如6小时）的两件事，负责储存这两段记忆的神经元通常有重叠；而如果两件事的发生时间间隔超过24小时，这两件事就会被储存在完全不同的两簇神经元里。

每当我们回忆一件事时，就会修改这段记忆。我们提取记忆的过程和从电脑里提取储存信息是不一样的。当你回忆某件事时，大脑神经元中负责储存记忆的折叠蛋白会重新变成不稳定的形式，这时环境中的新信息和情绪状态都会被编码到这些记忆蛋白中去。当记忆蛋白再次恢复稳定时，原有的记忆可能已经被修改了。所以，对一件事的回忆次数越多，这件事在你大脑中的样子可能离最初的状态越远。在刑事案件中证人的证词就是一个例子。当侦查人员反复询问证人，让他们回忆看到的人或事时，使用的一些暗示会影响证人的回忆，而证人反复提取记忆的过程也有可能扭曲其最初的记忆，导致证词和真实情况有所出入。

越擅长遗忘的人，可能越擅长记忆

现在我们知道，要记住一个新信息不容易，记得准确就更难了，所以不少人都很羡慕过目不忘的能力。很多人甚至觉得，对于记忆的极致追求就是过目不忘。但事实恰恰相反：如果我们真能记住每天经历或学到的大量信息，关于大量细节的清晰记忆就会在我们的大脑中互相干扰，影响大脑的整合能力，我们也会因此变得无法概括知识、总结信息。所以，遗忘和记忆一样，都是非常重要的能力。遗忘也是记忆的一部分，适当地遗忘才能帮助大脑高效地记住重要信息。从某种程度上说，越擅长遗忘的人，记忆力和学习能力越出色。相比之下，多动症和抑郁症病人常因为无法忘记大量的干扰信息或负面信息而被淹没在记忆的沼泽中，无法提取大脑中真正重要的信息。

儿童就非常擅长遗忘。海马神经元表面有种受体，叫作NMDA受体，是由NR2A和NR2B基因调控的。因为儿童的NR2B基因表达比例比成年人高，所以儿童在学习新知识的时候，更擅长从神经纤维中修剪掉没用的旧信息，而只记住重要的新知识。成年人不像儿童那么擅长遗忘，学习能力反而降低了。

儿童的学习能力比成年人更强，这是因为儿童的大脑可塑性更强。但是，儿童学得快忘得也快，这同样源自大脑可塑性。在前面我们介绍过，大脑可塑性越强，大脑神经元之间的网络连接就越容易被新学到的信息改变。如果成年人的大脑可塑性比较强，就会比其他成年人更容易遗忘旧的知识和经验，更快地学到新的知识和技能。之所以学得快、忘得快，是因为在快速学习的时候形成的新神经回路需要随时整合到旧的神经网络中去，这就导致那些旧的、长时间不用的神经回路更容易被改写和替代，旧记忆也就更容易被遗忘了。

理解和专注影响记忆效果

理解一个知识点有助于增强记忆效果和记忆持久度，如果大脑对新知识的理解程度比较高，我们就可以更快地学习和整合新信息。兴趣和理解对记忆效果都非常重要，两者相辅相成。记忆储存在大脑中由不同脑区、不同神经元之间的神经纤维连接而成的大片复杂的神经网络中，这就像不同城市之间的公路网。

当你接触一种新知识时，如果你的大脑中完全没有基础知识架构，比如从零开始学英语，在这种情况下大脑就需要从零开始生长出大量新的神经纤维并互相连接在一起，搭建一个全新的"英语"神经网络。如果你对一种知识已经有了比较多的了解，比如达到英语六级水平，这时候再背英语专业八级的词汇，记忆难度就不像初学时那么大了，因为你的大脑需要做的只是往已有的神经网络里添砖加瓦，对神经纤维、蛋白做增添和修剪。在这个阶段，你会觉得越学越有乐趣，因为学习新知识越是难度适中，我们越容易得到奖赏感和快乐感，也就更愿意学习这种知识。这就是为什么我说兴趣和理解是相辅相成的——某种知识越是熟悉，就越容易学；越有兴趣，记忆效果就越好。

专注力也是高效记忆的关键。专注力是由大脑前额叶控制的，大脑前额叶是位于我们额头后方的一大片脑区，在进化史上是最新发展出来的，也是人类大脑和其他动物大脑的一个主要区别——人类大脑额叶远比其他动物（包括灵长类）发达。额叶在人类个体发育过程中也是最晚发育成熟的脑区，差不多要到20~25岁才能完全发育成熟。这也是为什么儿童和青少年在课堂上很难长时间集中注意力，每隔40分钟就要下课休息一次，让大脑重新恢复专注状态。虽然成年人的神经元可塑性下降了，记忆新知识的速度没有儿童和青少年那么快，但成年人较强的专注力和理解力弥补了记忆速度的不足，所以 30 岁的人的记忆力、学习能力未必比儿童和青少年差。

但现在的一个趋势——多任务模式，在很大程度上影响了人们的专注力。人类拥有一定的可同时处理多项任务的能力，但远不像电脑那样擅长多任务。在多任务的现代工作模式下，很多人习惯于短时间之内关注多项事物，不停地切换注意对象。这种大脑运作模式导致人们在任何一件事情上都无法保持长期专注，也就无法深入思考和理解任何一件事。

海马中的短时记忆空间有限，新信息一旦进入，就会挤占短时记忆空间里的旧信息。所以如果你一边打电话，一边把车钥匙放在裤兜里，一边走向办公室，那么你很有可能会忘记把车停在哪里了。这不是因为你记性差，而是因为你的大脑同时运行了多件事。

反过来，短时工作记忆也是维持注意力的核心。因为当大脑决定专注于一件事的时候，需要先在短时记忆中储存一部分关键信息，然后在继续接收新信息的时候，大脑才能理解新信息，并有效地对其进行归类、加工和储存。比如，在你读到这个段落的时候，需要先在大脑中短时储存"短时工作记忆是维持注意力的核心"的标题，你在往下阅读的过程中才能理解和吸收新知识。但如果你的短时记忆力不佳，刚看了这一段的头几句，就把"短时工作记忆是维持注意力的核心"这句话给忘了，那么你读到这里就会很难继续集中注意力阅读下去，而不得不回过头去重新阅读。所以，记忆力和专注力是相辅相成的，短时记忆力的好坏会影响一个人的专注力。

提高记忆力和记忆效果的方法

玩可以增强记忆力——坐过山车、打球、玩游戏都有增强记忆力的作用。《自然》杂志于 2016 年发表的一项研究发现，当我们专注于一个特别吸引人的活动或者身处一个新环境时，大脑脑干附近的蓝斑会分泌更多的多巴胺。多巴胺除了和奖赏感有关，还会作用于海马，帮助海马建立更加牢固持久的记忆神经回路。这种记忆增强作用发生在大脑释放多巴胺的前后，也就是说，如果我们能在复习备考的短暂休息时间玩玩游戏，或者在开会之后打打网球，或者在出去玩的间隙背背单词，都能明显增加学习的效率和记忆的持久度。这也是为什么当你遇到人生的重大事件或者去一个新地方生活时，记忆会特别强烈和深刻。

长期坚持规律的有氧运动也可以明显提高记忆力。建议的运动频率是一周三次以上，累积时间要超过两个半小时。

一个研究发现，学习之后 4 个小时锻炼身体可以明显提高记忆的效果。在 2016 年开展的一项研究中，科学家让 72 个参与者学习图片和地点的配对关系，学习过程共计 40 分钟。接着这些人被随机分成三组：第一组在学习之后马上开始运动，第二组在 4 个小时后开始运动，而第三组完全不运动。两天后科学家测试这些人能记住多少学习内容，结果发现，第二组比另外两组记住的配对信息更多。这说明，适当的延迟锻炼有助于提高长时记忆力。

喝咖啡对记忆力有好处。美国人和欧洲人喜欢喝咖啡，所以做了很多咖啡对大脑影响的研究。结果发现，咖啡因不仅可以提神醒脑，也能辅助治疗一些精神疾病。每天三杯咖啡，可以提高记忆力和反应能力，长期饮用还能预防阿尔茨海默病。咖啡因通过作用于大脑神经元的腺苷受体 A2aR，减缓记忆的衰退速度。对东亚人来说，喝茶也有类似的作用。

饮食的选择对记忆力也很重要。有越来越多的证据表明，橄榄油富含的单不饱和脂肪酸不仅可以改善心血管功能，还能提高记忆力。对大量中年女性的饮食研究发现，长期摄取单不饱和脂肪酸的中年女性记性更好，而长期食用饱和脂肪酸（猪肉脂肪和牛肉脂肪等）则会导致记性变差。富含不饱和脂肪酸的食物包括橄榄油、牛油果、三文鱼等。

一些专门针对记忆力设计的小游戏或许可以帮助我们提高记忆力。剑桥大学针对早期认知衰退病人设计了一个有趣的小游戏，让玩游戏的人在平板电脑上把不同的地理模式和不同的位置相匹配，如果匹配对了，就会得到虚拟金币的奖励。这个游戏还会根据你的表现而改变难度，所以不容易玩腻。这些病人在 4 个星期中总共玩了 8 次游戏，每次玩一个小时，结果他们的情景记忆测试分数提高了 40%，错误率下降了1/3。

情景记忆能力对于一个人的日常生活非常重要，我们需要记住把钥匙放在哪里了，或者把车停在哪里了。在玩这个游戏几次之后，参与者的自信程度和主观记忆力也提高了，也就是说游戏让他们的自我感觉更好。不过，认知游戏对提高记忆力是否真的有效，提高程度有多大，是否可以迁移到更泛化的场景中，关于这些问题科学家还存在争论，相关应用也在探索之中。

虽然认知训练游戏对增强记忆力的效果还没有确凿的证据，但是边游戏边用微电流刺激大脑，对于提升记忆力的效果似乎挺明显。桑迪亚国家实验室发表在《神经心理学》上的一项新研究就表明，工作记忆训练与一种无创的大脑微电流刺激相结合，可以在某些条件下改善一个人的认知能力，包括工作记忆和认知策略。

为什么认知游戏训练效果不太好，但与刺激大脑配合就有用得多呢？这是因为对大脑的微电流刺激会直接影响大脑的可塑性，从而增加不同脑区间神经连接的数量和强度。

当大脑中负责工作记忆的脑区之间神经纤维连接增加了，增强的神经网络就会使你在完成另一个需要同样的大脑神经网络的任务时也能表现得比较好。而如果通过认知游戏来训练一些特定的记忆内容，那么结果可能只是和这个特定游戏有关的一个很小的脑区功能增强了，而整体的工作记忆能力并不会提高。

在这个实验中，科学家使用的是经颅直流电刺激。通电后，大脑表层就会有电流流过。想要影响哪部分大脑，就把电极放在可以让电流流经那个区域的特定位置上。微弱的电流使得大脑表层的神经元比平时的放电程度略有增加，神经元连接的速度更快，学习的效率也变得更高。经颅直流电刺激技术已经存在了半个世纪，通过它来增强大脑神经回路可塑性的效果，在很多研究中也都得到了证实。

在这个实验中，研究人员让参与者先玩半个小时语言记忆训练游戏或者空间记忆训练游戏，在此期间，他们大脑左边或右边的背外侧前额叶会受到微电流刺激，其中大脑的右半球主要负责空间功能，左半球主要负责语言功能。

结果发现，那些玩语言记忆训练游戏且大脑左侧前额叶受到电流刺激的人，他们的语言工作记忆能力明显提高了，而空间记忆能力没有明显变化；那些玩空间记忆训练游戏且右侧前额叶受到电流刺激的人，他们的空间记忆能力提高了，而语言工作记忆能力没有明显变化。相反，那些玩空间记忆训练游戏且左侧大脑受到电流刺激的人，他们的语言工作记忆能力和推理能力都没有变化。不过有趣的是，那些玩语言记忆训练游戏且右侧大脑受到电流刺激的人，他们的语言工作记忆能力和空间记忆能力都提高了，他们的推理能力也提高了。研究者推测原因可能是，大脑右背外侧前额叶负责策略功能，对这个区域的微电流刺激可能有助于提高人的策略能力，从而使各方面的表现都得以提升。

提高记忆效果的短期策略

我们有什么方法可以在短时间之内记住大量信息呢？下面我给大家提供了一些记忆策略。

第一个方法是联想记忆法。用这个方法，你可以在短时间之内记住看似毫无关系的多个对象，比如彼此间没有联系的 10 个单词。我们的短时记忆空间是有限的，最新的记忆理论提出，一个人在学习新知识的时候能储存在短时记忆空间中的信息是 4 个单位，超过这个数量的信息很难进入大脑的短时记忆空间。那么，这是不是意味着我们就没有办法在短时间内同时记住 10 个单词呢？不是的。

比如，你要迅速记住以下 10 个词语：苹果，飞机，鸵鸟，石头，帅哥，物理，空气，大炮，袋鼠，快乐。单独记忆这些不相关的词语超出了一般人的短时记忆空间容量，但如果我们把苹果和飞机联系在一起变成"苹果打中飞机"，把鸵鸟和石头联系在一起变成"石头打中鸵鸟"，把帅哥、物理和空气联系在一起变成一个"物理成绩很好的帅哥在计算空气体积"，把大炮、袋鼠、快乐联系在一起变成"一只袋鼠从大炮中快乐地飞了出去"，就可以通过联想把 10 个词语压缩成 4 个画面，需要的短时记忆存储空间刚好变成了 4 个，你就可以马上记住这些词了。这种压缩信息的联想越天马行空，给你留下的记忆就越深刻。

接下来，如何让我们临时突击学到的知识变得更牢固、更持久呢？技巧有两个：一个是记忆可视化，一个是记忆可联想化。我们刚才介绍的词语联想法，其实就包含了这两个技巧。

记忆可视化是指，如果你需要记忆一个语义信息，比如一个历史事件，那么你可以尝试把这个事件的来龙去脉在大脑中以放电影的形式想象出来。这种可视化的记忆方法可以让你在长时间之后还记得这个历史事件，这是为什么呢？

我们大脑的视皮质叫作枕叶，就是晚上睡觉时靠着枕头的脑袋后部。枕叶皮质的面积较大，在进化史上也很古老，因为动物最早分化产生的感官之一就是视觉，这个区域在胎儿大脑发育过程中也是最早成熟的。大脑中负责语言的区域叫颞叶，颞叶在耳朵边上，左右各一块；这个区域在进化史上非常晚才出现，并且只在人类和极少数动物中才比较发达。丰富的语言是人类独特的功能，而颞叶在大脑发育中也是最晚成熟和最早衰老的区域，相对脆弱。如果我们把学到的抽象语言知识可视化，使古老而强大的视皮质也参与到记忆活动中去，效果就会更好。

记忆可联想化则多用于记忆没什么逻辑和规律的知识，例如记忆英语单词。某出国留学机构在英语教学中就会教学生把一个长单词拆成头尾两个"小单词"，然后把这两个小单词的意思和这个长单词的意思用联想法联系在一起，之后就可以通过小单词联想起长单词的意思。

提高记忆力和大脑可塑性的新科技

经颅直流电刺激可以增强大脑可塑性，也就是学习能力和记忆力，这种神奇的效果在近年的多项研究中都得到了证实。

在2016年的一项研究中，罗马科学家用经颅直流电刺激小鼠大脑20分钟后，发现小鼠海马神经元的可塑性和记忆力明显提高了，并且效果持续了一周之久。通过观察小鼠大脑的生理变化，科学家还发现，电刺激可以激发大脑细胞释放脑源性神经生长因子，前面我们讲到，这种因子对于大脑神经元的生长和分化至关重要。

不仅小鼠如此，在人类身上科学家也发现了类似的效应。2017年发表在《电子生命》上的一项研究发现，通过同步电刺激增强特定的脑电波，可以提高人的短时工作记忆能力。大脑不同区域的神经元电活动会在不同频率上振荡，有着各自的稳定节拍。帝国理工学院的研究者发现，通过经颅直流电刺激的手段来同步不同脑区的神经电活动，可以增强工作记忆能力，这个应用在现实生活中帮助我们在聚会中记住新认识的人的名字、电话号码，或者记住超市购物清单。在这项研究中，当用西塔频段的电流同步两个不同脑区的活动后，实验参与者记忆任务的反应速度明显变快了，这说明他们的短时记忆能力增强了。

大脑电刺激还可以提升精神疾病患者的大脑认知功能。2017 年发表在国际顶级期刊《脑》上的一项研究中，伦敦大学国王学院的研究者发现，用微电流刺激大脑可以提高精神分裂症患者的认知能力。精神分裂症患者的核心症状包括认知能力损伤、记忆力和专注力变差、决策困难。这些认知能力的缺陷导致他们没有足够的注意力来记住信息，这严重影响了他们的日常生活。

科学家使用经颅直流电刺激来反复刺激这些精神分裂症患者大脑的特定区域，结果发现这些病人的大脑认知功能有所改善。这可能是因为电刺激可以增强大脑细胞的可塑性，使大脑的神经元连接更容易被新的信息输入或者训练修改。换句话说，电刺激使得大脑的学习能力增强了。在接受经颅直流电刺激 24 小时之后，这些精神分裂症患者的工作记忆能力和执行功能都有所提高，相关大脑区域的活动模式也改变了。

经颅直流电刺激还有助于运动记忆的巩固。而且，在 2016 年发表在《当代生物学》的一项研究中，科学家第一次发现，睡觉时用经颅交流电刺激持续作用于特定的大脑区域，可以增强与运动相关的记忆力。在睡眠那一章我们介绍过，睡眠中大脑特定区域产生的纺锤波对记忆的形成至关重要。在这个研究中，科学家用交流电刺激作用于这些纺锤波，明显提高了参与者的运动记忆表现。

在 2017 年 2 月的一项研究中，美国西北大学医学中心的科学家还发现，经颅磁刺激可以提高一个人情景记忆的精确度。这些情景信息包括一个事件发生的背景和空间信息，比如特别的颜色、形状或者一些建筑的具体位置。在这项研究中，实验参与者在接受了几天的经颅磁刺激后，他们精确记忆信息的能力增强了，效果可以维持长达 24 小时。

经颅磁刺激还可以增强听觉记忆力。大脑中有一个神经网络叫作背侧通路，它和我们的听觉记忆能力有关。背侧通路会产生有节律的电脉冲，频率叫作西塔波。麦吉尔大学的科学家发现，通过对这个区域实施经颅磁刺激，可以增强一个人的听觉记忆能力。在这个实验中，科学家先用脑电波和脑磁波结合的手段，记录一个人在做听觉任务时大脑背侧通路的电活动。然后根据记录下的实时电活动，科学家在同样的区域施加经颅磁刺激，刺激的频率和该区域的西塔波频率保持一致，从而增强了西塔波。

结果发现，当西塔波增强之后，一个人的听觉记忆表现也提高了。但如果只是对这个区域施加随意的磁刺激，而不和西塔波保持同步，就没有这种增强的效果。这个研究结果意味着，通过人为增加特定脑电波活动的强度，可以提高一个人在听觉学习中的表现。同样的原理也可以应用于视觉、知觉和一般学习过程中。

这里提到的都是发表在脑科学和精神医学的世界顶级期刊上的研究，效果也在不同的实验范式下多次重复出现。这给予了研究大脑可塑性和经颅电刺激技术的科学家很大的信心，相信类似的物理刺激方法在调节大脑功能、治疗精神疾病方面可以发挥重要的作用。

如何应对现代人的注意危机

　　我的朋友小涛一天中午独自走在天桥上，边走边思考最近棘手的工作。走到一半，突然眼前出现了他父亲的脸——就像从天而降一般来到他的面前。父亲问他：我在天桥上老远就看到你了，还和你招手，你怎么没看见我呢？父亲的脸其实从他走上天桥就在他的眼前了，但他却视而不见，直到父亲走到他跟前。朋友觉得这件事情很奇怪：父亲明明早就出现在他的视野里了，为什么他一直没发现呢？

这位朋友对他的父亲视而不见并没什么特别的，类似的事情我们可能每天都在经历。

　　有一次我和另一个朋友在美国旧金山的日本料理店吃完饭后，俩人慢悠悠地走去前台结账。朋友问收银员能不能用苹果支付，收银员说可以。朋友一摸口袋，咦，手机没了。她不好意思地说手机可能落在饭桌上了，说完便一路小跑回到我们刚吃饭的桌子那里。收银员看着她慌张的样子笑而不语。过了一会儿，朋友跑了回来，我问她手机找到了吗，她尴尬地笑笑说原来手机一直攥在她手里呢！

手机明明拿在手里，却四处寻找；父亲明明在眼前，却视而不见……为什么生活中经常会发生这样的事情呢？这是由我们大脑的功能特性决定的。因为我们全身的感觉器官——眼睛、耳朵、鼻子、皮肤和其他感官通道——无时无刻不被各种外界信息轰炸着，而我们大脑的神经元数量是有限的，大脑可以获得和消耗的能量也是有限的，要让这容量有限的大脑在无限的信息世界中成功运行下去，既要接收外界信息以保证机体的存活，又要避免因为信息过载而被"烧坏"。这使得大脑必须有一个"筛子"来选择性地接收信息，这个筛子就是大脑的注意机制。

注意机制可以帮助大脑有选择地加工那些对于生存至关重要的信息，忽略不重要的信息。大脑对视野中的每一样东西都不是同等看待、同等加工的。注意机制会放大那些对生存而言重要的信息的神经信号强度，筛选出需要优先加工的信息，并忽略其他不重要的信息。注意机制的存在使大脑可以有选择、有重点地消耗能量，而不会一直被无关紧要的信息干扰。

为什么我们容易被突发事件干扰

你有没有发现，当你专心致志做一件事时，很容易被环境中的突发事件干扰？当你专心写报告的时候，有一位同事从你身边走过，你可能会不由自主把头转过去看看他是谁；当你专心写代码的时候，放在桌子上的手机突然震动了一下，你的眼睛可能会不由自主地看向手机。为什么我们这么容易被干扰呢？这和我们大脑加工信息的优先程度有关。

你在专心做事的时候之所以很容易受到环境突发事件的干扰，是因为大脑的注意机制容易对新的、变化的刺激做出反应，而对旧的、习惯性的刺激信号进行抑制。一直在写的报告或代码对大脑来说是旧的、不变的刺激，会被大脑逐渐抑制和忽略，而身边偶然经过的同事、突然震动的手机则是环境中新的、变化的刺激，容易激发大脑的优先反应。

大脑偏爱环境中的新鲜刺激是有道理的。在进化过程中，关注环境中的突发事件比关注一成不变的事物更重要，这种反应可以让我们随时知道周围环境中有什么突发状况，从而避免意外的发生。当我们的祖先在野外专注狩猎麋鹿时，耳边突然响起一阵低吼声，狩猎者的第一反应就是查看吼声的来源，如果发现它们来自远处的狮子，就要马上逃跑而不是继续狩猎。对环境的变化做出优先反应有助于提高动物的存活率，这一大脑机制在进化过程中自然也被保留下来。但是，就像很多对现代人越来越不适用的原始本能一样，大脑对新奇刺激的偏爱在现代社会也变得不再适用于很多场景，导致我们很容易受到外界刺激的干扰，影响学习和工作时的专注状态。

我们大脑处理外界信息有两个加工方向：一个是自上而下的加工，另一个是自下而上的加工。这里的"上"指的是大脑，"下"指的是外界环境刺激。什么是自上而下的加工呢？它指的是我们通过大脑中储存的经验、预期来匹配和处理我们接收到的信息。比如，当你躺在草地上看天上的云时，你觉得有的云像小狗，有的云像大象，这是因为你的大脑中储存着小狗和大象的形象，这些形象自上而下地投射到你看到的云上，于是云在你眼中就有了鲜活的形象。自下而上的加工则相反，是外界的物理、化学刺激直接作用于大脑产生的感知，比如，你看到的花是红色的，这种体验就是外界刺激给你的大脑的直接反馈。

当你专心做一件事的时候，大脑会自上而下地调配注意力，使我们专注于某一件事。比如当你专心学习英语的时候，大脑会把注意力放在英语单词和句子的视觉加工上。但是，当环境中突然出现了新奇的刺激，比如你的手机突然来了微信，或者你身边突然有人开始聊天，自下而上的环境刺激就会快速地占据你的注意力资源，促使你去关注新发生的事。

前文中提到的在天桥上对父亲视而不见的朋友，就是因为大脑对视觉的自上而下和自下而上的加工都出了问题。那一天父子俩相遇的地点是在离家很远的地方，他的大脑没有预期会遇到家人，因此大脑自上而下的加工无法发挥作用。当时他的注意力集中在工作上，视觉得到的注意力资源少得可怜，所以他对视野里出现的人和事物视而不见，自然也看不见自己的父亲。

压力越大，越难集中注意力

无论你是学生还是社会人，你总能感受到来自四面八方的压力，学业的、感情的和工作的。或许你是一线城市的白领，每天努力工作，想要尽快专注高效地完成手头的工作，以获得老板的赏识和提拔。但是当你写着文案，突然想到不知道在这个漂泊的城市什么时候才能拥有一套自己的房子时，巨大的压力袭来，你的写作思路变得模糊起来。如果这样的压力长期存在，就可能导致慢性焦虑，影响你的专注力，并让你的工作效率变得低下。我们在第1章里讲到，压力和大脑认知表现呈倒U形关系。在压力适度的情况下，我们可以专注地解决问题，但如果压力过大，就会影响专注力。

在现代生活中，当问题迟迟得不到解决，压力事件长期存在时，压力机制就会被激活得太久或者太频繁，最终损害大脑和身体的各个部位。在长期焦虑的状态下，我们的身体会长时间释放肾上腺皮质激素，抑制免疫系统，导致免疫失调和免疫力低下，这也是为什么长期的工作压力会让你很容易生病。除此之外，皮质激素有使中枢神经兴奋的作用，让人感到躁动不安，睡眠也因此会受到影响。

专心工作学习的时候为什么会走神

回忆一下你的热恋期有没有经历过类似的场景：明明考试迫在眉睫，很想专心学习，大脑中却不由自主地浮现出昨天和对方约会的情景，对方说过的话、脸上的笑容让你浮想联翩。当你猛然意识到这些时，你已经走神好一阵儿了，嘴角还挂着痴痴的微笑。

开会期间听同事做报告，刚听了十几分钟，你就开始想晚上去哪儿吃饭；看书的时候突然想起一件有趣的事情，便拿起手机和好朋友分享一下……类似的走神现象在我们的生活中十分普遍，每个人一天中可能走神十几次或者上百次。你的身体活在当下，你的思维却未必，它可能时常神游到了过去或者未来，结果就是你对身边正在发生的事一无所知。为什么当我们专心做事的时候，明明没有外界因素的打扰，却还是会不由自主地走神呢？

首先，你需要知道，走神并不一定是坏事，恰恰相反，天马行空地做白日梦其实是大脑的默认状态。你可能觉得，当没有特别任务要执行的时候，大脑会处于休息状态，不需要消耗多少能量。但是近 20 年来的脑科学研究发现，当你在清醒的时候，即使没有特定的事情要做，没有特定的问题要思考，大脑也是有基础活动的，而且消耗的能量丝毫不比你专心思考一道棘手的数学题时少。

大脑拥有超过 1 000 亿个神经元，这些神经元彼此间高频且精细地交流着信息。在 21 世纪的前几年，神经科学家赖希勒和他的同事发现了一个从未有人注意到的现象：即便人在休息的时候，大脑的不同区域也存在着大范围的神经活动，就像海面下的暗流涌动一样。我们现在把这种活动叫作大脑的静息态活动。这个发现让科学家知道，大脑不执行特定任务的时候也是高度活跃的。当你在发呆、做白日梦或者休息时，你的大脑并没有闲着，此时大脑消耗的能量和你背诵一首古诗时消耗的能量差不多。休息期间大脑会进行独特的默认活动，这个默认活动涉及几个距离遥远、看似无关的脑区。

在这里，你需要先了解一个比较新鲜的概念，就是大脑网络。大脑科学家在 20 世纪中叶之前还主要是通过脑损伤病人的症状来研究大脑功能的。从对大量脑疾病的观察中科学家发现，大脑的不同区域似乎负责不同的功能。比如大脑的枕叶主要负责视觉，颞叶主要负责听觉和语言等；大脑的左、右半球也有着各自不同的分工，大脑左半球偏重语言和抽象思考，大脑右半球偏重图像和想象力。

随着近几十年来脑电技术和脑成像技术的发展及应用，脑科学家才进一步发现，原来大脑功能按照生理位置划分只是一种粗糙的划分方法，一个更合适的功能划分方法是按照神经网络来分。比如视觉有视觉网络，听觉有听觉网络，专注力有注意力网络等。负责某个特定功能的大脑网络可能分布在相对集中的某一片大脑区域中，也可能分布在距离遥远的不同大脑区域中。比如，负责做白日梦的默认网络是由分布在大脑前侧的内侧额叶、左右侧的内侧颞叶和上部的顶叶这几个距离遥远的大脑区域共同组成的。

当人们安静地休息时，这些距离遥远的大脑区域会一起变得活跃；而当我们专注于某些任务时，注意力网络则会抑制默认网络的活动，使大脑把有限的认知资源集中于特定任务。

因为大脑天生对变化的刺激十分敏感，而对固定不变的刺激会逐渐抑制，所以大脑保持专注的时间是非常有限的。在完成一项任务的过程中，短暂的休息可以大幅提升你继续完成任务的专注力，并延长你保持专注的时间。

当我们长时间做同一件事时，我们会慢慢开始走神，在这项任务上的表现也会逐渐下降。这个现象和我们对世界的感知变化过程是一样的：当我们看到固定不变的东西，或者听到固定不变的声音时，大脑就会逐渐适应它们，不再感知到它们。比如，当你看一样东西时，它在视网膜上的位置并不是固定不变的，眼球其实会不断地小幅度扫动，如果科学家刻意把投射到视网膜上的影像固定住，眼睛就没有办法再看到这个东西了。同样，当我们听到固定不变的声音时，这个声音很快就会变成背景音，我们也不会再注意到它。触觉亦如此，我们每天穿着衣服做各种动作，却从来感觉不到衣服的存在，这是因为衣服一直接触着我们的身体，我们早已适应了它们的存在。当我们的身体对这些固定不变的视觉、听觉、触觉习惯了之后，这些感觉对大脑来说就不再有注意的必要了。总而言之，大脑会把固定不变的刺激看成是不重要的信息，并将它们从我们的意识中抹去。基于同样的原理，当我们试图长时间专注于同一个任务时，这个任务对大脑来说就会逐渐变得不重要，我们也会不知不觉地走神儿。

怎样才能不走神

短暂改变一下任务的内容，就可以大大提升后续的专注力，美国伊利诺伊大学的科学家通过实验证明了这一点。

在这项研究中，实验参与者需要完成一个重复的电脑任务，这个任务时长 50 分钟。这些实验参与者最开始被分成了 4 组。第一组需要不间断地完成 50 分钟的电脑任务；第二组和第三组在实验开始前需要记住 4 个数字，并且被告知当他们在实验中看到这几个数字时，需要做出特定的反应。第二组和第三组的不同之处在于，第二组在做电脑任务的过程中确实看到了这些数字，并且做出了反应；第三组在做任务的过程中并没有看到任何数字，所以他们也是 50 分钟不间断地完成了电脑任务。第四组在完成电脑任务的过程中看到了数字，但他们却在任务开始前被告知可以忽略这些数字。

结果发现，大部分实验参与者在完成电脑任务的 50 分钟内表现逐渐下降，唯独第二组的专注力从头到尾没有明显变化，这一组就是在完成任务的过程中看到了数字，并且对数字做出特定反应的人。

这个实验结果证实了，我们的大脑是被大自然设计出来对变化做出反应的。长时间做同一个任务会降低一个人的任务表现，但只要中间短暂地穿插一点儿其他任务，就可以让你的后续专注力重新回到高位。

所以，平时在学习或工作的时候，不要持续做同一件事太长时间。每隔 20~30 分钟就短暂地休息一下，刻意让自己"换换脑子"，比如解一道简单的数学题，再回到工作或学习中去，就可以让你的专注力恢复到高位了。

当你的大脑功能正常，你又不太疲劳或饥饿时，大脑负责专注力的网络通常可以成功地抑制大脑默认网络自发的胡思乱想，让你维持专注状态几十分钟。但如果大脑负责注意的功能比较弱，或者大脑处于低能量状态，比如，你从早上开始就不停歇地工作到下午两三点，连饭都没来得及吃，你感到又饿又累，在这种情况下你就很难保持专注状态了。

专注力也和人的觉醒程度有关，人越清醒越能长时间保持专注状态。晚上犯困的时候学习或工作，就会难以集中专注力。所以，在工作或学习的时候让自己不饿、不渴、不疲劳，并且保持坐姿正确，时不时地活动一下身体，维持大脑的供血充足，就可以明显减少你走神的次数。

被手机分散的专注力

最近 10 年随着智能手机的普及，人们的生活和工作越来越多地受到手机的影响，许多人甚至到了手机不离手的程度，无论是走路、坐地铁，还是开车、工作，都会拿着手机或者把手机放在身边。

我们用手机发微信、刷朋友圈、看新闻、刷微博、看小视频、玩游戏、购物、搜地图、导航、发邮件，一天几个甚至十几个小时都花在手机上。智能手机如此重要，以至于你会觉得身边如果少了手机，生活和工作的便利程度都会大大下降。不少人是重度手机用户，如果手机不随时随地带在身边，就会产生"分离焦虑"，坐立难安。

研究发现，习惯性使用智能手机会显著地影响你的专注力。如果你把手机放在触手可及的地方，即使它处于关机状态，也会影响你的专注力。这是 2017 年一项针对 800 个智能手机用户的研究得出的结论。

在这项研究中，实验人员要求参与者在电脑上完成一个需要高度集中注意力的任务。但实验参与者不知道的是，这项研究真正关心的是手机对他们专注力的影响程度。在做任务之前，实验人员随机把实验参与者分成三组。第一组需要把手机正面朝下放在桌子上，第二组需要把手机调成静音后放在衣服或裤子口袋里，第三组需要把手机调至静音后交给实验人员放到另外一个房间。接着，他们开始集中注意力做电脑任务。

做完任务后，研究人员统计了所有参与者的任务表现。结果发现，虽然所有人都觉得他们在做任务时十分专注，但事实上不同组的任务准确度是不一样的。其中表现最好的是第三组把手机放在另外一个房间里的人，他们的任务准确度明显比第一组和第二组好，而第一组的任务表现最差。

我们在工作或学习时常常把手机朝下放在桌子上，或者放在身边的包里，以为这样就可以避免手机的干扰。但这个实验告诉我们，把手机放在触手可及的地方会在潜意识里影响你的专注力。为什么把手机放在旁边，会对专注力产生这么大的影响呢？

这是因为大脑的注意力资源是有限的。当你把手机放在触手可及的地方时，虽然你主观上认为自己没有去想手机，但因为你在生活中已经习惯了随时随地拿起手机，所以你在工作时也会情不自禁地想要去拿手机，这就需要你刻意压抑自己的冲动。这看似一气呵成，但压抑自己的冲动会占据你的注意力资源，从而降低你完成任务的专注力。把手机调成静音或者关机也没有太大作用。这项研究表明，不管手机是开机还是关机，是正面朝上还是正面朝下放在桌子上，把手机带在身边这件事本身就会影响你的专注力。

在这项研究中，科学家还询问了实验参与者对手机的依赖程度，并分析了手机依赖程度和专注力两者间的关系。结果发现，对手机依赖程度最高的人，在专注任务中的表现也最差。不过，即使你是重度手机用户也无须绝望，因为这个规律仅适用于手机放在桌面上或者放在口袋里的情况。当把手机放在另一个房间里时，即使一个人的手机依赖程度很高，其完成专注力任务的表现也不比手机依赖程度低的人差。

与此类似的一个现象是，多任务模式也会影响专注力。现在的工作模式渐渐让人习惯于同时处理好几项任务，有人认为这是一种过人的能力，但实际上，多任务工作模式会影响专注力。经常主动或被动地置身于多任务模式中，比如一边在电脑上工作，一边用微信聊天，一边吃东西，这样的工作习惯会导致你很难专注于一件事。虽然人具有一定程度的多任务能力，但其实人脑远不像电脑那样擅长多任务，你能同时做的事情是很有限的，它会导致你在任何一件事情上都无法深入思考。

如何通过训练提升专注力

缺乏专注力可能有两个方面的原因。第一，大脑额叶的功能发育不全或者能量不足，导致负责专注力的注意力网络无法把注意力资源分配给特定目标，你就很容易受到干扰或者走神。比如，注意缺陷多动障碍患者很难在一件事情上长时间保持专注。大脑负责注意力的网络是由分布在大脑头顶附近的顶叶、额头附近的额叶和前扣带回等区域组成的，因此注意功能十分依赖于这些脑区的成熟状态。因为注意缺陷多动障碍患者的额叶发育相对迟缓，所以大脑额叶对默认网络的抑制功能较弱。当注意缺陷多动障碍患者专注做一件事的时候，一旦他们的大脑中冒出一些新想法，或者环境中有新刺激，他们就无法抑制大脑自动切换频道，所以注意缺陷多动障碍患者很容易被外界信息干扰或者不由自主地分神。

第二，虽然大脑额叶没有天生的发育缺陷，能量补给也十分充足，但依旧无法在一件事情上长时间保持专注，这是因为你在长期的生活、学习、工作中养成了不好的注意力习惯。比如，当你越来越频繁地使用智能手机时，你的专注力就会大幅下降；你在工作或学习中经常采取多任务模式，每 5 分钟就切换一次你正在做的事，以至于不知不觉养成了切断自己专注状态的坏习惯，越来越难以回到长时间高度专注于一件事情的状态。这种因为经年累月的生活模式所导致的专注力下降，和先天大脑额叶的专注力不足的体验是差不多的。

因为不良生活习惯造成的专注力低下，可以通过一段时间的有意识的训练加以改善。

如果你长期使用智能手机，养成了每隔几分钟就掏出手机查看信息的坏习惯，那么改变的方法是在需要专心工作或学习的时候远离手机。

你以前可能认为手机只要调至静音放在身边，对你的学习和工作就不会有太大的影响。但现在你知道了，手机即使调至静音放在身边，也会在潜意识中占据大脑的注意力资源，让你在学习和工作任务中的专注表现变差。智能手机具备太多功能，以至于我们做任何一件事都会想到用手机，而且欲罢不能。要克服这种诱惑，唯一的方法就是把手机放在距离你较远的地方，而不是触手可及的地方。所以，当你早上来到办公室准备全身心投入工作时，你要做的第一件事就是把手机关机，放在包里，然后把包放在距离遥远的另一个房间或者储物柜里。总之，让手机离你越远越好，像这样的物理隔绝可以最大限度降低你对手机的依赖性。

人的专注力是一种稀缺资源，当你尝试把有限的专注力分配到几个任务上时，就容易犯更多的错误，或者单个任务的完成速度会变慢。在工作或学习的同时，你可能还会在社交网络上聊天，以及听音乐、查收邮件。大脑习惯性地在不同的任务之间切换，分配在每一件事上的专注力就减少了。我们知道，进入专注状态是需要一个过程的。当你采取多任务模式时，你花在每一件事上的时间就会变少，还没来得及进入专注状态，就又切换到了另一件事上，这导致你做任何一件事情的状态都不是专注的。损害专注力的多任务模式一旦变成习惯，我们在生活、工作和学习的方方面面就会变得难以保持专注的状态。

不过我们的大脑终身具有可塑性。我们可以养成一个习惯，也可以改变一个习惯，所以，大脑可以习惯多任务模式，也可以通过训练恢复专注的思维模式。我们之所以会走神，是因为思维涣散是一个渐变的过程。在走神过程中，一开始你的注意力略微下降，然后渐渐地进入考虑另一件事的状态，当这个思维涣散过程从无意识到被你意识到时，你才会发现自己走神。改变走神的方法是及时打断走神的过程，一旦你意识到有走神的念头或者举动，就要马上把注意力拉回来。每天反复训练自己"把注意力拉回来"的能力，当你逐渐适应了 10 分钟专注于一件事时，就逐渐延长到 15 分钟、20 分钟、30 分钟。我们的大脑单次保持专注的时间可能不会太长，只有 10~20 分钟，但经过反复练习，我们可以逐渐做到每当走神就迅速地再度进入专注状态，中间无缝衔接，这样一来就可以保持很长时间的专注状态了。

研究发现，掌握两种语言的人可能拥有更好的专注力。美国西北大学的研究者发表在《美国国家科学院院刊》上的一项研究发现，双语者在专注力、抑制能力和对声音的编码能力方面都更出色。在这项研究中，研究者记录了 23 个会英语和西班牙语的青少年，以及 25 个只会英语的青少年在听复杂声音时脑干的活动。在安静状态下，两组青少年的大脑反应差不多。但在背景非常嘈杂的实验条件下，双语青少年的大脑对语言声音基本频率的编码能力更好，这种能力是音调识别和听觉对象分类的基础，可以帮助他们在嘈杂的环境中专注于和他人的互动。

因为会说两种语言的人有着丰富的语言经历，所以他们的听觉系统在自动加工声音这件事上变得非常高效。熟练掌握两门外语的人更擅长一心两用，他们可以自如地在两种语言间切换，主动选择想要听的声音，同时忽略无关的干扰声。

运动可以提高专注力

我们平时参加的运动主要有两种：一种是可以提高心肺功能和耐力

的有氧运动，包括长跑、游泳、快步走、骑自行车等；另一种是可以增加力量和肌肉的训练，比如举重、俯卧撑、平板支撑等。虽然这两种运动对身体都有明显的好处，但科学家发现，对大脑专注力有明显提升作用的主要是有氧运动。

适量的运动可以帮助各个年龄段的人提高专注力，改善大脑的其他认知能力和情绪。无氧的力量训练对身体也有明显的好处，世界卫生组织指出，长期的力量训练可以降低23%的死亡率和31%的癌症死亡率。

在所有有关运动改善大脑功能的研究中，最引人关注的就是运动对大脑额叶功能的提升。大脑额叶的功能就包括大脑的专注力和执行功能。无论是大脑快速发育的儿童、大脑发育成熟的成年人还是大脑认知功能开始衰退的中老年人，运动都可以明显增强他们大脑的额叶功能。

有氧运动可以提升青少年的专注力，有很多研究结果都支持这个论断。一项关于低收入家庭的青少年的研究发现，在短短12分钟的有氧锻炼后，参与者的注意能力和阅读理解能力明显提高。因此，每天20分钟的有氧运动可以帮助你保持专注力。如果学校或公司离你家不远，那么你可以考虑走路或者骑自行车去上学或上班，或者爬楼梯去教室或者办公室，而不是坐电梯。

短短几分钟的有氧训练就可以提升注意缺陷多动障碍儿童的学业表现和专注力。美国密歇根州立大学的研究者做了一项研究，研究对象是40个8~10岁的儿童，其中一半患有注意缺陷多动障碍。研究人员让其中的一半儿童在跑步机上走20分钟，另一半人则安静地坐着。接着，这些孩子做了简短的阅读理解测试、数学测试和一个需要排除干扰保持专注的电脑游戏。

在这个游戏中，孩子们需要刻意忽略屏幕上出现的一些视觉干扰，快速判断一条卡通鱼会往哪个方向游。结果显示，无论是有注意缺陷多动障碍的儿童还是健康儿童，他们在进行了短暂的有氧运动之后测试表现都变得更好。

多动症儿童在做了一件错事之后，很难抑制他们接下来快速做出同样的错误选择的冲动，所以他们比一般人容易犯下更多错误。在进行了有氧训练之后，多动症儿童在电脑游戏中犯错之后放缓了他们的操作速度，避免再次犯错。换句话说，多动症儿童在进行了有氧运动之后，大脑的抑制功能增强了。

美国密歇根州立大学的后续研究也发现，有注意缺陷多动障碍的儿童在上学之前做一些有氧运动可以明显减少他们的多动症状。在这项研究中，200个从幼儿园到小学二年级的儿童参加了为期12个星期的实验，其中一半人在上课前会参加中等强度以上的体育运动，另一半人在上课前则参加相对安静的室内活动。结果发现，参加体育运动的儿童的专注力提升了，注意力不集中的现象也减少了。

有氧运动对中老年人大脑的认知衰退也有明显的改善作用，坚持有氧运动可以提升中老年人的大脑专注力。

美国堪萨斯大学医学中心研究了运动给老年人大脑带来的积极效果。这项研究将65岁以上的参与者分成三组：第一组每周做150分钟（两个半小时）的有氧运动，第二组每周做75分钟的有氧运动，第三组每周做225分钟的有氧运动。结果发现，每周的有氧运动时间越长，给大脑带来的好处就越多，这种好处主要体现在视觉空间加工能力的提升上。视觉空间加工能力指的是，你在空间中用眼睛分辨一样东西在哪儿以及它是怎样运动的能力。研究显示，有氧运动量没有最优标准，可以说运动得越多，带给大脑的好处也越多；每周参与的有氧运动时间越长，大脑的整体专注力也越强。不过如果是有心血管疾病的患者，就可能需要相应地调整运动时间。

　　在另外一项研究中科学家也发现，相比运动很少的老年人和只做拉伸运动的老年人，长期坚持有氧运动的老年人在有关专注力的认知测验中表现更好。有氧运动之所以可以改善专注力，是因为长期坚持有氧运动可以改变和专注力有关的大脑功能网络。他们更好的专注力对应着大脑中与注意控制有关的额叶和顶叶区域活跃程度的增加，以及负责抑制功能的前扣带回活动的减少。此外，有氧运动还可以增加大脑默认网络和前额叶执行网络的功能连接，让大脑对你正在做的事情响应得更快更精准。

　　那么是不是只有经年累月的运动才能提升专注力呢？事实上很多研究发现，即使只是单次运动，也可以改善大脑的一系列认知能力，增强涉及前额叶功能的专注力和决策能力。单次运动可以提升由大脑海马负责的记忆力和学习能力，与纹状体相关的运动能力，以及与杏仁核相关的情绪记忆力。在单次运动之后，大脑的专注力、工作记忆能力、问题解决能力、认知灵活性、语言流畅度和决策能力都得到了明显提升，并且效果可以维持长达两个小时。无论是低强度的运动、中等强度的运动还是高强度的运动，似乎都可以增强大脑的认知功能，只是影响的方面不同。比如一项研究发现，中等强度的运动对大脑的执行功能有好处，高强度的运动则对大脑的信息加工有好处。

冥想可以提升专注力

　　冥想训练可以让一个人做到尽量觉醒，心无杂念。长期练习冥想的人前额叶皮质会变大，这一区域负责最高级的认知加工功能，也负责专注力。冥想大师的这些大脑活动和结构的改变并非在冥想的当下才会有，而是已经成为他们大脑中的永久性知觉。长期练习冥想的人大脑的基线活动水平就和普通人不同。一项对练习冥想超过 40 000 小时的人的研究发现，即使不在冥想状态下，他们大脑的活动模式也和一个正常人在冥想状态下的大脑活动模式是一样的。经年累月的冥想练习使冥想大师的前额叶皮质不再增厚，而是再度变薄。这可能意味着他们内观自我的思维方式已经变成默认的思维方式，而不再需要调用额叶皮质给予特别关注了。

通过练习冥想，你的前额叶皮质可以变得更高效，你完成一项指定任务就只需要调用较少的大脑活动和能量消耗。你并不需要花几年的时间接受密集的冥想训练才能提高自己的专注力，有研究发现，短短的 5 节冥想课就可以提高一个人在与解决冲突相关的专注力任务中的表现。坚持练习冥想 3~6 个月，可以明显提高一个人的专注力。

我们的学习能力来源于大脑的神经可塑性，也就是大脑随着我们学习新知识、接触新环境而不断发生变化的能力。我们一生当中都保有这种神经可塑性。比如，出租车司机对道路状况非常熟悉，他们大脑海马中负责空间位置的区域就比普通人大。如果我们长期练习冥想，大脑也会发生变化。冥想者仅通过调整他们的精神状态，就能达到内心充实的境界。冥想可以改善大脑功能，长期练习还可以改善大脑的生理结构。这种变化不仅会给你的心智和大脑带来有利影响，还会改善你身体的免疫系统和内分泌。

如何练习简单的冥想

初学者通常从专注冥想开始练习。在练习专注冥想期间，练习者需要把注意力放在特定对象上，比如呼吸或者烛光。为了维持专注状态，练习者需要一直监控自己的专注目标，以免走神和胡思乱想。当冥想练习者逐渐熟悉了专注技巧，可以比较容易地保持专注之后，就可以升级练习正念冥想了。在这个阶段，冥想的目的变成监视自己的意识状态，对周围出现的任何体验都保持专注，而不去刻意地选择、评判或者专注于任何特定的物体。在刚开始练习正念冥想时，练习者也需要像练习专注冥想一样，把注意力放在特定对象上。然后随着冥想的进行，逐渐减少对特定对象的关注，更多地专注于自己的意识本身。

练习专注冥想非常简单，你可以先从每次练习 5 分钟开始，当你越来越习惯冥想练习之后，每次的练习时间可以逐渐增加到 10 分钟、20分钟、30 分钟。找一个安静的地方练习，以免有人打扰你；穿上舒服的衣服，以免不舒服的衣服分散你的注意力。

首先，选择一个你想关注的目标，这个目标可以是你的呼吸、节拍器的声音、焚香的气味，或者一幅赏心悦目的画。找个舒服的坐姿，放松你的身体。把注意力放在你选择的目标上，感受这个目标的声音、气味或者视觉形象。冥想要做的不是"思考"你关注的目标，而是单纯地去感受，完全沉浸于当下。

让你内心的声音平静下来。如果你内心的声音开始分析你的注意目标，或者头脑里开始重播一天里发生的大小事件，罗列一会儿去超市的购物清单，以及任何其他想法，就温和地把你的注意力拉回到你关注的目标上，然后继续感受它。让你的想法保持安静和清澈。

在练习冥想的过程中，不要担心"失败"。如果你发现自己走神了，不要让你内心的完美主义者批评你"做错了"。你要做的只是恭喜自己成功发现你走神了，然后让注意力重新回到你的关注目标上，回到当下。

专注冥想就是这么简单！

在练习专注冥想的过程中有以下这几点需要引起你的注意。

第一，要给自己足够的时间练习和提高。冥想练习效果的显现是循序渐进的，你可能在开始练习前以为自己至少可以做到 10 分钟不走神，但实际练习时却发现自己很容易走神。如果你刚一开始练习就想做到"完美"，就会给自己造成过大的压力，致使你无法坚持下去。实际上，每个人刚开始练习冥想的时候都会走神，有的人可能才练习了一分钟甚至几十秒就走神了，这很正常。当你意识到自己走神的时候，不要批评自己，温和地把注意力拉回到呼吸上即可。

刚开始练习冥想时，可以尝试从较短的时间开始，比如 5 分钟。5 分钟的长度对初学者来说是比较合适的。随着练习的深入，保持冥想状态对你来说变得越来越容易、越来越高效，你就可以把时间从 5 分钟逐渐增加到 10 分钟、20 分钟，最后增加到每次 30 分钟。

第二，选择一天中对你来说最合适的时间段进行练习。有人喜欢早上练习冥想，起床后的练习可以让他们以平静的心态开始新的一天，并且提醒他们一整天都保持正念，关注当下，降低焦虑感，学习或工作更专注。有人选择在工作结束后练习冥想，这可以让他们恢复到平静状态，拥有更好的家庭生活和睡眠。

提高专注力的生活习惯

你在一件事情上可以保持专注的时间，会受到多种因素的影响。比如，当你在做一件你特别感兴趣和有强大内在驱动力的事情时，你就可以保持更长时间的专注状态。当一件事情进展顺利时，你也更容易长时间保持专注。相反，如果一件事做得不太顺利，中途遇到了困难，你能够保持高效专注的时间就会变短。当大脑能量充沛的时候，你可以较长时间保持专注；相反，当大脑疲劳的时候，你保持专注的时间就会比较短。下面介绍一些影响你专注力发挥的重要因素。

兴趣

人们对一件事越是感兴趣，他们在这件事情上保持专注的时间就越长。我们眼睛的瞳孔大小不仅随光线明暗变化，也会随着注意力变化。当你看到特别感兴趣的人或者东西时，你的大脑蓝斑会分泌去甲肾上腺素来唤醒你的注意力，同时控制眼睛虹膜收缩，让瞳孔放大，增加眼睛的进光量。伴随着这一系列的生理反应，感兴趣的事物得到了我们的关注，被送到大脑的注意力聚光灯下。此外，和做一件事情不顺利相比，做一件事比较顺利时你会更容易保持专注状态。

减少干扰

大脑的注意力资源是有限的，当你专注于工作的时候，如果突然听到微信提示音或者周围人的聊天声，这些环境中的突发事件和噪声就会干扰你的专注状态。这是因为每当出现一个新的环境刺激时，你都需要做出决策：是查看微信，还是继续手头的工作？这些决策会大大降低你的专注程度和工作效率。2015 年发表在《实验心理学杂志》上的一项研究发现，环境干扰的持续时间即使只有 3 秒，也会导致工作的出错率加倍。所以，想要提高专注力，就要减少环境干扰，包括关掉微信提醒、手机铃声，在没有他人干扰的地方学习或工作等。

提前制订好一天的计划

计划下一步做什么会占用我们大脑当中的工作记忆空间，这个空间是在短时间内用来储存新信息的。每个人的短时工作记忆空间都是有限的，空间越小，注意力资源就越少。如果你没有提前制订好计划，你的大脑在做事的时候就可能会时不时想到之后的安排，这些事会占据你的工作记忆空间，导致你的短时记忆和注意力都受到影响。所以，提早制

订好一天的计划，可以改善你的专注力：在前一天把要做的事分时段安
排好并且写下来，当天你就可以专注做手头上的事了。

注意休息和保证睡眠

在一件事情上保持专注的时间越长，继续维持专注状态就会越难。
在临近最后期限的时候，很多人都会尽量减少休息时间，加班加点完成
任务。但如果在工作中定时、短暂地休息，其实可以让你在更短的时间
内以更高的效率完成工作，这就是所谓的"磨刀不误砍柴工"。

大脑是被设计来探测环境变化并做出反应的，如果大脑长时间专注
于不变的感官刺激或者思考内容上，活跃程度就会下降。美国伊利诺伊
大学在 2011 年做的一项研究发现，短暂的休息可以让人在一件事上保
持更长时间的专注力。因此，当你在加班或者复习的时候，每 40~50 分
钟就站起来放松 10 分钟，可以让你的大脑在后续的工作或学习中保持
高速运转的状态。

每天拥有足够的睡眠也是保持专注力的必要条件。缺乏睡眠会让你
的大脑像喝醉了一样，难以保持专注，注意力下降，记忆力也会受到显
著影响。

喝茶和喝咖啡

大家知道喝咖啡可以提神，提高专注力。不过喝茶的效果可能更
好，茶叶中含有一种氨基酸，叫作茶氨酸。茶氨酸可以使人放松和平静
下来，还会和茶中的咖啡因互相作用，使和注意加工相关的大脑活动得
到同步增强，因此喝茶有助于提高专注力。与喝咖啡相比，喝含有等量
咖啡因的茶的提神效果可以维持一整天。

用科技手段提高专注力

当人们想解决一些问题时，总希望能找到以逸待劳的方法。当你觉得自己无法保持专注的时候，是不是也很想用一些省心省力的科技手段来解决你的问题呢？

近年来随着脑电装置、脑成像和无创经颅脑刺激技术的发展，的确出现了一些未来或许可以帮助人们增强专注力的科技手段。

有一个科技方法叫作大脑神经反馈技术。神经反馈技术典型的应用场景是：在你的脑袋周围贴上一些可以采集到大脑表层电信号的电极贴片，当你完成特定任务时，这些导电贴片会采集到你的大脑表层电信号的变化，并把它们传输到脑电仪器中加以解读，于是你会得到关于大脑电信号的一些特征的反馈，比如特定频率的电信号的波动幅度。通过这些反馈，你就会知道自己大脑当下的状态。经过不断的练习，你将逐渐学会如何主动调整大脑的特定活动状态，来让自己长时间保持专注。神经反馈方法的效果在一部分研究中得到了证实，不过也有不少研究发现这种方法对提升专注力没有太大效果。对于神经反馈有改善大脑认知功能的效果，世界各地的科学家还在积极的研究之中。

经颅刺激是一种更具应用前景的科技方法。这类方法是通过跨越颅骨的微电流刺激或者磁刺激来改变大脑皮质表面的神经元电活动，从而起到改善大脑认知和情绪功能的作用。

经颅直流电刺激的操作方法是：通过在大脑的特定位置放置正负电极贴片，接通电压，非常低的电流会通过大脑皮质的特定区域，改变这些脑区的活动，达到增强专注力的效果。近年来很多发表在国际顶级期刊上的研究成果都应用了类似的经颅电刺激方法。2017年发表在《美国医学会杂志——精神病学》上的一项研究发现，经颅交流电刺激可以明显降低参与实验的女性的焦虑水平，提高她们在专注任务中的表现，并且幅度达到12%。不过，经颅电刺激方法究竟能产生多少电流，怎样的操作才能起到切实有效的效果，全世界范围的神经调节实验室还在积极地研究当中。人和人之间的巨大差异也是影响效果的不容忽视的因素。

吃兴奋类药物来改善专注力就更常见了。"聪明药"在美国的大学生和高中生中很流行，但长期服用兴奋类药物会产生一系列的副作用。青少年正处于大脑神经网络的高速发育期，是大脑可塑性和学习能力最强的时期，长期使用兴奋类药物会导致大脑的可塑性降低，而且这个不良后果是不可逆的。

哌甲酯（利他林）是学生中最流行的聪明药之一，它通过增强大脑前额叶皮质的活跃程度来提高专注力，因为见效快，所以被很多美国青少年滥用于考试前的突击学习。但是，哌甲酯会导致一个人在不同任务之间切换的能力下降，长期使用会降低记忆力。

莫达非尼是另一种流行的聪明药，在临床上通常用于治疗睡眠障碍。莫达非尼可增加多巴胺的信号传递水平，加快神经连接的形成，从而增强记忆力和其他认知能力。对于睡眠良好的人，它可以增强注意力，对于睡眠不足的人，它可以增加白天的清醒程度，增强执行功能和记忆功能，减少疲劳，主要用于治疗嗜睡症、睡眠呼吸暂停综合征和轮班工作导致的睡眠紊乱。但是长期滥用莫达非尼也会产生副作用。1/3的临床案例有头痛症状，1/10的人有恶心症状，它的其他副作用还包括神经质、腹泻、失眠、焦虑、头晕和胃肠道问题，属于严格管控类药物。

还有一种少有人知道的兴奋类药物叫作安帕金（Ampakines），美国军方正在研究这种药的效能，想用它来提高士兵的觉醒程度。这种药会作用于大脑神经元的 AMPA 受体，提高神经元的反应，使神经元之间的连接更紧密。它可以提高老鼠和健康人的记忆力及认知能力，也是比较安全的聪明药，但在年轻人群体中滥用的话可能会过度激活神经系统，损伤或者杀死神经元。

　　总的来说，有一些提升专注力的科技方法，也有一些用药物提升专注力的方法，但我不建议大家使用有明显副作用的兴奋类药物，而是建议大家多尝试通过改变生活方式来提高专注力的方法。比如运动，建立良好的生活或工作习惯等。大家也可以期待更完善的科技手段，希望它们可以在恰当的时候更轻松地提高我们的专注力。

你在听我说话吗？

我小时候是个脑洞有点儿大的熊孩子，和别人聊天时对方通常的反应是，咦，你怎么突然又跳到了那个话题？而我觉得这真是再正常不过了。我会说，哦，我突然想到这个了，因为这个话题和刚才那个话题之间有这样或那样的联系。我一直以为自己的自由联想技能和创造力很特别，直到近几年我认识了两个在思维跳跃方面完胜我的朋友。

我和小C认识的契机是，她当时正在帮一位创业的朋友寻找合作伙伴，因此找到了同校的我。结识之后我发现她是一个活泼开朗的姑娘，她的聊天风格也很有意思。她常常会切换话题，新话题和旧话题的相关度也很低，以至于我一度怀疑是不是自己的逻辑出了问题。熟识之后我才发现，她可能会在滔滔不绝地谈论新话题20分钟后又回到老话题上，虽然大部分时候都不会再回去了。

小C和我边吃饭边聊天的时候不会长时间地和我对视，她的注意力似乎总是集中在菜品上。每当我怀疑她是不是过于专注美食而忽略了我们正在谈论的话题时，她却总能成功证明她完全理解我说的话，并且能够给出独到的见解。

小C回微信的风格也很特别。我发给她的信息，她常常会在凌晨2点、4点或者清晨6点回复我，看起来好像整晚没有睡觉。我问她是不是晚上睡觉经常醒，她说她没有固定的睡眠时间——白天觉得困就睡觉，睡醒了就继续工作，一整天的睡眠时间加起来也不到6个小时，并且常年如此。我在关于睡眠的一章里介绍过，绝大多数成年人一天所需的睡眠时间是7~9个小时，并且需要完整地在夜间完成。小C的睡眠时间显然不在正常范围内。不过至少看起来她所有的执行功能都挺正常的，她或许属于那极少数人。

小C的性格对我来说非常特别，而直到认识了另外一位朋友小H我才意识到，我的这两位朋友属于同一类性格。

我和小H说得最多的一句话就是："你在听我说话吗？"每当我问完这句话，他都会迫不及待地解释："我当然在听啊！"然后把我刚才说的话重复一遍。可是，下一次看到他心不在焉、东张西望的样子，我还是会忍不住问："你在听我说话吗？"

小H性格活泼外向，乐于交朋友，我们经常会一起吃饭。一开始我会让他推荐餐厅，但我很快发现他选择餐厅的过程非常漫长，总要在比较几十家餐厅之后才能将选择范围缩小到几家，这几家又要花上他十几分钟的时间来做出最后的决定，而这个最终决定还常常被他否决。吃饭的次数多了，我还发现他经常迟到，迟到的时长从15分钟到一个小时不等。

小H对食物的兴趣和小C相当，只要菜一上桌，他的大部分注意力就会被食物所占据。吃饭期间如果有机会离开桌子，比如去拿酱料或者充电器，他都会迅速起身去做这件事，就好像为了能活动一下已经忍耐了许久。有时饭后他会载我一程，当交通状况不好的时候他会变得明显焦躁不安。他经常会抱怨的一件事是:最近每天睡得都很少,前天只睡了 6 小时,昨天只睡了 4 小时。和小 C 一样,他似乎也总有做不完的工作和用不完的精力。

我的这两位朋友小 C 和小 H 的独特表现其实并不独特,他们的病症有个共同的名字,叫作成人注意缺陷多动障碍,它的英文缩写是 ADHD。他们俩都是成人注意缺陷多动障碍的典型代表。

注意缺陷多动障碍俗称多动症,顾名思义,它主要有两方面的症状:一方面是注意缺陷——难以集中注意力;另一方面就是多动和易冲动。有注意缺陷多动障碍的人不一定都得满足这两个方面的症状,实际上,有的多动症患者只表现出缺乏专注力,而另一些人只表现出多动,有些人则是两方面的症状都有。注意缺陷多动障碍是一种可以持续多年甚至一生的神经发育疾病,在儿童当中的占比约为 5%,在成年人当中的占比约为 2.5%。2/3 的有注意缺陷多动障碍的儿童在成年之后依旧会残留部分注意缺陷多动障碍症状,虽然他们会发展出一些补偿技巧,让成年后的多动症状看起来不像小时候那么明显,但他们的注意缺陷或多动问题依旧或多或少地存在。

对注意缺陷多动障碍这种疾病的诊断历史其实只有 200 多年,最早是在 1775 年由一位德国医生将它描述出来的。人们之所以在这个时候发现了多动症,是因为直到 200 多年前西方才开始大规模推广现代教育系统。从那时起大部分人都需要走进学校接受现代教育,需要长时间保持专注状态去学习知识,社会的能力取向、阶级流动也越来越依赖于教育背景,于是,专注力这项能力就引起了大众和医学界的广泛关注。

1937 年,因为一次偶然的机会,人们发现安非他命可以减轻多动症症状。1980 年《精神障碍诊断与统计手册(第三版)》才第一次把注意缺陷多动障碍定义为精神疾病。

在儿童和青少年当中，多动症主要影响男孩，临床研究发现的多动症患者的男女比例是 4∶1，一般人群中的男女患病比例是 2.4∶1。而成年之后，这种性别上的差异几乎消失不见。这可能是因为女性比男性更愿意求医，或者在病程的发展过程中男性和女性症状的发展轨迹不同，男性大脑比较晚熟，所以在青少年和成年早期渐渐追赶上来，变得和女性比例差不多了。

瑞典开展的一项超过 81 万人参加的调查研究中发现，家庭收入低的人群也对应着更高的多动症发病率。这个研究结果并不是说社会经济地位较低会增加多动症的患病风险，而是说多动症是高度遗传的，常常以家族形式存在，多动症的各种核心症状又会影响一个人受教育的年限和工作表现，这才和社会经济地位较低产生了关联。

影响多动症的遗传因素

注意缺陷多动障碍是一种高度遗传的精神障碍，常常以家族形式存在。如果你的父母或者父母的兄弟姐妹有多动症，那么你比一般人患多动症的风险要高出 5~10 倍。多动症的遗传贡献率大约是 70%~80%，在一些研究当中甚至高达 90%，也就是说，一个人患注意缺陷多动障碍 90% 要归因于遗传因素。

虽然遗传因素在多动症的病因中贡献颇大，但环境因素对于多动症的发生也有不小的影响。环境因素并不是单独对多动症的发病起作用的，而是和遗传因素共同作用。什么意思呢？一个天生有多动倾向的儿童在出生之后会表现出各种各样的注意缺陷多动障碍症状。比如，容易哭闹，不听管教，自说自话，无法集中注意力，动作很多，等等。他们就是我们常说的熊孩子，熊孩子的这些特征会让父母产生排斥心理，不自觉地采取抵抗、打压或者强制的敌意管教方式，这些管教方式反过来又会让熊孩子更加焦躁不安，无所适从，表现出更多的注意缺陷多动症状，这就是遗传影响环境因素，反过来又影响多动症的发病的机制。

注意缺陷多动障碍只是正常多动特质的极端化表现

虽然我们常把注意缺陷多动障碍视为一种精神疾病，但实际上科学家从对双胞胎的研究中发现，多动症只是一个或者多个多动遗传特质的极端表现。

在一项研究中，科学家先分析了有注意缺陷多动障碍的人的遗传物质里与多动特质相关的基因，接着他们测试了这些基因在普通人中的对应表现。结果发现，和多动症有关的基因在普通人中广泛存在，并且也对应着注意缺陷或多动的表现，只是这些表现没有严重到符合注意缺陷多动障碍的诊断标准而已。

注意缺陷多动障碍的症状有两个：一个是缺乏专注力，另一个是多动和容易冲动。除了这两个主要的症状外，患多动症的人还会表现出情绪调节方面的问题，情绪问题在基因上也和注意缺陷、多动有一定的相关性。最新的大规模基因研究还发现，多动症和自闭谱系障碍、抑郁症、双相情感障碍以及精神分裂症都有共享的基因基础。

什么样的环境易诱发多动症

有多动症的孩子会激发父母敌意的管教方式。有人说，既然多动症是高度遗传的疾病，那么父母本身的多动问题就已经很严重了，所以他们才无法好好管教孩子。这个说法只说对了一半。的确，多动症孩子的父母很多时候也有行为问题，这使得他们对孩子疏于管教，或者管教方式不健康。但是，在排除亲生父母的遗传因素影响之后，注意缺陷多动障碍基因还会通过当事人的行为来影响养父母的教养方式。

科学家在一项研究中分析了一出生就被收养的孩子的多动症行为模式和养父母的敌意养育模式之间的关系，结果发现，有多动症遗传基础的孩子，他们早期的"熊孩子"行为会影响养父母对他们的反应和态度：养父母对待这些孩子会更有敌意，从而激发这些孩子出现更多的多动症症状。

另一项研究跟踪调查了一些罗马尼亚的孤儿，他们在被收养之前在福利院待过几年，在人生的最早期经历了养育剥夺。这项研究结果显示，孤儿在福利院待的时间越长，患注意缺陷多动障碍的风险也越高。

其他和注意缺陷多动障碍有关的环境因素还包括母亲怀孕时的状态（比如孕期吸烟或喝酒）、孩子早产、出生时体重过低、暴露于一些环境毒素（比如杀虫剂，或者锌和铅等重金属）中等。不过任何单一环境因素对多动症的发病影响都非常小，都不能单独成为解释注意缺陷多动障碍发病的显著原因。

多动症患者的大脑

注意缺陷多动障碍患者在认知的很多方面都可能存在功能缺陷，他们容易因为大脑额叶控制功能差而容易冲动，或者因为视觉空间记忆和语言工作记忆差而容易迷路或常常记不住别人说的话。他们往往无法做出最优决策，倾向于即时的奖赏，而不是得到更多的延迟奖赏，因为他们对近在眼前的奖赏估值过高，而对相对遥远的奖赏估值过低。他们的时间观念也比一般人差，因为注意缺陷多动障碍患者的时间感知可能存在缺陷。大部分多动症患者会在上述一到两个认知方面存在一定程度的缺陷，不过也有些患者在任何一个认知方面都没有缺陷，还有些患者在以上所有方面都存在缺陷。在多动症患者的一生中，认知控制方面的缺陷、对奖赏敏感度的缺陷和对时间感知的缺陷，三者的关系是彼此独立的，并不是有了其中一个缺陷，就一定会有其他两个缺陷。

注意缺陷多动障碍患者有各种认知功能的缺陷，这可能是因为他们的大脑神经通路与普通人不同。大脑扫描研究发现，在执行与工作记忆、自控力、注意力相关的任务时，多动症患者的大脑额叶纹状体、额顶叶和腹侧注意网络的活动与普通人不同。这些脑区和神经网络的功能是什么呢？我们大脑的额顶叶网络是负责调节针对具体目标的执行功能的，腹侧注意网络则负责把一个人的注意力引导到外界环境中与特定行为有关的刺激上。多动症患者的这些脑区和普通人不同，这解释了为什么多动症患者很难做出最优决策和专注于特定任务。

大脑腹侧纹状体是大脑奖赏回路的重要组成部分，当我们预期有奖赏的时候，这个脑区的活跃程度就会增加。而多动症患者和普通人的腹侧纹状体活跃程度不同，这可能解释了为什么多动症患者更难抵抗短期奖赏的诱惑。

注意缺陷多动障碍患者的大脑网络模式和普通人也有所不同。在本书中我多次讲到，大脑的各种功能是依靠不同的神经网络完成的，比如注意力网络、听觉网络、视觉网络等。大脑中分布最广泛的神经网络叫作默认网络，它的功能很特别，在我们需要专注地完成任务时它是受到抑制的，而在我们没有特别的事情要做时，则会变得相对活跃。默认网络和注意力网络的活跃状态正相反。当注意力网络活跃的时候，默认网络就会被抑制；而当注意力网络被抑制的时候，默认网络就会活跃起来。

在多动症患者的大脑中，注意力网络和默认网络之间的互相拮抗关系变弱了，该保持专注的时候大脑默认网络活跃起来，而该休息的时候大脑又无法从专注状态抽离，这种大脑模式表现在行为上，就是多动症患者需要保持专注时却常常走神，不知不觉进入做白日梦的状态，无法长时间专注地完成一项任务。而且，多动症患者大脑的默认网络内部的连接程度较弱，前额叶纹状体回路内部的连接程度也很弱，这或许就是为什么多动症患者在发呆时会比普通人更经常地感到头脑一片空白。

多动症患者除了大脑功能和一般人不同之外，大脑结构也有差异。一些研究发现，注意缺陷多动障碍患者大脑的整体尺寸比普通人要小3%~5%。这可能是因为他们的大脑灰质体积变小了。变小的脑区主要是位于大脑右侧的苍白球和壳核，以及尾状核和小脑。对大脑神经纤维的脑成像研究也发现，多动症患者存在大范围大脑神经纤维整合异常，主要分布在大脑右侧。不过各种多动症患者大脑的成像研究结果之间的差异非常大，这说明多动症患者的个体差异很大。不同注意缺陷多动障碍患者不仅表现出的症状各不相同，他们大脑内部的结构和功能基础也千差万别。

随着年龄增长，多动症在人口中的发生比例会逐渐下降，这可能是因为多动症患者的大脑随着年龄增长而逐渐发育成熟，其中一部分人不再符合多动症的诊断标准。多动症儿童随着年龄逐渐增长，大脑体积也会逐渐变大，其中一部分人的大脑在成年之后会进入正常的区间。

不过，关于注意缺陷多动障碍随着年龄增长而变化的研究结果也并不都是一致的。有的研究发现，多动症患者青春期偏小的脑区长大后也没有明显长大。还有的研究发现，多动症患者比同龄人小的腹侧纹状体区域随着年龄的增长反而变得更小了，而普通青少年的这个区域会随着年龄的增长而逐渐长大。腹侧纹状体区域是大脑奖赏回路的关键位置，它在多动症患者大脑中随着年龄的增长反而缩小了，这可能解释了为什么多动症患者对奖赏的感知和反应跟普通人不一样。

注意缺陷多动障碍患者的大脑皮质比普通人成熟得慢。在一项研究当中，普通儿童的大脑皮质厚度峰值通常出现在 7 岁半，而多动症儿童则要到 10 岁半才能达到。大脑皮质的发育滞后在额叶区表现得尤其明显，这个区域是负责执行功能、专注力和计划的核心区域。一些多动症患者在治疗后症状得到明显缓解，他们大脑的活动模式和皮质厚度也恢复至接近普通人的水平。

综合这些研究可见，可能是因为大脑皮质相对发育迟缓而导致注意缺陷多动障碍患儿的自控力、专注力不如同龄人，到了成年期，随着他们的大脑发育速度逐渐赶上来，各种注意缺陷多动障碍的症状也越来越少。不过，还是有不少多动症患儿即使在成年后，大脑皮质的功能和结构也无法达到成熟的水平，部分大脑皮质区域的厚度还是偏薄，包括大脑额叶、颞叶和大脑的运动区域。作为补偿，他们的体感感觉皮质和枕叶会变厚。

一个人的多动症症状随着年龄的增大和大脑的发育成熟，可能会逐渐内化为其他一些症状。比如，儿童时期的多动行为在青少年时期可能会变成内在体验的坐立不安，儿童时期的容易走神在青春期可能会变成容易胡思乱想。

在人群中，那些看起来没有多动症，但实际上注意力非常不集中的人有很多。但是，临床上这些人求诊的比例很低，这是因为缺乏外在的多动表现让很多人不知道自己有多动症，或者不知道自己的孩子有多动症。这种现象在女性当中尤其普遍，因为女性的多动症表现和男性不同，她们主要是内在缺乏注意力，如果不仔细观察或者询问，其他人很难知道。

注意缺陷多动障碍的治疗方法

在美国，药物是治疗儿童多动症的首选方案；而在欧洲，药物只针对那些非常严重的案例，对于症状轻微的多动症患者，医生通常会首选非药物治疗方法。

在进行任何治疗之前，先要了解多动症儿童所处的环境。比如，父母都在身边还是分居、父母对孩子的多动症治疗是否支持、父母对孩子有没有虐待行为、父母是否有足够的能力照顾孩子等。如果孩子一直生活在混乱的环境中，治疗很可能是没有效果的。

治疗多动症的药物分为兴奋剂药物和非兴奋剂药物，这两种药物都可以有效减少儿童和成年人的多动症症状，但学龄前儿童推荐使用非药物治疗方法，症状非常严重的除外。药物治疗通常是长期的，它可以改善儿童和成年人的多动症症状。一些跟踪跨度至少为两年的研究发现，用兴奋类药物治疗多动症有长期效果，虽然这个效果没有好到可以让多动症患者具备和正常人一样的专注力。

非药物治疗方法主要针对一些病情不太严重的患者。因为非药物治疗方法一般没有副作用，一些对药物治疗没有反应的患者也可以尝试非药物方法。而且，单纯的药物治疗没有办法达到最优效果，非药物结合药物的方法往往可以达到更好的治疗效果。

认知行为疗法是欧美地区应用最广泛，也是最值得推荐的非药物多动症治疗方法。在童年的早期和中期，认知行为疗法主要用于帮助家长掌握适当的教养多动症儿童的方式，矫正他们的不恰当行为。一些专门为多动症儿童设计的游戏也可以增加他们的自控力。生活管理技能也是针对青少年及成年多动症患者的值得推荐的治疗方法，包括自控力训练、解决问题的能力训练和一些补偿性策略的学习，旨在帮助多动症患者学习如何更好地管理时间和社交。

多动症不一定是坏事

其实每个人多多少少都会有注意缺陷多动障碍的一些症状,包括难以集中注意力、坐立不安、迟到、做事计划不周等,只是每个人的程度不同。每一种症状的程度都是从非常轻微到非常严重这样连续变化的,而不是简单粗暴地把症状对号入座,也不是有某个症状就一定是多动症。有前文中提到的各种多动特质的人,并不一定就是多动症患者。

实际上,有多动特质未必是坏事。虽然冲动、缺乏规划能力和时间管理能力看起来会给学业和按部就班的工作带来阻碍,但是类似注意缺陷多动障碍的心理和行为特征也有它好的一面。比如,倾向于冒险的特质可以让人在不断变化的环境中勇于尝试新事物,找到新方法来获得成功;喜欢做白日梦会让有多动症的人更具创造力,比普通人更擅长以创造性方式解决棘手问题。即便是缺乏时间规划能力、冲动这些看起来明显属于缺点的特质,只要不太影响生活和工作,身边的亲朋好友对这些特质也有足够的包容和支持,这些就不是非改不可的问题。

创造力是比记忆力和专注力
更重要的大脑核心竞争力

请你先思考两个问题：什么东西可以发出声音？什么东西有弹性？

我给你的提示是：不要从常规角度想，比如，"汽车可以发出声音"和"气球有弹性"，这样的答案实在太普通了。你能想到的最不寻常的答案是什么？

一直以来，传统的智商测试包含一系列的认知能力测验，包括记忆力、阅读理解能力、空间想象能力等。这些测试项目的确可以用来预测你的学业表现，但其中却没有一个项目是可以用来测量创造力的。

一个人光有记忆力、逻辑能力这些传统认知能力是远远不够的。认知能力只有和想象力、创造力相结合，才能反映一个人真正的能力。比如，一个人的记性很好，他可以很快记住学过的知识，但如果他缺乏想象力或创造力，那么他的能力最终只能停留在书本上。

是不是一个人的智商越高，创造力就越强呢？不是的。研究发现，只要一个人的智力超过平均水平，他的智商和创造力之间就毫无关系了。与其说智力和创造力有关，不如说性格更多地预示了一个人的创造力高低——创造力和高度遗传的开放性人格特质的相关性非常大。

如果你智力够用，又积累了一定的专业经验，那么你对新鲜体验是否持开放心态将在很大程度上决定你最终能否把智力资源转化成原创性的工作成果。

1960 年，心理学家唐纳德·坎贝尔（Donald Campbell）提出，创造力可以分为两种：一种是"盲目发散"，另一种是"有选择地保留"。创造过程又可以看作试错性的问题解决方式，这个过程和自然选择的过程非常像。在进化的历史长河中，生物在复制和有性生殖中先是自发地制造出大量的变异，然后由自然选择负责保留那些适应环境的变异。我们大脑的创造过程亦如此：一个人或者一群人在一个问题上尝试的次数越多，结果的多样性就越大，也就越有可能涌现出有生产力并且适应环境的发明或发现。

在人类的文明进程中，很多职业都需要极大的创造力，比如设计师、编剧、画家、雕塑家、理论物理学家、建筑师、软件工程师等。不同人的创造力有很大差别，这源自大脑的不同设定。

创造力的大脑基础

在 19 世纪以前，医生主要通过观察脑损伤的病人来研究大脑不同区域的功能。菲尼亚斯·盖奇就是其中最著名的案例之一。25 岁的盖奇是一个铁路工人，他每天的工作就是维护铁路和爆破岩石，因为性格开朗健谈，大家都很喜欢他。

1848 年 9 月 13 日，盖奇像平常一样巡视铁路上有没有妨碍运行的路障。在一块需要爆破的岩石前，当他用一把铁锹将甘油炸药填塞到孔中的时候，炸药被意外点燃了。爆炸的巨大冲击力导致他手中的铁锹顺着他的左颧骨下方穿入头部，然后从发际线正中穿出去，在空中飞行了一段时间后，落在他身后二十几米远的地方。尽管盖奇的左脑前部被捅了一个大洞，但他并没有失去意识。在外科医生的精心治疗下，盖奇10 周后健康出院了。

出院后的盖奇可以正常说话、走路，看起来和受伤之前没什么差别。但不久后他的老同事发现，盖奇的性格似乎完全变了。在出事之前，盖奇是一个严谨、礼貌、做事果断的小伙子；而出事之后，他变得无法控制自己的脾气，动不动就和人吵架，做事没有计划，总是随心所欲地改变。最终，盖奇无法胜任铁路工作，勉强找了一份赶马车的活计，并在 12 年后因为癫痫发作去世。盖奇的这个病例让医学专家第一次了解到大脑额叶负责的功能包括抑制和规划。

通过类似的脑损伤研究，19 世纪之前的医学专家逐步积累了大脑功能对应不同脑区的知识，这些积累的知识让他们一度认为大脑的每个功能都是由特定的区域负责的。

但是，随着 1875 年脑电记录仪器的发明和 20 世纪初获得 6 项诺贝尔奖的核磁共振技术的诞生，以及随后这些大脑观测技术在医学领域的广泛应用，脑科学家发现，大脑的功能并不是简单地按照生理位置划分的，而是按照网络的形式分布的，同一个功能可能是由大脑中相距遥远的区域以网络的形式共同完成的。

大脑默认网络就是这样一个典型的网络，它和创造力息息相关。在本书的前面几章，我们有好几次提到大脑默认网络。大脑默认网络和别的大脑网络不太一样。通常当你看一样东西的时候，大脑的视觉网络会活跃起来；当你在听音乐的时候，大脑的听觉网络会活跃起来。但是，默认网络的活动模式和这些负责特定功能的网络恰恰相反。

当你在做某一件具体的事或者执行一项具体的任务时，比如认真听别人说话或者写文章，大脑的注意力网络会活跃起来，并把大脑的认知资源调配到你正在做的事情上，此时大脑的默认网络活动会受到抑制。而当你什么都不做的时候，大脑默认网络的活跃性反而会增加。大脑默认网络和一个人的自省、思考和想象有关，而这些大脑活动恰恰是创造力的根源。创造性的认知活动和大脑的默认网络密切相关，当你的头脑放松时，才会开启想象，大脑的不同区域在这种时候会重组已储存的知识经验，接着可能产生出创造性的成果。

大脑的默认网络包括相距遥远的不同脑区，比如后扣带回/前楔叶、内侧前额叶、双侧角回、双侧外侧颞叶和双侧海马，这些不相连的脑区在大脑图像中看起来就像是红白分明的京剧图谱一样。

在前文我们介绍过，注意力网络的活动和默认网络的活动相互抗衡。当你的注意力网络活跃的时候，默认网络就会受到抑制；而当你的默认网络活跃的时候，注意力网络就会相对沉寂。大部分时间里，大脑会在负责白日梦的默认网络和负责对外界刺激做出反应的注意力网络之间不断切换，所以你有时能集中注意力做事，有时则会神游天外。

通过观察拥有高度创造力的人的大脑功能，科学家发现一个富有创造力的人的大脑中距离遥远的神经元之间的连接比一般人更强，这些人擅长在思考和想象的时候断开默认网络和注意力网络之间的连接，重点激活默认网络，而在需要专注执行任务时，再把注意力网络连接上。

创造力和高度遗传的开放性人格特质有关，这是不是意味着你的创造力从出生之日起就没法改变了呢？并不是的，创造力不是固定不变的特质，而是可以随着不同的场景改变。那么，这些激发创造力的场景究竟是什么？我们什么时候会比其他时候更具创造力呢？

影响创造力的因素

资源的匮乏或者丰富会显著影响创造力的发挥。

苏黎世大学的灵长类动物学家在研究红毛猩猩的过程中发现，当食物匮乏时，红毛猩猩会进入"节能"模式，尽量减少运动，并且愿意吃一些不太好吃但容易获得的食物。之所以这些红毛猩猩在食物匮乏的时候会采取节能策略，是因为在资源有限的环境中，动物如果做出一些冒险行为，可能会导致自己受伤或者中毒。而且，冒险需要大量的时间、能量和注意力资源的投入，而产出却不确定，所以这种行为模式并不适合资源匮乏的环境。

当人类面对资源匮乏的情况时，也会采取类似的策略。哈佛大学经济学家和普林斯顿大学心理学家于 2013 年发表在《科学》杂志上的一项研究发现，如果提醒一个低收入者注意他当下所处的经济困境，就会立刻降低他在创新环境中的逻辑思维能力和问题解决能力。

简单来说就是，贫穷限制了你的想象力。一项针对印度甘蔗农民的研究结果也说明了这个问题。印度蔗农平时的生活都很拮据，直到卖甘蔗的日子他们才可以得到辛苦工作一年得到的收入。在得到收入之前和之后，科学家分别测试了他们的认知能力。结果发现，当蔗农拿到钱，经济条件得到明显改善之后，他们在认知测试中的表现均有了明显提升。

尽管人们面对生存压力时，为了存活下去，偶尔也会有些许发明创造，但如果大脑长期被紧急问题占据，比如需要赚钱买食物、租房子、还信用卡，或者因为工作压力大而没有时间做其他事，大脑就很难有富余的认知资源去思考能长期改善生活质量的方法。

相反，十分丰富的环境资源可以激发创造力——红毛猩猩在吃好喝好的环境中就会创造力爆棚。科学家让一些红毛猩猩住在安全的居所中，不愁吃不愁喝，还有新奇的玩具。在这种条件下，红毛猩猩开始用各种新奇的方式玩玩具，充分发挥它们的创造力来娱乐。相反，当把新奇的玩具放在为了生存殚精竭虑的野生黑猩猩面前时，它们的表现和红毛猩猩有着天壤之别，缺乏安全感的野生黑猩猩碰都不敢碰一下玩具，它们对新奇事物的恐惧直接阻碍了创新。

人类也是这样，资源匮乏或者时间匮乏都会阻碍你的大脑发挥创造力。只有当你身处相对安全宽松的环境中时，大脑中的创造性思维才能大量涌现。

人类社会的绝大多数创新都不是源于某个人的天分和才能，而是源于我们对已有知识的创造性重组，以及在此基础上的些许提升。我们日常接触的绝大多数东西都不是一个人穷尽一生能够发明出来的，而是社会整体"大脑"的创造性结晶。一个大型社会群体相互间的交流使身处其中的人可以分享和产生更多新颖的想法。一个社会群体越大、交流越多，文化进化的速度可能就会越快。失败的成本越低，人们才会越愿意尝试创新。而只有当社会能让身处其中的人们感到足够安全和富足时，社会整体的创造力才能被激活。

心理距离会影响创造力

心理距离越大，越容易产生创造力。什么是心理距离呢？任何不发生在此时此地的我们身上的事，都是有心理距离的事。比如去年发生的事就是在时间上有心理距离的事；当下你身在中国，发生在美国的事就是在地理上有心理距离的事。即使是此时此刻发生在你自己身上的事，你也可以通过改变视角来制造心理距离，比如将发生在自己身上的事想象成发生在别人身上，你就给自己成功制造出了和这件事的心理距离。

为什么增加心理距离就有可能增强创造力呢？这是因为如果一件事的心理距离非常近，那么你会倾向于从具体细节的角度思考它；而当你保持一定距离看待这件事时，你就会更多地从抽象和整体的层面思考它。抽象思维可以让你用比较新颖的方式看待问题，也更容易把不相关的事以创造性的方式联系在一起，得到脑洞大开的结果。

美国印第安纳大学的研究者就做了这样一个利用心理距离增强创造力的研究。实验人员给参与实验的大学生出了一道题：有一个被关在塔里的囚犯，他在牢笼里发现了一根麻绳，这根绳子的长度是牢房到地面长度的一半，请问囚犯怎样才能成功越狱？

实验人员在提出这个问题的同时，还给出了两个不同的背景条件。一个心理距离近的背景条件是：这个问题是由印第安纳本地的大学生设计的。一个心理距离远的背景条件是：这个问题是由加州的大学生设计的。结果发现，在远距离背景条件下，因为实验参与者思考问题时的心理距离更远，所以他们的脑洞开得更大，从而更容易想出这个问题的答案。

这个问题的答案是：把这根麻绳拆开变成两根一样长的绳子，然后把它们首尾相连，绳子的长度就变为原来的两倍，囚犯可以顺着这根长绳爬下去。

这就是所谓的"当局者迷、旁观者清"。通常你看待自己的问题往往不如别人看待你的问题那么清晰，就是因为旁观者可以在更大的心理距离上思考问题，从而用更具创造力的方式解决问题。这个实验结果说明，在尝试解决棘手的难题时，即使是在想象中微调一下某件事发生的地点，也有可能给你带来更具创造力的思路。

类似地，一项发表在《人格和社会心理学》杂志上的研究发现，定居国外有助于增强创造性思维：在海外居住时间越长的商科学生，在创造性地解决问题方面的表现越好。这并不是因为越有创造力的人越喜欢住在其他国家，而是因为居住在其他国家可以接触到新的文化和想法，使人在解决问题时产生新想法，也更愿意用新办法去解决问题。

在时间上和可能性上增加心理距离感，也可以提升解决问题的创造性。如何在时间上增加心理距离呢？方法就是，把一件事情视为发生在遥远的过去或者遥远的未来。当你制订未来一年的计划时，你可以想象这一年发生在很久以前或者很久以后，这有助于你从大局上思考如何正确和创造性地制订这一年的计划。如何在可能性上增加心理距离呢？把一件事看成是不太可能发生的小概率事件。比如，你的上司要求你给客户设计一个全新的广告方案，你执着于细节，苦思冥想也找不到创新点。这时你可以尝试在可能性上增加心理距离，想象广告中的这个产品是虚构的，而不是现实的产品，这有助于你另辟蹊径，想出一个令人耳目一新的广告方案。

下一次当你被一个问题卡住时，试着增加一点儿心理距离，去遥远的地方旅游（或者想象自己身处一个遥远的地方），或者把事情想象成发生在遥远的未来或者过去，或者和不同的人交流这个问题，又或者考虑现实中似乎不太可能的替代选项，这些方法都可以帮助你想出有创造力的点子。

生气可提升创造力

生气有时候也可以提升一个人的创造力。我们都知道生气不好，它不仅会让人不开心，还可能导致你做出不明智的决策。不过，社会心理学研究发现，人在生气的时候可能会表现出更多的创造力，虽然这个神奇的效果不会持续太久。

　　为什么生气会激发创造力呢？第一，生气是一种激发能量的状态，这种能量可以调动大脑中的信息创造性地解决问题。第二，人在生气时会有更加灵活的思维模式，想法更加发散，也更容易找到不同种类信息之间的关联。生气的人不能系统地思考问题，在判断信息的时候会依赖于整体线索，但也因此可以用更大的视野看问题。生气激发的创造力在当面对峙、讨价还价、协商的环境下表现得尤其明显。不过，生气激发的创造力只在一开始有用，随着时间的流逝，这种创造力会逐渐下降到一般水平。

如何培养儿童的创造力

　　儿童时期是人的一生中创造力最强的时期之一，这是因为儿童的大脑额叶还远未发育成熟，对其他脑区的监控和抑制较少，这使得儿童大脑的不同区域相比起成年人可以更加自如地互动，产生出更为多样的联想。尽管如此，不同孩子的创造力仍然存在很大差别，不同的环境也会对儿童创造力的发挥和培养产生巨大的影响。作为成年人，该如何激发和保持儿童的创造力呢？

　　第一，要给儿童更多的独处时间，而不是用各种补习班把他们的时间占满。独处时的"胡思乱想"是创造力的重要来源，而现在的教育体系要求学生上课时集中注意力听讲，课外活动时则要集中注意力学习课外技能，以至于儿童往往没有足够的时间从负责学习的注意力网络切换到负责创造和想象的默认网络，像以前的孩子一样天马行空地发挥想象力。儿童光有专注力是不够的，还必须有想象力，这样学到的东西才能被赋予个人意义，产生创造性的成果。

第二，不要用外在的奖赏引导儿童做某事，而应该鼓励儿童自发地去做事。比如，不要和儿童说"你期末数学考试得 95 分以上，我们暑假就出国玩"，这会让儿童将学习某种知识和外在的奖励联系起来，认为自己学习是为了得到奖励，而不是因为学习本身有趣。正确的做法是，鼓励儿童找到学习本身的乐趣，让他们爱上学习。

第三，增加儿童的体验，开拓他们的眼界，从而增加他们获得灵感的可能性。比如，经常带儿童参加户外活动，和大自然、动植物互动，以及带他们参加不同的社交、游戏活动等。教育者、家长都需要换种思维方式考虑儿童的能力。想法独特而成绩一般的儿童往往不受学校大环境的认可。相比把学生都培养成一模一样的产物，教育者更应该尝试发掘每个个体的独特才华和天赋。

如何激发成年人的创造力

成年人的创造力也不是固定不变的，而是可以提升和激发的。创造力归根结底就是对已有信息进行创造性重组的能力。所以，要激发创造力，一方面大脑中要有足够多的可以自由发挥的素材，另一方面要对这些素材进行创造性重组。比如，毕加索的立体主义画派就源于对印象主义和非洲、亚洲雕塑面具的创造性组合。苹果公司创始人乔布斯在生活中非常热爱艺术、宗教和哲学，并且把极简的艺术和哲学理念用在苹果手机的设计上。

激发成年人创造力的关键在于，要保持好奇心，随时了解你不知道的事，不断阅读你感兴趣的书和学习新技能。和其他人合作也是绝佳的激发创造力的方式，因为每个人的想法和背景不同，对一些人来说，某个想法可能是稀松平常的，但对你来说却是怎么也想不到的，这种思想的碰撞可能会产生一些意想不到的创意。在大脑中储存越多的知识，在生活中就可以产生越多具有创造性的想法。要尝试汲取不同领域的知识，包括和你的专业领域毫不相关的知识。当拥有足够的素材时，置身问题中的你就会发现自己拥有很强的创造力。

对创造力而言，少即是多。要创造性地重组大脑中的东西，考虑的东西越少越好。你可能遇到过这样的状况：当你坐下来着手创作的时候，却发现自己怎么都找不到灵感。最郁闷的是，你越努力、越想做好，就越没灵感。为什么你没法强迫自己产生创造性的灵感呢？

斯坦福大学的研究人员研究了产生创造力的大脑神经机制，他们发现小脑也参与了创造力的产生过程。研究人员让参与者根据一些词语进行创作，同时用核磁共振扫描仪观察他们的大脑活动。结果发现，绘画任务越难（词语很难用绘画的形式呈现出来），负责注意力和思考的前额叶活跃程度越高；而小脑的活跃程度越高，绘画表现出来的创造力越强。所以，一个人越是有意识地去监控自己的想法，投入越多的意志力，表现出来的创造力就越低。而一个人在作画的时候想得越少，画作就越有创造力。所以，在创造力这件事上，你的思虑越多，可能反而越没灵感。

拖延症和提前症

拖延症的英文是"procrastination"，包含两个拉丁文词根，"pro"是向前的意思，"crastinus"表示明天。所以，拖延症就是把今天的事情拖到明天再做。明日复明日，明日何其多。如果拖延超过一定的限度，就会对生活或者工作带来不好的影响。

拖延症的本质是对一些事情优先程度的安排不同。比如我们现在有三件事情要做，第一件事是明天早上交一篇报告，所以今天一定要写出来；第二件事是玩游戏；第三件事是洗衣服。你对这三件事有不同的喜好：你可能最喜欢做的事是玩游戏；虽然你不喜欢洗衣服，但总比写报告要轻松，所以你想做的第二件事是洗衣服；这三件事中你最不喜欢做的就是写报告，但是在这三件事中只有写报告才是最重要和最紧急的。

这时你就不能放任自己玩游戏，而是需要动用大脑的高级能力，提高你既不喜欢又很难完成的事情的优先级，强迫自己先写报告。可惜在克服拖延症方面，我们经常会失败。有时是因为经不起游戏的诱惑，有时是因为觉得写报告太难而宁愿去做不用动脑的家务，有时我们干脆瘫在沙发上，什么也不做。

有人说拖延症是因为完美主义，这种想法其实更多是在给自己找借口。95% 的人都有过拖延行为，比如把碗留到第二天再洗，作业拖到半夜才做；白天刷手机，工作需要晚上加班才能完成。为什么几乎所有人或多或少都有拖延行为呢？这是因为拖延症的产生是基于人们在进化过程中形成的"今天满足比明天满足更重要"的倾向。

我们容易选择近在眼前的小利，而舍弃未来的大益。对于明天能拿到 1 000 元的奖励和一个月后能拿到 1 500 元的奖励，很多人都会急功近利地选择前者。产生这种倾向是因为未来的不确定性使得在我们看来，未来的奖赏远不如唾手可得的奖赏重要。在心理学上这叫作延迟折扣现象：比起未来的较大奖赏，人们更偏爱那些马上就可以得到的较小奖赏。对应到大脑的生理反应就是，遥远的奖赏在大脑中激发的多巴胺分泌量远远少于马上可以得到的奖赏，前者在大脑中的价值也因此"打折"了。

猴子也有拖延症

和我们一样，猴子也有拖延症。当猴子需要实现一个遥远的目标时，一开始它们会偷懒，直到任务快要完成的时候，它们才会变得积极起来。

巴里·里士满（Barry Richmond）医生和他的团队对猴子的大脑做了点儿手脚，治愈了猴子的拖延症。在这项研究中，研究者训练小猴子按住一个杠杆，在合适的时间点松开杠杆。这个合适的时间点是，电脑屏幕上的小点从红色变成绿色的过程中刚好变成蓝色的一瞬间。如果小猴子太早或者太晚松开杠杆，都算出错。在电脑屏幕上还有一个灰色的进度条，小猴子完成任务的次数越多，灰色的进度条就越亮，当达到一定的亮度时，小猴子就会得到终极奖赏——果汁。这个实验本质上是一个典型的需要累积努力才能得到奖赏的任务。

在这个实验里，小猴子就像人一样，在离得到奖赏还很遥远的时候，他们会心不在焉、经常出错。但随着进度条越来越亮，小猴子变得对任务越来越上心，完成任务的正确率也越来越高。在任务条进展到2/3 的地方时，小猴子的正确率明显比进度条到一半的时候高得多。最后拿到果汁的那一轮，小猴子的正确率达到最高。

里士满医生是如何让偷懒的小猴子摆脱拖延症，成为工作狂的呢？他们发现小猴子之所以看得懂进度条，是因为大脑鼻腔皮质的存在：这个区域负责小猴子的视觉记忆，并将视觉信息和奖赏关联起来。于是，里士满医生和他的同事利用技术手段，让小猴子的鼻腔皮质的多巴胺 D2 受体暂时失活。这样一来，小猴子在做杠杆任务时，就不再把进度条的亮度和奖赏联系起来，这下它们变成了彻头彻尾的工作狂。即使离果汁奖赏还远得很，它们也能全神贯注地完成任务，正确率也大大提高。为什么会这样呢？这可能是因为失去了进度条的小猴子不再把果汁奖赏当作要累积努力才能得到的遥远奖励，而是把它视为随时可能得到的奖赏，所以只要它们努力操作杠杆，谁知道什么时候就得到奖赏了呢？遥远的奖赏在小猴子的脑袋里变成了即时奖赏，小猴子自然工作力飙升。

同样的道理或许也可以帮助人类克服拖延症。试着把需要很长时间才能完成的工作或者要花费大量时间才能获得的奖赏变成马上就能得到的奖赏，我们也有可能像小猴子一样变得热爱工作。

参照小猴子克服拖延症的原理，你可以尝试以下两种方法。

巧克力法

假设你需要完成一项自己不喜欢的工作，这项工作要花整整两天时间才能做完。在这种情况下，你可以把两天的进度当作一大块巧克力，将它掰开，每工作一小时就让自己吃一块巧克力，并在心里告诉自己我很棒。类似的频繁鼓励可以让你不再纠结于长达两天的进度条，而是随时觉得自己很快就会获得奖赏。

寻找意义法

尝试找到工作的内在意义，并且抱着学习的心态去做这件事。这样的心态可以让你每完成一小部分工作都觉得自己学到了新知识，这种内在的肯定会让你以更高涨的热情去克服拖延症，完成工作。

拖延未必是坏事

拖延并非在所有情况下都是坏事，有时拖延甚至是一件好事，有目的地拖延可以带来灵感大爆发。

著名的美国建筑师弗兰克·劳埃德·赖特（Frank Lloyd Wright），在67岁的时候设计出了他一生中最得意的作品——"落水山庄"。这个设计只花了他两个小时的时间。他是怎么做到的呢？

富有的匹兹堡商人老埃德加·科夫曼（Edgar Kaufmann Sr.）在1934年邀请赖特为他设计一栋房子，赖特在当年的11月到匹兹堡的乡间实地勘察了一番，然后写信告诉老科夫曼设计工作正在稳步进行，但实际上他什么都没做。10个月之后，也就是在1935年9月22日早上，老科夫曼打电话告诉赖特他会在午饭前来访，因为他等不及要看赖特的设计稿了。而此时，赖特的图纸上还是一片空白。他淡定地吃完早饭，在一群焦急的小学徒的围观下，在科夫曼从匹兹堡开车过来的两小时内，完成了他的杰作。这栋建筑在 1966 年被评为美国国家历史地标。赖特的拖延不是白白浪费时间，而是在头脑中一刻不停地构建想象中的完美别墅，这种准备式的拖延不仅没有坏处，还是许多创造性工作不可或缺的。

拖延症的反面——提前症

普通人中有 20% 的人会经常拖延，但也有一部分人不仅无法忍受拖延，还喜欢早早完成任务。这叫作提前症（precrastintion）。有提前症的人通常会在一件事情的截止日期到来之前就早早地把这件事解决了，因为他们无法忍受一件事情一直拖着不做。

有科学家设计了实验来研究提前症的心理根源。参与实验的大学生需要穿过一段长长的通道。在穿过通道的过程中，通道的左边和右边各有一个重量相同的小桶，但两个桶到终点的距离不一样。实验参与者需要在穿过通道的过程中，任选一个桶并提着它走到终点。

结果很有意思。有"提前症"的大学生看到第一个桶时，便会直接提起来一路拎到终点，而不是去提第二个桶，即使第二个桶距离终点更近，也更省力。

为什么有"提前症"的人宁愿选择更费力的做法呢？科学家在研究结束之后，询问了这群似乎做出"不理性"选择的大学生，他们的回答十分接近：因为先拎起桶就可以先减轻思想负担，无须再想着拎桶这件事。对他们而言，身体负担不像思想负担那么令人难以忍受。所以，提前症"患者"之所以选择不拖延，甚至早早地把事情做完，是因为他们特别无法忍受滞留在大脑中的思想负担。

如何克服拖延

抽象目标和具象目标

德国心理学家肖恩·麦克雷（Sean McCrea）的团队发现，抽象地考虑某个目标和具体地考虑这个目标，两者的效果完全不同。当你在抽象的层面上考虑一个目标时，你很有可能会拖延；但当你具体地思考一个目标的实现方式、地点、时间等细节时，你就会倾向于高效地完成这件事，而不是拖延。

在麦克雷博士的研究中，一群学生需要完成一个简单的任务——在三个星期内开一个银行账户和记日记。研究者要求其中一半的学生在日记里记录一些抽象的事，比如什么样的人会开银行账户；另一半学生需要在日记里写下一些具体的事，比如和银行职员聊天、填表、存款的经历等。结果，那些需要在日记里写下具体事项的学生比只是抽象地思考哪些人会开银行账户的学生，完成任务的速度和比例都高得多。

给自己设定截止日期

一些人会为了克服拖延症而给自己设定截止日期。这种做法真的有用吗？研究发现，给自己设定截止日期的确可以帮你在一定程度上缓解拖延，但自己设定的截止日期相比外部规定的截止日期效果差，自己设定的截止日期比较不容易遵守，而学校规定的考试时间或者公司规定的方案上交时间对一个人的约束力更强。所以，外部硬性规定的截止日期对克服拖延症更有效。

把"我必须做某事"变成"我想做某事"

拖延往往是因为我们不想做某事，而把这件事情的优先程度设得比较低。对于那些内心真正想做和喜欢做的事情，我们很少拖延。打游戏、去见喜欢的人这些我们发自内心想做的事情会激发我们大脑的奖赏回路并释放多巴胺，让我们有欲望和动力去做这些事。而我们不想做的事情不会给我们带来奖赏感，大脑就几乎没有动力去开始做这些事。

因此把你认为必须做的事情变成你想做的事情，这可以帮助你克服拖延。怎么做到呢？举个例子，如果你需要交一份报告，你就告诉自己，这个领域真有趣，我想了解更多关于这个方面的知识。这样积极的学习思维模式会让你更愿意主动去开始做事，而不是被动等待截止日期的到来。

放开对自己的限制

有的人的拖延是"自我设限"的表现。当你没有做好一件事的时候，你可以说，"我做得不好不是因为我能力不行，而是因为我没有安排好时间"。这种思维方式就叫作自我设限。比如，你考了 60 分，但你告诉自己，我还是很聪明的，只是没安排好复习时间而已。

在 2012 年的一项研究中，科学家专门研究了自我设限的现象。参与该研究的高中生需要准备一场数学考试。在考试之前，他们需要写下一些句子来描述自己会如何准备这场考试。这些高中生被分成了两组，实验人员给其中一组人一个积极的句子作为范例：如果我仔细思考这个问题，就可以考得更好。而另一组人拿到的范例则是一个中性的"如果……就"的句子。看了这个句子之后，参与者需要再写出几个陈述句来说明他们会怎样准备这场考试。完成之后，这些高中生开始考试。

这两组高中生里都有一部分人有自我设限的思维倾向。结果发现，不同的自我表达方式影响了自我设限者的表现。在自我设限的高中生里，那些看过积极句子的人坚持备考的时间比较长，比没有看到积极句子的人平均长 2.5 个小时。为什么积极的句子对自我设限者有这么大的影响呢？自我设限者之所以拖延，是因为他们对自己的能力不确定，不知道接下来该做什么，而积极的句子可以让他们以一种更积极的方式思考，减少了他们的自我限制，也减少了他们的拖延行为。

所以，你在做一件事情之前，不要怀疑和限制自己的能力，而应该以开放的心态告诉自己：我准备得越多，表现就会越好。这样一来，你会变得不那么拖延，并积极地投入到准备工作中去。

从消极的拖延者变成积极的拖延者

拖延者可以分成两种类型：一种是积极的拖延者，一种是消极的拖延者。消极的拖延者比较符合我们传统意义上对拖延症的理解：在需要完成一件任务时，消极的拖延者什么都不想做，不去推动这项任务，只是让时间一分一秒地过去，在时间的流逝中忍受焦虑的煎熬和享受拖延的快感。积极的拖延者则不同，他们会故意把任务推迟到最后一刻才去做，这是因为他们觉得自己在重压之下才会有最好的表现和最大的动力。如果你在生活中拖延某事只是为了让自己在最后期限即将到来的压力下有最好的表现，你可能就是一个积极的拖延者。

积极的拖延者相信自己达成目标的能力，他们应对一项任务时，最终表现通常都不错。如果你是一个消极的拖延者，不妨转换一下心态，把自己变成积极的拖延者：相信自己在压力之下可以很好地完成任务，然后把当下的时间积极投入到你想做且有意义的事情中去，最终高效地完成你必须做的事情。

每天洗多少次手才算强迫症?

小涛因为最近一直很焦虑,就去看了精神健康门诊。他的工作是家政清洁员,工作之余很少参加社交活动。医生问小涛,他焦虑的对象是什么?小涛说他担心自己会得传染病。小涛平时总会尽量避免触碰自己家以外的任何东西,如果他不小心碰了任何他觉得可能带有细菌或病毒的东西,就会用肥皂反复地洗手。小涛每天洗手超过30次,除此之外还要花几个小时洗澡。因为害怕接触病毒,小涛也会尽量避免与别人发生任何身体接触,所以去超市买东西或者坐地铁对他来说都是个大麻烦。当然,他也没办法正常谈恋爱。

医生继续问小涛,生活中还有没有别的事让他感到担心。小涛说,他还担心在路上会不小心撞到别人,担心说错话,担心得罪邻居,等等。为了缓解这些想法带来的焦虑,他经常在头脑里反复回想刚才和别人的对话,经常向别人道歉,唯恐说了什么不该说的话。

小涛每天睡觉前还必须举行一个"仪式",就是向空中抛枕头19次,否则他会全身不舒服,无法入睡。这个仪式是一年前开始的,最初他觉得自己需要抛5次枕头,否则就会有不好的事情发生。之后,他抛枕头的次数逐渐增加到10次、15次,直到现在的 19 次。

　　医生给小涛的诊断结果是强迫症。他还有很多强迫性观念，
比如担心感染，担心冒犯他人，渴望整齐，有仪式行为……强迫
自己固守这些观念及这些观念导致的习惯性行为，已经明显影响
了小涛的个人和社交生活。

在世界上，大约每 50 个人中就有 1 个人在一生中可能会经历强迫
症。有强迫症的人会有强迫性观念或行为，抑或两者都有。这些症状会
影响患者生活的方方面面，包括工作、学习、社交等。从统计上说，强
迫症患者一般有高于平均水平的智商和受教育程度。强迫症患者常持有
强迫性想法，比如，觉得周围混乱不堪，担心亲人会离世或有神秘的
力量会杀死自己或亲人，等等。为了"避免"此类坏事发生，强迫症患
者会采取一些重复的仪式性行为来降低自己的焦虑感，比如重复洗手、
关门、数台阶、咬指甲等。他们知道这些强迫性的想法和行为很荒唐，
但却控制不住自己，以至于日常生活受到了严重影响。强迫症的重复行
为和我们的日常习惯不同，可被视为过度的、难以改变的习惯。

　　强迫症的主要症状包括：害怕病毒或细菌感染，产生不由自主的
禁忌思维（包括性、宗教和伤害），想要伤害他人或者自己，希望周围
的事物非常整洁、有规则，追求完美的状态。强迫性行为包括：过分清
洁，以精确得近乎变态的方式来整理物品，反复检查（比如多次检查门
有没有上锁），强迫性计数，等等。

重复行为或者仪式行为并不完全等同于强迫症

　　强迫症有两个方面的特点：一方面是有强烈的执迷冲动和想法，另

一方面是采取仪式性行为来缓解自己的焦虑。人们常常以为有反复洗手，反复检查门锁，或者把东西摆得十分整齐、规整这些行为就是强迫症。实际上真正的强迫症比这严重得多。

并非习惯性行为就是强迫症，生活中每个人都会有反复确认一些事情的行为。有强迫症的人和普通人最大的区别是，他们无法控制自己的强迫性想法和行为，即使知道这些想法和行为超出了实际需求。强迫症患者每天至少会花一小时在强迫性思维或者行为上，并且即使他们完成强迫性行为或者仪式，也不会觉得愉悦，而只是从焦虑中得到暂时缓解罢了。

真正的强迫症患者其实只占总人口的 2%。强迫症非常折磨人，强迫症患者几乎不能或者根本不能控制他们的执迷念头和冲动行为，并为此耗费大量的时间。强迫性思维和行为会严重干扰患者正常的生活、学习、工作和社交，甚至可能导致他们患上严重的抑郁症。要区分一个人是强迫症患者还是只是有强迫倾向、喜欢一丝不苟生活的普通人，判断标准是症状的严重程度及其对这个人生活的干扰程度。

有一些强迫症患者还会有抽动障碍，叫作抽动症或者妥瑞症（也叫抽动秽语综合征）。具体症状是突然做一些重复性动作，比如眨眼、做鬼脸、耸肩、摆头、肩膀痉挛、清嗓子、吸鼻子或者发出咕噜声。

强迫症的症状通常在成年早期显现，男性的发病年龄小于女性，不过也有人在 35 岁之后发病。强迫症的遗传贡献率是 25% 左右，也就是说一个人患强迫症有 1/4 取决于遗传因素，3/4 取决于环境因素。强迫症症状可能会随着时间的流逝逐渐减轻或自动消失，但也有可能加重。童年时期受过虐待或者重大心理创伤，会增加患强迫症的概率。

神奇的是，强迫症还会因为病菌感染而发病，有一种链球菌感染会引发儿童自体免疫神经精神疾病（PANDAS），患病的儿童会出现强迫症的症状。

历史上一些名人深受强迫症的困扰。美国的飞行英雄霍华德·休斯是其中之一，他在30多岁时患上强迫症。最初他在吃豆子时对豆子的大小非常在意，要用特殊的叉子把豆子按大小排序后再吃；后来他开始害怕灰尘与细菌，为了从橱柜中拿助听器，他的助手必须用6~8张纸巾裹在橱柜把手上打开橱柜，并用一块未使用过的香皂给他洗手。

尼古拉·特斯拉是著名的发明家、电气工程师，他自童年时期起就饱受幻觉（任何单词都能在他眼前形成生动的画面）、双相情感障碍（时而亢奋时而忧郁）、成瘾行为（赌博）、强迫症（所有重复动作必须能被3整除）的折磨。

强迫症患者的大脑

强迫症患者的大脑和普通人有什么不同呢？目前为止的研究发现，强迫症患者之所以有各种难以抵抗的行为和想法，可能是因为他们大脑的习惯形成系统出问题了。

首先，强迫症和习惯形成机制有关。英国匹兹堡大学的苏珊娜（Susanne Ahmari）研究团队在小鼠身上做了这样一个实验。实验中一部分小鼠被实验人员用生物工程手段编辑成有强迫症的小鼠，另外一群小鼠是天然小鼠。当实验开始时，小鼠先听到一个提示音，一秒钟后有一滴水落在它们的鼻子上，这些小鼠就会立即抹脸把水擦掉。结果发现，强迫症小鼠和正常小鼠的不同之处在于，正常小鼠会在水滴掉到鼻子上后才开始抹脸，而强迫症小鼠没等水滴掉下来，一听到提示音就开始抹脸，在水滴掉下来之后还会继续抹脸。接着，科学家用光遗传学手段刺激强迫症小鼠的大脑前额叶–纹状体回路（这个脑回路和巩固习惯性行为有关），这群小鼠的强迫性抹脸行为神奇地消失了。大脑的前额叶–纹状体回路是负责习惯形成的重要回路，这个研究中发现的小鼠强迫行为和大脑中习惯回路有关，说明负责形成习惯的大脑神经回路在强迫症患者中可能是异常的。换句话说，强迫症可能是因为大脑中习惯形成的机制出了问题。

其次，大脑中的监督系统失效可能是强迫症的另一个重要成因。

剑桥大学的科学家设计了一个精巧的实验，观察当人们形成新习惯时大脑是如何运作的。在实验的前半部分，研究参与者会受到轻微的电击，他们可以通过在特定的时间踩脚踏板来避免电击。训练几次之后，参与者们都学会了这个技巧。接着在实验的后半部分不再有电击，参与实验的正常人也就渐渐不再踩脚踏板了，他们放弃了之前学到的技巧，因为他们发现不再需要躲避电击了。但强迫症患者不同，他们在实验的后半部分即使已经没有电击威胁了，依旧全程执着地踩踏板。

在这个实验中，科学家还分别扫描了强迫症患者的大脑和健康人的大脑，结果发现，强迫症患者大脑中负责监督目标的系统表现异常。可能正是因为这个原因，强迫症患者在养成习惯之后，即使行动的目标改变了，他们也没有办法像普通人一样快速转移目标，改变习惯。

混淆现实和想象是强迫症患者的又一个典型特征。蒙特利尔大学的研究团队观察到这样一个现象：那些非常依赖想象和倾向于脱离现实的人常常表现出更多的强迫症症状。关于强迫症的一个流行理论认为，并非你头脑中的想法和行为导致了强迫症，而是你解释这些想法和行为的方式导致了强迫性思维和行为。

其实每天我们大脑中都会出现各种各样奇怪且不合逻辑的想法，大部分人都知道这些想法毫无意义，会自动忽略。但是，有强迫症或者强迫倾向的人却认为，"我之所以有这些想法，一定有深层原因"。这迫使他们刻意给自己头脑中的奇怪想法做出解释，于是一些执拗的想法和仪式性行为就产生了。例如强迫症患者一天洗手几十次可能并不是因为觉得自己手脏，相反，只是因为他们想反复洗手，所以给自己一个解释——"因为我的手很脏"。

在讲成瘾行为的时候我介绍过，多巴胺是人类大脑中产生欲望和愉悦感的重要神经递质，它和学习能力有密切的关系，多巴胺的分泌能带给我们奖赏感，也有助于把我们新学到的知识巩固为长时记忆，在大脑中形成新的记忆回路。多巴胺分泌得越多，记忆回路形成得就越快，也越牢固。

多巴胺的记忆巩固功能对于学习本来是一件好事，但在强迫症患者身上显得过犹不及了。因为强迫症患者大脑中的多巴胺分泌量比正常人多，所以他们一旦养成一个习惯就很难改掉。这可能是因为多巴胺过度分泌致使强迫症患者的学习回路建立得过于牢固而缺乏随时修改的灵活性。临床上通过深层电刺激疗法减少患者大脑奖赏回路的多巴胺分泌量之后，他们的强迫症症状也得到了缓解。

总的来说，强迫症患者大脑主要异常的部分就是奖赏回路。由前额叶、伏隔核、脑岛、前扣带回这些关键节点共同组成的多巴胺奖赏回路和强迫症的症状有着很大关系。大脑前额叶的眶额叶皮质区域负责评估某个选择的情绪价值和心理价值；大脑前额叶皮质和负责分泌多巴胺的伏隔核协同工作，这个奖赏回路决定你想做一件事情或者得到一样东西的迫切程度。而多巴胺回路的另外两个节点是负责加工情绪和监控内在状态的脑岛，以及负责监控行为冲突和错误的前扣带回。

前扣带回的活动和强迫性行为有很大关系，因为这个区域的活跃会让人觉得事情做得不太对、需要纠错。接收到这个信号后，强迫症患者就会反复做同一件事，直到他们感到"完美"。然而由于他们的大脑前扣带回功能异常，患者会过度地估计自己的行为和实际反馈之间的误差，一件事情即使已经做了很多遍，并且做得非常正确，他们也会觉得自己的行为是"错误的""有偏差的"，需要赶快纠正。这种体验让强迫症患者感到焦虑，这样的情绪状态持续时间久了，会导致负责焦虑情绪的杏仁核也加入强迫脑回路，让强迫症患者长期处于焦虑的状态。

得了强迫症究竟是一种什么样的体验呢？打个比方，假设你正在制作一份呈交给甲方的报告，其中有几行英文，如果左右对齐，英文字母间的距离就会过大，但如果左对齐，右边就会显得很不整齐，无论怎么调整你都觉得不好看、不完美、不舒服。你的这种"不舒服"的感觉其实就是大脑的前扣带回在报错，让你忍不住想把报告的格式调整成"完美"的样子。强迫症患者的体验就是这种不舒服感觉的加强版，他们的前扣带回的报错频率更高，即使在没有做错什么的情况下也会"报错"，致使患者体验到持续的高度焦虑。为了缓解"不舒服"的感觉，他们就会反复做出一些仪式性行为或者反复思考一些想法，以避免"厄运"的发生。

要治疗强迫症，习惯破除法是一种经典的方法。这种疗法要求强迫症患者对会诱发强迫性行为的场景不再做出平时的典型反应。什么意思呢？当一个人养成习惯之后，他就会对特定的场景做出习惯性反应。比如在你学会骑自行车之后，你一骑上车双脚就会自然地开始蹬踏板，这个反应不需要任何有意识的思考。从一开始有意识的学习到无意识的习惯这个过程，大脑的活跃中心会从纹状体的腹侧逐渐转移到纹状体背侧，前额叶控制这种行为的能力在这个"权力中心"转移的过程中会逐渐变弱。也就是说，随着习惯的形成，这个行为会变成一个容易被调用的自动过程，大脑高级皮质在"放手"之后便会越来越难以控制这种行为，习惯也因此变得很难改变。在强迫症患者的大脑中，这个习惯形成的过程会过于牢固，导致很难被改变。但是，当强迫症患者知道这种很想做的冲动其实只是一种按照特定程式形成的习惯反应，不照着做并不会有不好的事情发生时，从主观上改变强迫性行为就没那么难了。

强迫性人格障碍

强迫性人格障碍是一种和强迫症有着很多相似之处的人格障碍，有强迫性人格障碍的人会事事追求完美、有序和可控。但是强迫性人格障碍和强迫症并不一样。强迫性人格障碍在人群中的发生比例是 2%~8%，男性比女性更常见。强迫性人格障碍的特征包括：过分讲究有序、完美，对细节过分关注，追求心理上对他人的控制感，想充分掌控周围环境，缺乏对新体验的灵活性和开放性心态。这类人对控制感和细节的追求可能以效率低下为代价。

强迫性人格障碍的人中常常会见到工作狂或者吝啬鬼。他们极度追求固定的程序，生活中很少有休闲娱乐活动，也鲜少发展出友谊。这些人很难放松下来，经常觉得自己的时间不够完成他们的目标。他们制订计划时常精确到小时甚至分钟，并且不喜欢那些无法预期和控制的事情。

也有一些研究认为，强迫性人格障碍和强迫症之间有一定的共性。比如有强迫性人格障碍的人和强迫症患者都表现得过于死板，经常采取一些仪式性行为，讲究秩序感，有囤积、收集物品的倾向，追求整齐划一和条理分明。不同的是，强迫症患者并不喜欢他们的强迫性想法和行为，并为此感到痛苦；而有强迫性人格障碍的人则觉得他们追求规则、秩序的行为和想法是理性和可取的，他们也乐于追求规则和完美主义。

心理变态的可怕与强大

说到心理变态，很多人首先想到的可能是电影《沉默的羔羊》中的精神科医生汉尼拔·莱克特。一想到他戴着面具目不转睛地盯着你，随时准备咬你的情景，不禁让人毛骨悚然。但事实上，心理变态并不是一种诊断标准，现实世界中的心理变态者也不都是十恶不赦的重刑犯。恰恰相反，有很多心理变态者都愉快而安静地生活在正常人当中，并且他们中的很多人都拥有出色的工作表现和较高的社会地位。当然我们不得不承认，心理变态者比一般人确实更容易犯罪。在重刑犯当中，心理变态者的比例比正常人中的心理变态者的比例要高得多。和正常人中占比为1%的心理变态者相比，监狱中的罪犯有15%~35%都是心理变态者。

心理变态只是一种模糊的通俗说法，根据精神病学的定义，在有反社会人格障碍的人中，只有1/5是心理变态者。也就是说，在我们的认知当中"不服管教，不遵守社会规则"的绝大多数人并不是心理变态者。典型的心理变态者的形象是，无法感到悔恨，倾向于操控和利用他人，善于欺骗，以及无法控制自己的冲动。心理变态者的最大特点之一是冷血，也就是我们通常所说的缺乏共情的能力。他们似乎谁也不在乎，可以在肆意伤害别人的同时却不感到内疚和痛苦。他们可以肆无忌惮地说谎、为所欲为，丝毫不会顾及他人的感受。但有时候，他们看起来又对人的心理了如指掌，善于把他人玩弄于股掌之中。

很多研究发现，心理变态者对于世界的体验跟普通人不一样。他们在伤害别人的时候不会考虑其他人的感受。这是因为他们很难从他人的声音和面部表情中感知情绪，尤其是他人的恐惧情绪。

心理变态者行事冲动且不计后果，但只要后果没有严重到要坐牢，他们的社会功能就常常是良好的，并不像其他精神疾病一样会影响他们适应社会的能力。他们没有幻听幻视，不会妄想和害怕其他人伤害自己，不会觉得抑郁、焦虑或痛苦，也不会在社交场合中显得过于笨拙。不少心理变态者的智商还高于平均水平，而且，因为他们不会自责，也不想改变自己，所以很多时候他们看起来自信又有魅力。在他们种种扑朔迷离的行为背后，隐藏着的是他们大脑的生理缺陷。

心理变态者更冲动易怒

科学家通过扫描心理变态杀人犯的大脑，发现他们的眶额皮质和前颞叶皮质等大脑区域和普通人相比有明显的功能损伤。眶额皮质负责道德价值的判断和冲动抑制，会参与复杂的决策过程，影响人们对风险、奖赏与惩罚的敏感性；前颞叶皮质则负责记忆的提取。这两个脑区的普遍功能受损还会波及与这两个脑区相连的大脑神经网络，这些神经网络涉及情感认知、决策、社交等复杂的高级社会功能，这些神经网络的受损使得心理变态者比常人更容易行事，并且缺乏道德判断。在人际冲突中，他们更容易做出过激反应，采取暴力行为，但他们又会觉得自己的行为没什么不合理的，不会因为自己的冲动和对他人造成的伤害而感到内疚或是恐惧。

心理变态者难以感知他人的疼痛

当我们看到别人身体受伤或者感到疼痛时，我们会在心理上也感到类似程度的疼痛，这就是我们所谓的共情能力。心理变态的犯人能正常感觉到自己的疼痛，但他们对其他人的疼痛却没什么感觉。

科学家通过一项功能性核磁共振研究发现了这一点。研究人员将121 个犯人根据他们的心理变态程度分成三组，先让他们观看一系列物理疼痛的情景，比如手指被门夹了或者脚趾被重物砸了，然后让他们想象这件事情发生在自己身上或者别人身上。

在核磁共振机器的记录下，心理变态者的大脑显现出了他们独特的活跃模式。当心理变态程度高的人想象疼痛发生在自己身上时，他们的大脑对疼痛做出的反应和正常人差不多：负责感知疼痛的脑区活跃度增加，这些脑区包括前脑岛、前扣带回、身体感觉皮质和右侧杏仁核。但是，当心理变态的犯人想象疼痛发生在别人身上时，他们负责感知疼痛的脑区看起来几乎没有任何反应！

更不可思议的是，当他们想象其他人在经历疼痛时腹侧纹状体的反应增强了，而这个区域是负责感知愉悦的！这些异于常人的大脑反应模式意味着，当心理变态程度高的人想象其他人经历疼痛的时候，他们不仅不会感到同情，甚至还有点儿愉悦，可见他们并不在乎他人的痛苦。

心理变态者是否缺乏同理心

心理变态者对他人的疼痛无动于衷，是因为他们根本没有同理心吗？事实恰恰相反，心理变态者的共情能力和普通人并没有多大的差别，然而他们会选择关闭他们的共情能力，主动忽视别人的痛苦。我们来看看科学家是怎么发现他们的这一特殊技能的。

一个实验招募了 20 个符合心理变态标准的人，还有 26 个普通人作为对照。研究人员向这些参与者展示了几段同样的短视频。视频中放的是两个人的手，这两只手共有四种互动方式：第一种是中性的握手，第二种是充满爱意的抚摸，第三种是看起来就很疼的抽打，第四种是表示拒绝的推开动作。在观看这些短视频的时候，所有实验参与者的大脑活动都被核磁共振扫描仪记录下来。结果发现，心理变态者在观看手部动作视频时很多脑区的活跃程度都比普通人低，其中包括前运动皮质和体感皮质，这些区域负责感知和控制手部动作，还有前扣带回，这个区域负责情感和纠错。

我们大脑的运动皮质有镜像系统，当我们看别人做动作的时候，运动皮质的镜像神经元会放电来模拟其他人的动作。这个镜像系统让我们得以理解和学习他人动作，和我们的共情能力有关。在正常人的大脑中，镜像神经元会在我们做某些动作的时候活跃起来，也会在我们观察到其他人做同样动作的时候活跃起来。观看手部动作视频时心理变态者大脑运动皮层更低的活跃程度说明，作为对照组的普通人的同理心明显比心理变态者更强，但如果这个实验至此结束，就不能展现出我们在上文中提到的心理变态者"主动关闭共情"的超能力了。

心理变态者在这个实验中看起来共情能力似乎果真比一般人要差，但事实真是这样吗？科学家做了第二个实验推翻了这一猜测。在接下来这个实验中，研究人员给参与者观看同样的手部互动视频，但要求他们在观看时想象其中的一只手是自己的，并且要求他们用共情能力来模拟这只手的动作。在这种实验设定下，核磁共振机器记录到的结果截然不同：心理变态者和对照组的大脑活动几乎没有差别。这两个研究结果的差异说明心理变态者并不像我们以为的那样缺乏同理心或共情能力有缺陷，他们只是大多数时候选择关闭了这个功能。

社交过程中如果我们说了伤害对方的话，或者做了伤害对方的事，那么共情能力会第一时间自动让我们感受到和对方类似的痛苦，也因此健康的共情机制可以防止我们做出伤害他人的事。心理变态者虽然和普通人一样有能力感受到别人的痛苦，但他们的大脑在默认状态下共情功能是关闭的，只有在他们想开启的时候才会开启。他们并不是不能理解别人的痛苦，而是大多数时候不想理解别人的痛苦。

心理变态者的决策能力很差

心理变态的人很难体会到他人的痛苦，但这并不足以让他们伤害别人。

共情能力的关闭只是让伤害别人变得容易一些，而让他们决定伤害他人的因素是大脑奖励决策系统出了问题。心理变态犯人之所以做出暴力犯罪和其他反社会行为，很大程度上是因为他们的决策能力特别差。

哈佛大学心理学系副教授巴克霍兹（Buckholtz）和他的团队研究发现，心理变态犯人会因为过度看重当下的即时奖赏而忽略危险或不道德行为在未来可能带来的不良后果。

科学家让这些犯人做一个心理学上的经典测试：是选择马上得到一笔较少的奖赏，还是选择晚些时候得到一笔较大的奖赏。结果发现，心理变态犯人在面对马上可以获得的奖赏时，大脑腹侧纹状体的激活程度比普通人更强。这个大脑区域和评价主观奖赏有关。也就是说，心理变态程度高的罪犯不仅会觉得即时奖赏的价值比未来奖赏的价值更大，而且对即时奖赏价值的高估程度还远远胜过普通人的高估倾向。

另一个发现是，心理变态犯人大脑的腹内侧前额叶和纹状体的连接也比普通人更弱。

　　大脑前额叶负责展望未来和做出利益最大化的理性决策，成熟的前额叶让我们知道某个行动在未来对我们的影响。比如，如果我杀了人，未来就会被监禁。当前额叶和纹状体的连接遭到损坏时，一个人就会做出糟糕的决策，因为他们无法得到前额叶带来的那些基于未来展望的理性结果的正确指引。综合以上，"变态杀人犯"之所以实施犯罪的另一个重要原因是，这些人不擅长做决策，见到即时奖赏就无法做出长远打算了。

为什么心理变态犯人屡教不改？

　　心理变态犯人的重复犯罪率要比普通犯人高。心理变态犯人已经被惩罚过一次，知道自己的行为会带来糟糕的后果，为什么还一再地犯罪呢？

　　这是因为心理变态犯人的大脑中负责从惩罚中学习的脑区也有异常。人类得以适应环境，一个必要的步骤就是从惩罚中学习，然而心理变态犯人似乎不能从惩罚中有效地学习。

　　科学家让心理变态犯人完成一些简单的图片配对，配对后一开始得到奖赏，接着逐渐变为惩罚。心理变态犯人从一开始的奖赏中学到了如何正确地配对图片，最终完成了图片配对任务，但和普通人不同的是，他们很难从惩罚中学习。他们没有办法随着测试结果从一开始的奖赏变成后来的惩罚而改变他们的行为，这导致他们在测试的后半部分总是做出错误的决策，而且花费的时间也比其他人长。和这种行为模式对应的是，他们大脑后扣带回脑区展现出了和一般人不同的活跃模式。

　　在做决策时，我们会尽量采取能带来积极结果的行为，而避免可能带来消极后果的行为。心理变态犯人也会考虑行为带来的积极结果，从奖励中学习正确的行为，但他们却无法充分考虑自身的行为可能带来的消极结果，这导致他们容易为了较少的奖赏而冒巨大的风险去做可能遭到惩罚的事。而又因为他们没法有效地从惩罚中学习，使得他们一而再、再而三地犯罪，无法从被监禁的惩罚中学会经验。

不过对心理变态犯人大脑的研究也给我们带来了希望。童年时期和青少年时期是大脑可塑性的巅峰时期，在这个时期如果能够对一些问题青少年或者问题家庭进行干预，通过改变外界环境来改变他们的大脑结构和功能，给他们更多的积极示范和鼓励，而不是盲目的惩罚，可能会大大降低他们成年后犯罪的可能性。

心理变态者可能更具创造力

我们从心理变态者身上看到的各种特征，比如无法感受悔恨、倾向于操控和利用他人、善于欺骗、无法控制自己的冲动，尤其是他们那种亟须跟随自己节奏的强烈渴望，看起来与极具创造力的人是如此相似！事实上，亲社会型的心理变态者与其他有犯罪倾向的心理变态者不同，前者可以充分地把他们的冲动和勇气用在好的方面。在某种程度上，骗子、小偷和流氓多是在善与恶之间游走。骗子能够利用他们的才智解决问题（但很多时候是违法乱纪），而且擅长使用各种技巧（诡计）来解决问题，这离不开他们的创造力。而有创造力的人也常常不怎么讨人喜欢，他们喜欢自说自话、自行其是，既是天才，也是怪人。

创造力的表现之一就是打破规则。比如毕加索在创造抽象主义的作品时就打破了当时的艺术规则，将非洲艺术和欧洲经典人物描绘方式抽象地结合起来。而这种按自己的标准重新定义规则的意愿也可能导致一个人为了自己的利益而撒下弥天大谎。

　　心理变态者和极具创造力的人的共同点是，他们都不愿意受社会习俗和规则的束缚。这种情绪上的去抑制（缺少抑制）倾向涉及大脑的多巴胺系统，和寻求新事物、渴望奖赏的倾向有关。心理变态者和极具创造力的人可能都有过多的多巴胺，这使得他们比普通人更喜欢寻求刺激、追求新奇和获得奖赏，同时又不像普通人那样极度厌恶风险和惩罚。

　　加朗博士通过三项研究逐步剖析了心理变态和创造力之间的关系。她在线收集了500份关于菲律宾成年人的问卷样本，调查了他们的创造力和心理变态程度。用于测试心理变态程度的量表叫作黑暗三人格问卷，这份问卷包含了很多和心理变态有关的特征，比如马基雅维利主义（权术主义喜欢操纵别人的倾向）和自恋倾向。结果发现，在这500个样本中，心理变态特质和创造力之间存在显著的相关性。

　　加朗的第二项研究收集了大学生的心理测试结果，并分析了这些大学生的大胆、刻薄、去抑制特征和创造力的关系。结果发现，在男性当中，刻薄、去抑制特质与创造力有显著的相关性。

　　加朗的第三项研究试图把心理特征和生理基础联系起来，从生物层面解释创造力和心理变态的关系。研究人员先测试了所有实验参与者的创造力，接着用一个网上赌博测试评估了实验参与者的冒险倾向。在这个测试中，实验参与者给两副牌下赌注，其中一副牌如果赢了就可以赚很多钱，但赔率也很高；而另一副牌就算赢了的话也不会赚太多钱，但赔率也不大。有高度冒险倾向的人会选择在第一副牌上下注，这个简单的测试可以用来评估一个人的冒险倾向。研究人员在他们做测试的时候同步记录皮肤电活动，以及他们在即将赢钱时大脑的觉醒程度。

　　研究结果发现，在快要赢钱的时候那些创造力高的人大脑觉醒程度更低，也就是说，这些人并没有因为要赢钱而感到激动。这说明，高创造力的人也可能更加冒险激进。这种特质是高创造力者和心理变态者共有的。

心理变态特质一般在儿童和青少年时期形成

并非所有心理变态者都会犯下残忍的罪行，也有很多有心理变态特质的人是亲社会的，会对社会做出很多有益的贡献。一个有心理变态人格特质的孩子会长成罪犯还是社会栋梁，这在很大程度上取决于他从小的家庭和教育环境。

南加州大学的凯瑟琳·托尔布拉德博士在《发展精神病理学》杂志上发表的一项研究表明，青少年中后期的心理变态特质在很大程度上可以被环境改变。

在这项研究中，他们跟踪测量了 780 对双胞胎从 9 岁到 18 岁的心理变态特质，其中包括对同龄人的高度冷酷行为和难以遵守社会规则等，以及他们的看护人的心理特质。结果发现，在不同的年龄段，环境因素的影响程度是不一样的。

从 9~10 岁发育到 11~13 岁这个年龄段，儿童心理变态特质的变化有 94% 取决于基因，而只有 6% 取决于环境；从 11~13 岁发育到 14~15 岁这个年龄段，有 71% 的心理变态特质取决于基因，有 29% 取决于环境；而从 14~15 岁发育到 16~18 岁的年龄段，心理变态特质的变化有 66% 取决于基因，有 34% 取决于环境。

这个研究结果说明，在青春期这个敏感的大脑发育期，环境对一个人最终是否会变成一个成年心理变态者起着很大的作用。青春期是一个人心理健康的重要转折点。

我和中南大学湘雅二医院的医生一起研究过少年犯的大脑活动模式，结果发现，有品行障碍的少年犯（成年后可能会成为有反社会人格的罪犯）的大脑默认网络的连接程度比普通青少年更弱。默认网络是大脑中由几个不同脑区组合而成的一个特殊网络，主要负责自我反省、自我思考和白日梦等功能。这个研究结果意味着，在成年后可能会形成反社会人格障碍的青少年，他们的大脑在青春期就已经呈现出明显的功能变化特质，他们可能对自身思考得更少，或者自我意识比较薄弱。

除了青春期之外，童年期也是心理变态特质形成的关键期。在0~4岁时，如果父母无法为儿童提供安全的成长环境，就会增加儿童心理变态的可能性。

詹姆斯·法伦博士是一位著名的神经科学家，他在从事研究的某一天意外发现，种种特征都表明他是一个心理变态者，然而事实上他却成了一位亲社会并做出了非凡贡献的神经科学家。他经过仔细思考和研究后认为，就是儿时充满爱的家庭环境让他免于成为一个暴力罪犯。

事情是这样的，有一次，法伦博士扫描了自己的大脑，意外发现自己的大脑眶额皮质和前颞叶皮质的活跃程度都比正常人低，这可是心理变态的典型特征！这个结果让他大吃一惊，于是他又去做了基因检测，结果发现自己竟然拥有传说中的变异战士基因，即变异的单胺氧化酶A（MAO–A）基因。

单胺氧化酶A基因来自X染色体，负责编码一种影响神经递质多巴胺、去甲肾上腺素和血清素的酶，这种酶对胎儿大脑发育至关重要。单胺氧化酶A基因的变异几乎只影响男性，它会导致男性比一般人的认知能力低，容易被激怒并做出冲动或攻击行为。单胺氧化酶A基因的变异会减少大脑中的单胺氧化酶A，导致血清素和其他神经递质在胎儿大脑中累积过多。我们知道，血清素的主要作用是使大脑平静，但过多的血清素会使大脑在发育过程中对这种物质越发不敏感，从而产生易怒情绪。

在他把这个惊人的发现告诉了他的母亲之后，他的母亲却平静地告诉他，原来他们的家族中曾出现过 7 名杀人犯。然而法伦博士绝不是一个危险的心理变态者。虽然他在生活中展现出超越常人的好胜心，甚至在和自己的孙辈玩游戏时都不愿意输掉比赛，但他终生都在做亲社会的事情。他相信是他母亲的爱让他成为一个亲社会的心理变态者。从法伦博士的亲身经历我们可以推论，对于一个有心理变态潜质的孩子，如果父母一直用满满的爱引导孩子做出亲社会行为，孩子就更有可能成为一个亲社会的人才。

法伦博士拥有的变异的单胺氧化酶 A 基因和极端反社会行为之间不能画等号，因为拥有这种变异基因并不代表它一定会得到表达并发挥作用，毕竟环境对基因表达有很大的影响。有研究发现，单胺氧化酶 A 变异基因拥有者如果在青春期前经历过巨大精神创伤，就会更容易有反社会行为，而反之，如果从小生活在一个充满爱的家庭中，单胺氧化酶 A 基因变异者甚至会比没有这种变异基因的人的反社会行为还少些。这也解释了为什么连环杀手大都有悲惨的童年。

一项针对被收养儿童的研究也发现，当儿童表现出心理变态的一些特质，比如冷酷无情的行为时，如果养父母能够给予积极正面的养育，就有可能抑制这类儿童进一步发展成心理变态者。

心理变态特质的环境适应性

既然心理变态特质看起来这么可怕，为什么在进化的历史长河中却以特定的比例留存下来了呢？

　　和本书讲到的其他精神疾病一样，这是因为我们任何心理特质都不是非黑即白的，而是以程度由轻到重的连续方式存在于每一个人的大脑中。我们大脑表现出来的几十上百种不同的特质在不同方向上以不同程度组合在一起，这些组合的数量是无穷的。每一个人不同的心理特质也为人类的精神多样性和物种的生态多样性贡献了一分力量，在不同的生存环境中发挥着不同的适应作用。

　　心理变态也是这样一种特质。实际上，任何一种精神特质都不是脱离环境单独存在的，同一种精神特质在不同环境中可能会有截然相反的效果。虽然极端的心理变态有可能伤害身边的人，但如果在兵荒马乱的年代，高度心理变态特质可能意味着一个人在面对冲突和威胁时更加勇敢和无畏。这样的特质让一个人更容易获取权力及资源，于是在这些时期，心理变态特质不仅被保留下来，还可能被发扬光大。

　　拥有变异单胺氧化酶A基因的一部分人如果拥有悲惨的童年，成年后就有可能变成杀人不眨眼的恶魔，但在战乱时期他们却可能变得骁勇善战。而在和平年代，反社会的心理变态就会危害社会的稳定和繁荣。

　　心理变态和我在其他章节讲到的精神问题的不同点在于，当心理变态特质单独存在的时候，即便程度相对极端，也有可能是具有社会适应性的。一个拥有心理变态极端特质的人，如果他的认知能力良好，并且从小生活在稳定、温和的环境中，就有可能成为对社会做出积极正面贡献的人才，他的心理变态特征不会影响他融入环境。而其他精神疾病，比如抑郁症、焦虑症、强迫症，则会极大地影响患者的社会适应能力，患者及其身边的人也会因此迫切寻求治疗。

　　总之，心理变态特质本身并不能说明一个人是坏人或没有好的品质。亲社会的心理变态者反而可能因为其特殊的心理反应模式而更容易取得异于常人的成就，为社会贡献出更多的善意。

躁郁症：
一半是天堂，一半是地狱

一个长相清秀的男生走到巡房的主治医生面前，豪迈地对医生说："我想停药一段时间。"主治医生问："为什么？"他说："虽然服药之后我觉得自己的情绪平静了许多，但我想停药，看看我的情绪改善究竟是药物的作用，还是它自然而然变好的。"

这是一种严格控制变量的科学实验设计思维。

医生笑着问他："你是不是学过医？"男生说："没有，不过我之前交过的两个女朋友都是学医的。为了和她们聊天，我自学了一些医学知识。"他说话的时候，表情自然，口齿清晰。他瞥见主治医生身后有一个外国人，主动向对方伸出手，和对方攀谈起来："Hi! Nice to meet you!（你好！很高兴见到你！）你会中文吗？你是巴基斯坦人吗？我们学校也有很多巴基斯坦人。"

这是我第一次见到这位患者，这也是他住院的第五天。听主治医生说，这位大学生患者刚被家人送来的时候极度兴奋躁狂，当天就写了几百首诗。在住院的头三天里，他满病房乱窜，逢人滔滔不绝，口若悬河。他严格缜密的思维给我留下了深刻的第一印象，下面我们就称呼他严同学吧。

第二天巡房时见到严同学，他看起来还是很兴奋，但已不是逢人便拉着说话了。他是因为躁狂症状住院，并被诊断为双相情感障碍，即俗称的躁郁症。他说他喜欢李白，喜欢写诗，还背诵了李白的《将进酒》和《月下独酌》。

第三天巡房的时候，他拉住我给我作了一首诗，是几首古诗句的变体和组合，还要我写下来，说我可以自己改里面的字，变成谐音字。

第四天巡房，严同学看见我们就绕道走。主治医师问他感觉怎么样，他说："我都不敢和你们说话，怕你们给我加药，我只有表现得乖一点儿，安静一点儿，才能早点儿出院。"

第六天，我们巡房时并未见到严同学。主治医生说，躁郁症患者如果不特地找就看不见人，这是躁狂情绪改善的一个标志。在巡房结束后，我终于看到了他，还和他聊了会儿天。他说，努力奋斗的人常常没有安全感，只有不断奋斗才能让自己觉得安全。在他生病的几年时间里，他一直都在服用抗抑郁药物。这类药物的副作用是嗜睡，以至于他上课时会无法自控地睡着，即便他努力地仰着头睁着眼睛，还是会睡着。他说，因为不能好好听课，所以他的成绩很难提高，但只要醒着，他都在努力学习。

第七天，他告诉我，他觉得住院区病得最重的是护士，因为在这里大吼大叫的人只有护士，情绪最不好的人也是护士。他说，正常人和病人的界限本就很模糊。我问他在这里没有书看会不会觉得很无聊，他笑了一下说，不会啊，一般人也没有这么多时间思考人生究竟做错了哪些事。

三天后，严同学出院了。

躁郁症有哪些特征

几乎所有人每天都会有情绪上的起伏，有时高兴，有时低落，如果发生了特别的事，情绪波动会更大。当然，大多数时候你可能觉得自己没有明显的积极或消极情绪，只感到心境平和。然而，有一些人在很长一段时间内的情绪起伏都会特别大，以至于影响正常的生活和工作，以及他们的人际关系。这时这个人就有可能患上躁郁症。

约有 4% 的成年人在一生中可能会患躁郁症。如果没有得到任何治疗，有 15% 的患者会选择自杀。躁郁症的遗传贡献率是 85%，也就是说，一个人患躁郁症有 85% 是由遗传因素决定的。如果你有一个直系亲属患躁郁症，那么你患躁郁症的概率是 10%~17%。超过 2/3 的躁郁症患者至少有一个直系亲属存在同样的问题，或者患有单相抑郁症。

躁郁症，顾名思义，主要表现就是巨大的情绪起伏和能量变化。躁郁症患者极度兴奋的躁狂期和极度低落的抑郁期可能会持续几天乃至几个星期，而且情绪变化的幅度会非常大。

在躁狂状态下，患者会拥有旺盛的精力，不停地参与各种活动，即使不眠不休地工作和社交，也没什么疲惫感，躁狂状态下的他们不愿意把有限的时间浪费在睡眠上。他们非常兴奋，自我感觉良好，甚至认为自己无所不能，是天选之子。

患者说话时的语速非常快，常常一件事还没说完就跳到另一件事上，容易走神，无法集中注意力。在这种极度兴奋的状态下，一个人的自制力和判断力都会明显下降，更容易做出一些危险行为，比如危险驾驶、疯狂购物等，攻击和挑衅行为也有可能变多。躁狂状态下的易激惹表现是，容易因为一点儿小事或者生活稍不如意就大发脾气，甚至采取暴力行为。严同学在入院后的头 24 小时里就被管束在病床上，大嚷大叫了一整天才安静下来。

有些患者偏爱作诗，甚至十分有文采，这是为什么呢？可能是因为患者典型的特征之一就是思维奔逸，在这种思维状态下，患者会觉得自己无所不能，文思如泉涌，头脑中大量毫无关系的概念、想法会在短时间之内涌现，显得凌乱、丰富而有创造力，这也是诗的表现形式。

经过一段时间这样的极度亢奋，患者在能量消耗殆尽后会毫无悬念地跌落到极度消沉的深渊。情绪低落期间，患者的情感基调是低沉灰暗的，他们倍感苦恼、忧伤和绝望，平常喜欢做的事情也无法给他们带来任何乐趣，他们会觉得生无可恋，甚至会产生自杀的念头或者实施自杀行为。

躁郁症的抑郁相的表现和抑郁症相同，包括思维迟缓、意识活动减退、内疚自责、睡眠困难等。思维迟缓的表现是：语速慢，说话少，声音微弱，反应迟钝，思路闭塞，思考问题吃力，交谈困难，感觉脑子像生锈了一样。意识活动减退的表现是：行动缓慢，生活被动懒散，不愿意和人交流，不想做任何事情，不修边幅。严重的抑郁症患者可能出现不说话、不动、不吃等木僵情况，叫作抑郁性木僵。有一次住院部来了个新的抑郁症病人，他在厕所里待了很久都没有出来，保安在外面反复叫他也没有应答。护士进去一看，他躺在地上尿了自己一身，裤子也没脱。两个医生和两个保安把他抬到病床上。他眼睛直直地盯着天花板，负责照看他的护士关切地和他说话，他也不理睬，只是沉重地呼吸着，这位病人的表现就是典型的抑郁性木僵。内疚自责的表现是：过分贬低自己，没有信心，觉得自己一无是处，对前途感到悲观失望，预感将来会遭遇不幸，觉得孤立无援等。睡眠困难的表现是：失眠，入睡困难，睡不安稳或者早醒，感觉疲倦无力，注意力不集中，难以胜任工作，或者嗜睡。

在躁郁症的发病过程中，极度亢奋和极度抑郁这两种状态有时会在不同时间出现，有时则会同时出现。这种情况就是所谓的混合状态，患者既觉得自己能量充沛，又觉得生活了无生趣。这种状态大大增加了躁郁症病人的自杀概率和成功率，因为这时病人既觉得自己不配活在这个世界上，又有足够的能量实施自杀行为。在极度亢奋和极度抑郁这两种极端的情绪状态之间，病人可能会度过一段没有明显情绪的稳定期。

长期来看，在躁郁症的疾病发展过程中，抑郁是不可避免的基调，而躁狂的状态则时有发生，并伴随着躁动不安和生气的情绪。我们可以看到，躁郁症患者在躁狂期不总是愉快的，有时只是觉得自己有能量。有些人认为躁郁症就是在躁狂和抑郁这两极之间来回摇摆。实际上，大多数躁郁症患者在大部分时间里都处于抑郁状态，很多患者的躁狂状态可能并不明显，以至于他们甚至意识不到自己处于躁狂状态，这叫作轻躁狂状态。

躁郁症的躁狂状态有时颇具迷惑性，以至于当事人和旁观者都不容易发现问题。因为在躁狂状态下，一个人可能会达到他的能量巅峰，觉得自己的工作效率和创造力都提升了，自我感觉非常良好。

处于躁狂期的患者会因为两种表现而被周围的人发现他们的"不正常"。

第一种是暴力行为。因为易激惹且能量充足，他们动不动就会因为鸡毛蒜皮的小事和人吵架或打架。

第二种是看似积极正面的行为，比如，觉得自己能力很强、责任很大，要做大事情，特别喜欢管闲事，行动草率且不顾后果，态度自命不凡、盛气凌人，并且严重到产生妄想的程度。我曾经见过一个病人，他因为"多管闲事"先是被人送进了派出所，后来又被民警带到了医院，我们姑且叫他闲先生吧。

　　闲先生因为劝一个人不要乱丢烟头而与对方起了争执，继而拳脚相加，最后被围观群众送进了派出所，派出所又把他送到了医院精神科。就诊的时候，闲先生手上还戴着手铐，脸上有几处浅浅的红色伤口，长相敦厚。他一脸诚恳地对医生说，他有一项重大的使命，那就是维护地球的环境。现在全球环境恶化，气候变暖，北极的冰山正在融化，海平面升高后大部分地方都会被淹没。因为西藏海拔高，所以会躲过一劫，最后联合国也要搬来中国。他接到地球同盟的指令，负责维护地球环境，遏制全球变暖。发出这个命令的人具体是谁，他不能透露。但因为他自己能力有限，做不了什么大事情，他觉得唯一能做的就是捡烟头和垃圾。然而就在他执行任务的时候，他因为劝别人不要丢烟头而和对方吵架动手，最后就被警察送到了精神科。

　　医生问他人生中经历过哪些大变故，他说几年前他曾在全国漫无目的地流浪了整整一年。医生问他流浪的原因，他说觉得心痛，想一个人静一静。他认为自己当时的情绪没什么问题，并不知道自己抑郁了。主治医生又问他现在还觉得伤心或者心痛吗，他说自己现在很好，最担心的就是全球变暖问题，其他都是小事。问诊结束后，闲先生就被安排住进了精神科病房。我经常看到他拉着别的病友的手聊天。有一次，他让一个身材瘦弱的小患者坐在他腿上，边给小患者按摩边叮嘱他多吃点儿饭。他说，住在这里的人都是好人，想法也很深刻，只是外面的人不理解他们。

　　有一天，我问他，他的梦想是什么。他指着病房的保洁人员说："像他一样收拾垃圾，等我出院之后就要发动大家一起去做这件有意义的事，让环境变好。"

因为躁郁症的症状具有迷惑性，所以在刚发病的头几年常得不到有效的诊断和治疗。实际上，如果躁郁症患者可以及早得到诊断和治疗，他们的社交能力和工作能力都会得到显著改善，过上和正常人一样充满意义和幸福快乐的生活。

躁郁症患者的大脑

主治医生正在逐个询问患者的病情。一个患者在边上饶有兴致地听了一会儿后转身走进病房，在床位间上蹿下跳，跳到第三张床的时候差点儿绊倒。

这个患者是一位 20 多岁身材健硕的小伙子，皮肤黝黑，看起来身体素质不错。他和哥哥大吵一架后离家出走，后来被家人送来看病。他说他特别不喜欢父母经常吵架，这让他觉得很烦躁，想发脾气。

他喜欢篮球、足球、网球、排球，看起来身体健壮。入院后的头 48 个小时里，虽然用了药，但他一直处于极度躁狂的状态，所以被限制在病床上。因为身体素质好，他光靠身体的扭动，竟然把病床从房间的一侧移到了另一侧。

在入院后的第 8 天，他看起来情绪平和了不少。我和他聊天时，他常常提起他的前女友，虽然已经分手了几年，但看得出来他还是非常喜欢她，说"女朋友"三个字时他的眼睛里泛着温柔的光。他说他最大的问题就是控制不了自己的脾气，或许他和女朋友分手也是出于这个原因。他还说他很喜欢大海，所以去过不少沿海城市。他说出院以后想好好学英语，这样就可以出国看看，还能和外国人交流。

第 9 天见到他时，我说想看一下他的手环（手环上有病人的名字等信息），他回答说他把手环扔了，因为那是他小侄子的手环，不是他的。

迄今为止的研究发现，躁郁症患者的大脑有结构和功能上的异常，涉及的脑区包括大脑前额叶、海马、杏仁核和边缘系统。一些研究发现，躁郁症患者的大脑前额叶神经元的树突比普通人要少。我的一个合作者——纽约西奈山医院的索菲娅·弗兰格（Sophia Frangou）教授，则尝试从神经可塑性的角度探索躁郁症可能的发病原因，我们关于这方面所做的研究于 2017 年发表在精神病学顶级期刊《美国精神病学杂志》上。

躁郁症是一种高度遗传性精神疾病，如果一个人的父母或兄弟姐妹患有躁郁症，那么他患躁郁症的概率比普通人更大。可是，为什么同父同母的兄弟姐妹有人得了躁郁症，而有人却可以幸免呢？

为了回答这个问题，我们分析了躁郁症患者和他们的未患病的兄弟姐妹的大脑，还有一些与他们无关的健康人的大脑做对比。在扫描大脑期间，所有的实验参与者都需要完成一些和情绪相关的任务。

研究结果发现，躁郁症患者的那些未患病的兄弟姐妹的大脑活动模式与普通健康人的大脑活动模式非常接近。甚至，未患病者的大脑活动与他们患病的兄弟姐妹的大脑活动模式差异的程度超过了一般的健康人，看起来有点儿"矫枉过正"了。

弗兰格教授认为，虽然他们也有躁郁症的致病基因，但由于他们的大脑神经可塑性带来的适应，让他们的大脑给自己造出了强大的防御结构，帮助他们免于患病。

很多研究发现，躁郁症可能也和大脑的免疫炎性反应有关。换句话说，躁郁症可能是因为大脑发炎了。一些研究发现，身体免疫系统的激活也会引起大脑的微弱免疫反应，使得大脑前额叶的胶质细胞减少，而胶质细胞是给神经元提供支持和营养的。

肠脑轴对大脑的影响是近年来另一个引人关注的热点问题。肠脑轴理论认为，肠道是人类的"第二个大脑"，肠道中微生物的数量是我们全身细胞数量的 10 倍之多，这些微生物的生命活动会显著影响我们的大脑活动。肠道微生物的代谢产物会引起一系列免疫炎性反应，这些反应会通过肠脑轴，也就是循环系统和迷走神经上行影响大脑，改变大脑中神经元的细胞膜渗透性和氧化压力，影响神经元的内稳态，进而改变大脑的正常功能。

躁郁症患者情绪波动特别大可能是因为他们大脑中特定神经元异常地活跃。加州索尔克生物研究所的弗雷德·盖奇（Fred Gage）教授和他的团队在 2015 年用多能干细胞技术把躁郁症患者的皮肤细胞转化成为与大脑海马齿状回神经细胞类似的细胞。结果发现，这些神经元线粒体代谢异常并且对外界刺激的反应更敏感。

躁郁症患者可能衰老得更快

一些研究发现，躁郁症患者的衰老速度超过普通人。首先我们要知道，每过一年我们的年龄就会增加一岁，但我们身体的衰老速度和年龄的增长并不是同步的。在生物学界，我们把年龄分为生物年龄和时间年龄，时间年龄人人平等，但度过同样时间的人，生物年龄的差异可能非常大。有些人衰老得快，有些人衰老得慢，而不少精神疾病似乎会加快人的衰老速度，比如躁郁症。

在一项研究中，科学家比较了躁郁症患者、他们的兄弟姐妹和一些健康人的血液样本，分析了每个人细胞DNA中和生理年龄有关的化学标记物，包括端粒酶的长度、表观遗传的生物钟和线粒体DNA的拷贝数。

这三种化学标记物分别代表什么呢？细胞端粒酶的长度和一个人的衰老程度有关：一个人的年纪越大，DNA末端的端粒长度就越短，所以这是一个常见的用来判断细胞衰老程度的指标。当端粒变得过短时，细胞就不能再继续分裂，这使得身体难以补充和替换组织，一个人也变得容易患上慢性疾病。中年时期短的端粒酶预示着心血管疾病、糖尿病、痴呆、某些癌症和其他与衰老相关的疾病可能会更早发病。

细胞DNA甲基化的程度是另一个判断生理衰老程度的指标，又叫作表观遗传学的生物钟。虽然我们身体的几乎每一个细胞都拥有相同的遗传物质DNA，但不同器官中的细胞的表现形式和功能都因为分化而不同。比如，心脏细胞和皮肤细胞虽然含有同样的遗传物质，但它们的外形和功能截然不同，这是因为同样的遗传物质表达的成分不同。

某个基因表达与否取决于这个基因的甲基化程度。而近年的研究发现，细胞DNA的甲基化程度和生理年龄也有关系，这种表观遗传的生物钟和人的死亡率也有着显著的相关性。一个人在生活中经历的压力越多，细胞甲基化的程度就越高。

线粒体DNA的拷贝数也和我们的生理年龄有关。我们的细胞中不仅包含体细胞的DNA，还包含在进化过程中进入真核细胞的共生原核细胞，也就是线粒体。线粒体主要负责细胞的能量供给，线粒体这样的原核细胞和体细胞这样的真核细胞共生在一起，体现了大自然在进化的历史长河中生物间通过相互博弈形成的合作关系。线粒体的祖先可能只是大自然中一些可以高效利用能源的小细菌，某一天它们被真核细胞捕获或者主动进入真核细胞，彼此达成合作关系，由线粒体负责为真核细胞提供能量，而真核细胞作为宿主，则为线粒体提供安全的庇护所。如果线粒体出了问题，细胞的能量供给就会发生紊乱，甚至死亡。不少研究发现，线粒体 DNA 的拷贝数和细胞的生物钟有关。一些人年纪越大，身体细胞的线粒体 DNA 拷贝数越多。因此科学家推测，线粒体 DNA 的拷贝数可能也是生理衰老程度的一个指标。

通过分析躁郁症患者的这三个生理指标，科学家发现躁郁症患者的衰老速度明显比普通人更快，体现出衰老的生理指标包括表观遗传的加速衰老和线粒体 DNA 拷贝数的增加。

年轻的躁郁症患者的细胞年龄标记物和健康人差不多，但年纪较大的躁郁症患者细胞看起来则比同龄的健康人老得多。究其原因，除了疾病本身的影响之外，还有可能是因为躁郁症患者在生活中不太适应环境，体验到更大的慢性压力，因此加速了他们衰老的进程。

躁郁症不是非黑即白的精神疾病

还有一些和躁郁症接近的病症。这些病症也有异于常人的情感波动幅度，只是波动幅度低于躁郁症。循环性精神病指情绪状态在轻躁狂和抑郁之间反复波动，持续时间超过两年以上，但情绪的波动幅度不像躁郁症那么大。循环性精神病患者中有超过 30% 的人之后会发展为躁郁症。

还有一些情绪障碍只有轻躁狂阶段，而没有明显的抑郁阶段，或者轻躁狂和抑郁的持续时间都只有几天，或者类似循环性精神病的症状表现持续时间少于两年。总之，躁郁症患者和正常人之间的界限并不是非此即彼、非黑即白的，两者之间存在着大片的灰色过渡地带。也就是说，从正常到躁郁症的变化是连续的，正常人也会有情绪波动，持续时间可能是一天，也可能是几天或者几个星期。情绪波动如果比较小，不会影响正常生活，就属于正常范畴；而如果情绪波动幅度非常大，以至于影响了正常生活，就可能成为某种特定类型的情绪障碍，需要看医生了。

电击治疗没你想得那么可怕

精神科医生治疗躁郁症的首选方法是药物治疗，例如情绪稳定剂锂。然而除药物治疗之外，还有一些比较有效的辅助治疗手段，比如历史悠久的电休克疗法。

电休克疗法在不少刻画精神疾病的经典电影中都被描述成权威而冷血的精神病医生折磨毫无还手之力的可怜患者的恶劣手段。在这些电影中，我们会看到一个患者无助地被捆在电椅上，嘴里塞着一大团破布，一脸惊恐地看着医生。在特写镜头下，医生举起两个电熨斗大小的电极，不由分说地放到病人脑袋两侧。突如其来的电击让病人浑身猛烈颤抖，紧接着便昏死过去。

除了电影的夸张渲染，近年来有些人用电击手段治疗青少年网瘾的负面新闻广为传播，也越发让电击疗法臭名昭著。

然而事实恰恰相反，电击疗法历史悠久，是一种用于治疗重性精神疾病的非常有效的手段。针对一些难治性抑郁症、躁郁症、精神分裂症和强迫症，电击疗法都是精神科医生的优先选择。

20世纪初电击疗法之所以被描绘成恐怖的治疗手段，是因为当时的电击强度大，会给病人带来强烈的痛感，而且缺乏可以缓解病人痛苦的辅助治疗方法，从人道角度看来确实触目惊心。

但是现在的状况完全不同了，正规医院的精神科会让患者在麻醉状态下接受电击，患者不会感到太痛苦，在醒来后则会感到情绪平和、头脑清醒。

电休克疗法虽然简单粗暴，但它对重性精神病有奇效，这可能是因为大脑在突如其来的电流作用下会迅速做出调整，可以紧急恢复内部的生物平衡状态，重新实现神经电活动和分泌的平衡。

有人在我大脑里
装了芯片监听我!

精神分裂不是人格分裂

一位年轻患者戴着像啤酒瓶底一样厚的眼镜，看起来颇为诚恳。我问他为什么住院，他说因为他觉得自己两眼之间的距离有问题，所以一直在研究瞳距问题，但这件事说来话长，一两句话说不清楚，他为此郁闷不已。我没太听明白他在说什么，便继续问他："为什么这件事情让你觉得郁闷？"他说："唉，总有一些事情是你想不明白的。"

他说话的时候身体一直侧对着我，看起来有点儿生疏和警惕，言辞上也吞吞吐吐。他说他因为思考这个问题而心情不好，这种状态已经持续好几年了。他从高中就辍学了。我问他为什么辍学，他说当时因为近视度数高，眼镜的鼻托架在鼻子上让他感到很不舒服，而且他的鼻子做过鼻炎手术，所以他上课的时候不喜欢戴眼镜，也因此看不清也听不懂老师讲的内容。他的数学和英语成绩都很差，慢慢地就不想上学了。

精神分裂症在总人口中的占比约为1%，是所有精神疾病中最严重的一种。超过一半的精神分裂症患者有长期的精神问题，这群人的失业率高达 80%~90%，寿命平均会减少 10~20 年。

精神分裂症的症状主要表现在两个方面：一个方面叫作阳性症状，另一个方面叫作阴性症状。阳性症状主要表现为妄想和幻觉，幻觉指的是听到不存在的声音，或者看到不存在的东西。比如，听到有一个人在给自己下指令、批评自己，或者觉得自己的大脑被植入了芯片，有人通过无线电遥控芯片下指令。妄想则既包括受迫害妄想，比如觉得周围的人都想害自己，并对此深信不疑和感到害怕，也包括夸大妄想，比如觉得自己是国家领导人，或者肩负着拯救世界的重任。

幻觉和妄想之所以属于阳性症状，是因为这两个症状是在我们正常的知觉和思维之外多出来的扭曲感知，在旁观者看来是比较容易分辨的属性。精神分裂症患者的阳性症状会让他们和现实严重脱节，无法正确感知现实世界。

那什么是阴性症状呢？阴性症状指的是周围人在短时间之内不容易觉察出来的异常症状，主要表现为认知和情绪功能的减退，包括动机下降、自发的言语变少、社交退缩、认知能力损伤、思想贫乏、情感淡漠、难以保持专注力、记忆力下降、判断力下降、难以做出决策等。

大多数病情严重的精神病患者专注力都会出问题，他们能够保持专注状态的时间很短。当你和这些患者聊天时，他们看起来饶有兴致，也会回答你的问题，但他们的注意力是分散的。如果你打断他们的回答，问他们一个新问题，那么他们通常不会执着于上一个问题，而会愉快地回答你提出的新问题，好像上一个问题根本不存在。

因为精神分裂症患者没有办法在一件事情上长期保持专注，再加上记忆力下降、思维贫乏，当你让他们完整地讲述一件事或者一个想法时，他们往往只能说出支离破碎的内容，甚至说到一半就不记得刚刚说过的话了。精神分裂症患者在发病早期尚未求医的时候，在生活中就可能开始做出错误的判断和冲动的决策了，这些症状都会使他们的学习成绩或工作能力明显下降。

精神分裂症的妄想和幻觉症状在疾病发展进程中时隐时现，而思维贫乏、情感淡漠等阴性症状则持续存在。只是因为阳性症状更加易于辨认，所以很多精神分裂症患者都是因为幻觉和妄想症状而被送到医院诊治的。还有一部分病人则是因为日渐沉默，生活和学习能力不断下降，最终被家人送来医院诊治的。

　　黄同学高中毕业后工作了几年，就像很多他这个年纪的年轻人一样，他深受痤疮的困扰。为了治疗烦人的痤疮，他干脆辞职，并且跑遍了大小医院和诊所，却都收效甚微。最后，他花光了身上的所有钱回到家里，从此便足不出户。大多数时候，他会反锁上门不和任何人交流，少数时候他会因为鸡毛蒜皮的事和家人大吵大闹。他常对父母抱怨说，生活压力太大了，活着特别没意思，他吃饭和睡觉也都十分不规律。

　　一年后的某一天，黄同学突然心情大好，买了好多书回家看。还经常在大街上和陌生人搭话，看到别人抽烟就不由分说地上去掐灭，劝对方说抽烟有害健康。过了几天，他又感慨地对父母说前几年真是浪费了太多时间，他原本应该做得更好。家人觉得他像变了个人一样，以为他下定决心痛改前非要好好活着了。

　　有一天他向家人要了两万块钱，家人没问太多就给了他。谁知道，他在短短的一天之内就花光了这笔钱。这件事发生后没多久，家人发现他整整两天都没有回家，着急地四处寻找，最终在一个庙里找到了他。当时他正在拜佛，听到父母喊他，缓缓转过身来迷茫地看着他们，觉得他们要合伙谋害自己。在被父母接回家后，黄同学一直不敢喝水，因为他觉得水里有毒。随后，他就被家人送到精神科就诊。

精神分裂症患者的第一次发病时间通常是在青春期晚期或者成年早期，也就是 18~20 岁。在有明显症状显露之前，精神分裂症患者会表现出某些早期的异常状况，只是不容易被其他人察觉。比如有些患者在出现幻觉和妄想之前的很多年，他们的认知和社交功能就已经受损了。不过也有些患者的幻觉和妄想是突发的，之前毫无征兆。

精神分裂症和其他精神疾病及健康状态间的界限并不清晰

幻觉和妄想听起来很可怕，但其实它们并不是精神分裂症特有的症状。健康人群中有 5%~8% 的人也会出现幻觉和妄想。所以，即便是严重到精神分裂症的程度，患者与普通人之间也不是泾渭分明的。如果幻觉和妄想症状变得非常严重，以至于一个人对幻觉和妄想的内容深信不疑，而且还伴随着其他认知能力和社交能力的明显退化，这个人可能偏离正常状态就比较远了，更有可能是患上了精神分裂症或者其他重性精神疾病。

精神分裂症是一种非常复杂的大脑疾病。同样被诊断为精神分裂症的患者，他们的疾病进程、症状、对治疗的反应、疾病的预后等都可能存在着巨大的差异。

精神分裂症和其他一些精神疾病存在着很多共同的病理特征和症状，这意味着精神分裂症可能和其他几种重性精神疾病之间并不存在清晰的界限。比如精神分裂症和躁郁症在诊断时就非常容易被混淆。

躁郁症是一种以情绪波动为主要症状的情感障碍疾病,但患者中有超过一半的人也会有幻觉和妄想的症状,这使得这些病人很容易被诊断为精神分裂症。而有很多精神分裂症患者在发病的前几年里伴随着巨大的情绪变化,可能会被诊断为躁郁症。

抑郁症患者也会出现幻觉和消极的妄想,这些症状与精神分裂症的阳性症状很难区分。而精神分裂症的阴性症状,比如认知损伤,在很多其他精神疾病中也存在,例如自闭症患者就有明显的认知功能和社交功能缺陷,多动症患者也可能伴随着一定程度的认知缺陷,因为他们无法保持专注,这会影响他们的记忆力和理解能力。

关于不同精神疾病的基因研究也支持不同的精神疾病之间并非泾渭分明的观点。这些研究发现,不同的精神疾病常常会共享部分基因变异,比如精神分裂症和躁郁症、躁郁症和抑郁症、精神分裂症和抑郁症、多动症和抑郁症,它们各自的基因变异都有一定程度的重合。即便是看起来最不相关的精神分裂症和自闭症,它们的基因变异也有一小部分是重合的。

我们现在把精神疾病简单地划分为精神分裂症、躁郁症、抑郁症、强迫症、多动症、自闭症等,可能并不能反映这些疾病的本质。不同的精神疾病在症状和基因上的重合,促使精神病学家开始重新思考精神疾病分类的本质问题,并质疑现有诊断标准的合理性。

为什么会得精神分裂症

精神分裂症的遗传贡献率高达 85%,然而,没有任何一个单独的基因或者若干基因可以解释精神分裂症的发病原理。

在汇集了全世界精神疾病研究中心的大量大脑和基因数据后,科学家发现，精神分裂症似乎与很多基因都相关。有超过 100 个不同的基因位点和精神分裂症的发病有关，而每个位点的效应都非常小。除此之外，还有数百个基因位点共同对精神分裂症的发病产生整体效应。这意味着，其实没有任何一个基因或者一小群基因可以对精神分裂症的发病负主要责任。

这些变异的基因负责大脑神经元的编码，包括神经突触的密度、神经元细胞膜表面的钙离子通道、谷氨酸受体、多巴胺受体等。关于精神分裂症的基因研究还发现，和精神分裂症有一定相关性的基因中有很大一部分是组织相容性复合体，这是和免疫系统有关的基因片段。也就是说，精神分裂症和免疫系统在基因上也是相互关联的。这个发现也支持了精神疾病的免疫炎性假说，表明在精神疾病的不同发展阶段，免疫系统紊乱和炎性反应可能扮演了重要角色。

你可能不知道的是，我们的 DNA 中有 8% 来自病毒，其中有一种叫作逆转录病毒。这种病毒可以逆转平常的 DNA 读取过程，并把自己写入宿主的基因组。这种病毒非常古老，早在数百万年前就已经和我们祖先的 DNA 融合在一起了。

经过数百万年的进化，我们 DNA 中的大部分逆转录病毒的残余后代已经因为变异而沉寂下来，不再表达。这些逆转录病毒的残留成分被称为人类内源性逆转录病毒，而其中还有很小一部分起作用，它们进化成为我们免疫系统的一部分，帮助我们抵抗外来病毒的入侵。

然而，沉默的人类内源性逆转录病毒就像休眠火山一样，会被特定的环境因素重新激活，激活它们的诱因包括变异、服用药物、病毒感染等，并有可能导致大脑出现精神问题。有研究在体外培养了精神分裂症患者的细胞，发现精神分裂症患者的细胞中人类内源性逆转录病毒的表达程度比一般人高。不过，这个研究结果还没有被其他研究重复出来，病因还有待更多研究的确认。

如果一个人的直系亲属中有人患精神分裂症，这个人就有 10% 的概率患精神分裂症。影响精神分裂症发病的环境压力因素包括母亲在怀孕期间的情绪和生活压、感染、营养不良、错误的分娩操作、婴儿出生后的社会经济情况、儿童时期遭遇的逆境、动荡不安的生活等。

出生的季节、地点和父母的年龄，也会或多或少地影响一个人患精神分裂症的可能性。有研究发现，出生在晚冬和早春的孩子患精神分裂症的风险略高于出生于其他季节的孩子，出生在城市的人患病风险会略高于出生在农村的人，出生时父亲年龄大于 40 岁或者父母双方年龄均小于 20 岁的孩子的患病风险也会增加。父亲年龄过大会增加孩子患精神分裂症的风险，一个原因可能是男性体内的精子随着年龄的增长，变异的可能性会越来越大；另一个原因可能是，40 岁以上才有孩子的男性生育能力本来就比较弱，导致他们很难找到伴侣。此外，脑损伤、癫痫、自身免疫性疾病或者严重的感染，也会增加一个人患精神分裂症的风险。

前文中提到的会增加精神分裂症发病风险的环境因素，也会增加其他和大脑发育相关的精神疾病的发病风险，比如智力障碍、自闭症、多动症和癫痫等。

在现代脑成像技术的辅助下，一些研究探索了精神分裂症与哪些大脑结构和功能有关。结果发现，大脑前额叶可能和精神分裂症有关。在本书的其他章节，我们介绍过很多次，大脑额叶负责一个人的工作记忆能力、执行控制能力、自我监控和想象等高级的认知功能，额叶的功能紊乱会影响一个人的认知和社会功能，让人难以胜任学习或工作任务，也会让人变得更加"淳朴"和"简单"。

精神病院住院部里男病友会手拉着手一起散步，或者长时间握着彼此的手，或者互相按摩。我们的近亲黑猩猩会通过给彼此梳毛、捉虱子来建立情感联系。但在文明社会，男性间亲密的情感交流和肢体接触几乎完全消失了，男性因此感受到更强的孤独感和社交隔离。而男病友之间亲密的肢体接触仿佛像是回归了动物的天然接触本性，这可能就要"归功于"他们额叶功能的退化。

随着精神分裂症的加重，大脑颞叶的灰质也会逐渐减少。颞叶是位于我们大脑两侧、耳朵旁边的大脑区域，负责听觉、语言、记忆表征等高级功能。

我在耶鲁大学的一个主要研究项目是分析上千个精神分裂症和躁郁症患者的大脑核磁共振成像数据，这个数据量是非常大的。我比较了精神分裂症患者和普通人大脑皮质的结构差异，发现精神分裂症患者的大脑较之正常人有大范围的萎缩，涉及的区域主要在额叶和颞叶，但也有大脑上方的顶叶、后脑勺的枕叶和附近的交接区。总之，精神分裂症患者的大脑和普通人的差异非常明显，这可能就是精神分裂症的症状会比其他精神疾病更能影响一个人的认知和社会功能的原因。

精神分裂症和躁郁症的误诊率可能高达 50%

窗户边的一张床上，半张脸从白被单里露出来，苍白的脸上透着一丝粉红。这位患者的眼皮就像是黏在了一起，医生问他今天感觉怎么样，他哼哼地说："我手冷。"这个患者入院时的初步诊断是躁郁症引发的躁狂，因为症状比较严重，医生给他服用的控制躁狂的药物剂量也比较大，这会儿药效还没过，所以他显得有些萎靡不振。

第二天和第三天巡房的时候见到他，他已经可以自如地走来走去了，是一个长相清秀但十分瘦弱的男孩。他一边的衣服袖子只剩下一半，护士说是被他自己扯的。他还在读高中，眼神清澈但有点儿直愣愣的，暂且称呼他青同学吧。

他问我的第一句话是："你还记得前世吗？"我说不记得。他说："你的前世叫柳卿。"我问："柳卿是谁？"他说："是我女朋友。"他还说他是雌雄同体的天使，我也是，我们的使命就是拯救人类。

第四天，青同学一见到我就开心地笑着说："你笑起来像女神。"说完他又转头对他的主治医生说："你相信外星人吗？我是天人合一。"发现他的病情没有什么改观，医生只能无奈地笑笑，让护士给青同学再加一种药。听到医嘱后，他可爱地笑着说："医生，即使你给我加药，我还是相信外星人，人只有死了才能去外星球。"

等主治医生走了，他又一本正经地对我说："宇宙毁灭了，只剩下太阳，太阳正在萎缩，因为它内部有核反应。我可以感应到太阳和宇宙的活动，因为我是神。"他还说，宇宙的唯一能量就是爱。

第六天，青同学见到我说的第一句话是："看见你，就看见了阳光。"

第七天，青同学问和我一同巡房的男医生他什么时候可以出院。男医生一本正经地答道："等你回到地球上，我们才能谈你出院的事。"青同学指着我说："她在哪儿我就在哪儿。"

第八天，我听主治医生说，青同学前一天被加了氯氮平。那天早上他见到我说的第一句话是："我可以叫你姐姐吗？"我说："咦，我今天不是柳卿啦？"他说："我现在知道你不是柳卿了，柳卿是我在上一个世界里的女朋友，你是这个世界里的人。"我推测柳卿是他的初恋女友。他说："分手令人窒息，十三四岁是情窦初开的年纪。"我说："可你 16 岁才谈恋爱呀。"他不好意思地笑笑说："是啊，我的情窦都开晚了。"

科学家对 700 个生前患有不同精神障碍的人的大脑做了生化检测，分析了这些大脑的基因。结果发现，精神分裂症患者和躁郁症患者的基因变异有很多共同之处。比如，一组和星形胶质细胞有关的基因在自闭症患者、精神分裂症患者和躁郁症患者的大脑中都表现得过分活跃，有三组和编码神经元有关的基因在这三类患者中也都表现得过分活跃。不过有趣的是，抑郁症和躁郁症的症状虽然看起来相似之处非常多，但从基因角度看它们的相似度并不大。

精神分裂症和躁郁症的初诊误判率几乎达到50%，全世界的情况大都如此。这实在不能归咎于医生的医术不高，而是因为按照现有的精神分裂症和躁郁症的诊断标准，这两种病症有太多的共病特质。精神分裂症和躁郁症都是由一系列的症状共同构成的"综合征"，学术上叫作"谱系障碍"。也就是说，虽然叫作精神分裂症，但它其实是幻觉、妄想、情感障碍、思维障碍等症状混杂在一起的病症，就算称其为"疑难杂症"也不为过。究其原因，可能都是因为大脑在不同的发育阶段由基因表达和环境压力因素共同造成了发育紊乱。

"疑难杂症"的每种症状的严重程度不同，并且会随着疾病的进程而发生变化。比如某个患者最初到精神科就医时，主要表现出来的症状是情绪问题，医生就会按照躁郁症来治疗他；半年后，这位患者可能又因为受迫害妄想和思维贫乏被送来就医，这时就可能会被诊断为精神分裂症了。反之，也有病人一开始因为严重的精神思觉失调症状入院，有幻听、受迫害妄想、思维混乱等症状，但一两个星期后就恢复正常了，仿佛发了一场没有温度的高烧。但他下一次来就诊可能是因为巨大的情绪波动，这次就会被诊断为躁郁症。还有一些患者，既有缺乏事实依据的妄想症状，又长时间情绪低落，精神症状和情绪症状都有一些，却又都不太明显，对于这样的病人，医生也很难判断他是精神分裂症还是双相情感障碍，只能将其归于两种疾病之间的灰色地带，之后再慢慢观察。

由此可见，时间对精神疾病来说是一个必不可少的诊断维度，这一点和其他疾病的诊断大不一样。心脏病、癌症、肠炎等身体疾病几乎都是短时间之内就可以得出诊断结论的，大脑疾病却不是这样。不经过一段时间（甚至是很长一段时间）的观察，就很难准确判断一个人的大脑到底出了什么问题。这是因为我们的技术手段还不够先进，还是因为我们对大脑的生理和功能还知之甚少？或许二者兼有。

同样的精神异常表现，其背后的大脑生理机制可能截然不同；同样的大脑损伤，在不同人身上可能也会有完全不同的表现。这是因为大脑的一切功能都依赖于高度复杂的神经网络来实现。同一个脑区的损伤、看似相同的精神异常，在不同人的大脑中可能涉及不同的神经网络，对应的生理结构就更加多样化了。

身体和大脑，谁才是主人？

直到不久前，科学家和大众还深信大脑和身体是两个相对独立的部分。大脑给身体下达最高指令，除非生重病，否则身体只有执行的份儿。人们也觉得大脑的精神问题和身体生病是两码事：抑郁症只是心情不好，不能和感冒发烧相提并论；有朝一日只要科技足够发达，我们就可以抛弃残疾或生病的身体，把大脑单独放到营养容器里让精神长存。然而，近年来的研究发现，这些想法是对身体和大脑的双重误解。

大脑和免疫系统的关系

神经学家乔纳森·基普尼斯（Jonathan Kipnis）说过："我们可能有两种古老的力量：病原体和免疫系统的多细胞战场。我们个性的一部分可能确实是由免疫系统控制的。"在前面几章中我们讲到，越来越多的研究发现，精神疾病和神经疾病都或多或少地与免疫活动有关，包括抑郁症、精神分裂症、强迫症、自闭症和侧索硬化等。免疫反应怎么会和精神疾病有关呢？2018 年基普尼斯团队开展的一项颠覆性研究发现，我们身体的免疫反应可以通过淋巴系统作用于大脑，其产生的免疫炎性因子可直接影响大脑的功能。

　　我们知道，身体的循环系统除了动脉和静脉之外，还有淋巴管。在身体循环网络中，每隔一段距离就会有一个淋巴结，其中储存着负责抵抗病原体入侵的免疫细胞。自20世纪以来医学界一直认为，大脑和身体因为血脑屏障（大脑和身体血液循环系统之间的生理屏障）的存在而相互隔离，是两个相对独立的部分，所以大脑中不存在淋巴系统。这一观点在医学教科书中存在了100多年。而在2015年，弗吉尼亚大学的乔纳森·基普尼斯教授及其团队彻底推翻了这个观点。乔纳森和他的同事通过观察老鼠脑膜的神经成像第一次发现，包裹大脑和脊髓的脑膜上广泛分布着淋巴管网络，它们负责运输脑脊液和淋巴细胞到颈部的淋巴结。

　　乔纳森团队的研究人员还发现，大脑中的免疫分子干扰素γ的活性会影响个体的社交行为。干扰素γ的活性越强，动物就越热衷于社交。干扰素γ分子是动物的免疫系统在进化过程中为了应对细菌、病毒或寄生虫感染而产生的。当果蝇、斑马鱼、小鼠和大鼠进行社交活动时，干扰素γ就会活跃起来；相反，如果人为阻断小鼠体内的干扰素γ，则会让小鼠变得不爱社交。科学家猜测，当动物进行社交活动时，细菌、病毒等病原体很容易在个体间传播感染。因为免疫蛋白干扰素γ有抗击病原体的能力，所以当动物进行社交并暴露在容易感染疾病的环境中时，这种变得活跃的免疫分子可以帮助动物抵御疾病的感染。所以，可以说我们的社交行为是在免疫系统的"批准"下执行的。

肠易激综合征

　　我的一个朋友一遇到让他紧张的事就会跑厕所，从小到大都是这样。直到他25岁的某一天和一位医生朋友说起这件事，医生才告诉他，他这是典型的肠易激综合征，也就是因为紧张而产生的肠道急性反应，不少人都有这个问题。

消化不良和肠易激综合征大多是大脑心理症状和消化道生理症状的共同结果。研究发现，有高水平焦虑和抑郁症状的人在一年内出现肠易激综合征或者消化不良问题的可能性非常大；而那些最初没有焦虑和抑郁症状的肠易激综合征患者或者消化不良的人，他们在一年后出现高水平焦虑和抑郁问题的可能性也非常大。也就是说，身体的消化道疾病和心理上的情绪问题可能是互相影响的。大约有 1/3 的人的心理问题比消化道问题出现得早，而大约 2/3 的人的消化道问题则比心理问题出现得早。

美国的一项针对 6 000 多名青少年的调查发现，很多心理疾病和身体疾病都是相继出现的。比如，一个人患抑郁症之后可能更容易得关节炎和胃病，患焦虑症之后更可能得皮肤病，有心脏问题的青少年之后也更容易得焦虑症。由此可见，情绪问题和身体疾病并不是相互独立的，而是彼此影响的。你的胃病可能是你抑郁的后遗症，莫名其妙的皮肤病也可能是你内心焦虑的躯体表现。

帕金森病的消化道起源假说

帕金森病是仅次于阿尔茨海默病的第二大神经退化疾病，在 60 岁以上的人口中的发病率为 1%，在 80 岁以上人口中的发病率为 4%。目前帕金森病还没有治愈方法。早在帕金森病的运动症状出现前的几年时间里，病人就会有一些早期的躯体症状，包括失去嗅觉、失眠、便秘、抑郁和单侧大拇指抖动。之后，会逐渐出现双手抖动、运动迟缓、姿势不稳、身体僵硬、肌肉无力和弯腰驼背等运动机能损伤的症状。

帕金森病患者有明显的大脑病灶，神经病学家对此已经十分确定。我们的中脑部分有个小区域叫黑质，黑质的神经元负责分泌多巴胺，是大脑中分泌多巴胺的主要核团。黑质分泌的多巴胺会参与到运动回路中，使人们可以正常地控制自主运动，而帕金森病患者的黑质神经元因为加速退化而影响了他们的自主运动能力。事实上，当帕金森病患者出现肢体震颤等轻微运动症状时，大脑黑质中已经有多达80%的神经元都凋亡了。到了病程的中后期，患者的大脑中大范围的神经元内部都会有α–突触核蛋白沉积。

关于帕金森病的病因，2003年任职于德国歌德大学的解剖学家海科·布拉克（Heiko Braak）在不太引人关注的期刊《衰老神经生物学》上发表了一篇论文，其中提出了一个大胆的假说。他指出，帕金森病最早的起源不是大脑，而是消化道。这个看似荒诞的假说，近年来却得到了越来越多的证据支持。

一个支持这个假说的研究发表在2015年，这个研究发现，胃和大脑之间的迷走神经连接被切除的人日后患帕金森病的概率比一般人低。2018年一项发表在《科学·转化医学》上的研究也发现，阑尾切除竟然与帕金森发病风险降低19.3%相关。

其实医生在临床上早就发现，早在帕金森病患者发病前的10~20年，他们就已经普遍显现出消化道症状了，比如绝大部分帕金森病患者都会受到便秘的折磨。仔细观察帕金森病患者的胃肠道神经，科学家从中发现了那些在病程后期普遍存在于病人大脑中的α–突触核蛋白。针对动物的帕金森病模型研究发现，动物胃中的α–突触核蛋白可以沿迷走神经上行，一直蔓延到大脑中。如果说这些都只是间接推测，2019年发表在《神经元》杂志上的一项研究就可以算作确凿证据了。

在这项研究中，约翰·霍普金斯大学的道森教授团队发现，和帕金森病有关的病态折叠蛋白可以沿着迷走神经从肠道一路上行进入大脑，导致黑质神经元凋亡。这项研究展示了帕金森病肠道起源的完整过程，几乎完美证实这一假说的合理性。

在这项研究中，道森教授团队在将病原蛋白α-突触核蛋白注射到小鼠的十二指肠和胃的肌肉层之后，观察到有害的α-突触核蛋白沿着迷走神经扩散进入小鼠的大脑，导致产生多巴胺的神经元大量死亡，并且小鼠最终表现出认知和运动障碍等帕金森病的典型症状。如果切断迷走神经，则可以阻止有害的α-突触核蛋白进入大脑，避免帕金森病症状的出现。

α-突触核蛋白在传播中具有朊病毒的特点。这个实验发现，如果小鼠体内编码α-突触核蛋白的基因被敲除，使小鼠丧失自主合成α-突触核蛋白的能力，有害α-突触核蛋白就不能扩散到小鼠的大脑。

帕金森病的肠道起源假说让我们对"身心一体"有了更深入和更直观的了解。我们现在知道，大脑的疾病很多时候并不只是大脑生病了，还和身体息息相关。

弓形虫感染会改变人类的行为

各位猫奴有没有想过，为什么你的猫总对你爱理不理，但你还这么享受被虐的感觉呢？

老鼠通常很害怕猫，因为猫是它们的天然捕食者。不过，在一种情况下，老鼠反而会深深爱上猫的气味，那就是当这只老鼠的大脑被弓形虫感染的时候。

弓形虫是一种大约 5 微米长的寄生虫。全球有 1/3 的人口有被弓形虫感染的经历，在法国和巴西则有多达 80% 的人被弓形虫感染。人类主要是通过吃生肉、未充分清洗的蔬菜或者接触猫的粪便等方式感染弓形虫的。

当老鼠大脑中有弓形虫的时候，弓形虫就会改变它们的嗅觉。老鼠于是变得对猫毫无恐惧感，甚至会被猫的尿液气味吸引，主动靠近猫，变得更容易被猫捕食。弓形虫为什么要操纵老鼠被猫吃掉呢？

很多寄生虫从幼年阶段发育到成年阶段，再到进入最终宿主体内进行繁殖，整个过程需要经历很长一段时间，其间可能会经历若干中间宿主。寄生虫只有到达终极宿主体内才能进行繁衍，完成它们生命的循环。于是，为了成功地从一个宿主体内转移到下一个宿主体内，一些寄生虫会在这个过程中通过改变宿主的行为来达到它们的终极目的。换句话说，这些寄生虫会不择手段地操纵宿主，甚至牺牲一些低级的宿主来达成它们的目标。

大部分寄生虫的宿主都是低级动物，而弓形虫是个特例，它们寄生在高级的哺乳动物体内。弓形虫只有在猫科动物体内才能繁殖，所以它们一生的终极目标就是让它们当下的宿主有机会被猫科动物捕食，由此成功进入猫科动物体内。

当弓形虫在老鼠体内寄生时，它们会千方百计地进入老鼠大脑，改变老鼠的嗅觉和行为，让老鼠自投罗网。猫吃了感染弓形虫的老鼠后也会被感染，使弓形虫得以在猫的消化道内繁衍。感染了弓形虫的猫又会污染食物，当其他老鼠吃下这些食物时，它们也会被感染，从而串联起弓形虫的生态寄生环。

弓形虫不仅会寄生在老鼠和猫的大脑当中，也会寄生在人类大脑中，还会改变人的行为与个性，延迟人的反应速度，以及降低人的专注力。弓形虫寄生在人脑中和寄生在老鼠、猫的大脑中的最大区别在于，弓形虫无论如何也无法通过操纵人类的行为而到达它们的终极宿主猫科动物体内，因为现代人类已经不再生活在会被大型猫科动物捕食的原始环境中了。

为了理解人类感染弓形虫后的行为改变，科学家研究了人类的近亲黑猩猩。结果发现，被弓形虫感染的黑猩猩果然也会被它们在自然界的捕食者金钱豹吸引。不过，这些被感染的黑猩猩并不会被其他大型猫科动物吸引，比如狮子和老虎。也就是说，弓形虫对不同宿主的操纵是高级定制化的：宿主会被什么动物捕食，就让宿主被什么动物吸引。

科学家由此推测，感染弓形虫后人类行为的改变并非毫无来由，而是伴随着远古时期我们的祖先被大型猫科动物捕食的食物链应运而生。

弓形虫一旦进入人体，就会遭到人体免疫系统的强烈抵抗，所以人在被弓形虫感染初期会有类似感冒的症状。在感染后没多久，被免疫系统攻击的弓形虫就会变成坚硬的囊肿，让免疫系统和抗生素都无可奈何。此后弓形虫进入休眠期，维持着人体免疫反应的完美平衡，人体也几乎没有任何症状。通常弓形虫感染对正常人来说没有太大的影响，但对有免疫缺陷的人和胚胎则会产生致命的影响，所以孕妇应该避免接触家猫的便盆和生吃蔬菜。

虽然弓形虫感染不会致命，但弓形虫寄生在人脑中会给人带来一些精神特质和行为上的改变。比如，精神分裂症、抑郁症和焦虑症在被弓形虫感染的人群中更加常见。一些研究还发现，弓形虫感染会影响一个人的外向性、激进性和冒险性行为。感染弓形虫的人发生车祸的概率是健康人的2.65倍；一项针对肇事司机的研究发现，肇事司机感染弓形虫的比例是24%，而一般人只有6.5%。另外，弓形虫感染对男性和女性的性格影响也不同。感染弓形虫的男性可能会更加内向、多疑和叛逆，而感染弓形虫的女性则有可能更加外向、易轻信他人和具有服从性。

这些行为和性格的改变或许是因为弓形虫寄生在人类大脑中之后引

起了一系列化学递质的改变。瑞典科学家发现，弓形虫会影响人类大脑中的GABA神经递质系统。在人类大脑神经元感染了弓形虫之后，神经元为了抵抗外界病原体的入侵会分泌GABA神经递质。动物实验也发现，当小鼠的神经元被弓形虫感染后，它们的GABA神经递质系统会受到影响。GABA神经递质在大脑中的一个重要功能是负责抑制恐惧感和焦虑感。在精神分裂症、焦虑症、抑郁症和躁郁症等精神疾病中，都存在GABA系统紊乱的症状。

弓形虫感染还会导致大脑神经元之间的谷氨酸盐明显增加。谷氨酸盐是大脑中最主要的兴奋性神经递质，在大脑损伤患者和病理性神经退化的疾病（比如癫痫、侧索硬化）患者的大脑中，谷氨酸盐会增加。科学家在实验中用弓形虫感染小鼠的大脑，然后观察其间小鼠的大脑发生了什么。在正常情况下，一个神经元被激发后会向细胞之间的空隙释放兴奋性神经递质谷氨酸盐，激发下一个神经元，然后神经元附近的星形胶质细胞会回收谷氨酸盐，并将其转化成更安全的谷氨酰胺，为细胞提供能量。而这个实验观察到，当大脑被弓形虫感染后，星形胶质细胞会发生肿胀，无法高效回收谷氨酸盐，致使神经元一直保持兴奋，不正常地高频放电，引发一系列的大脑异常表现。

不过猫奴们也不必恐慌，毕竟你家的猫不一定感染了弓形虫，毕竟铲猫屎后只要好好洗手就不会被感染，毕竟中国人习惯吃煮熟的食物，这些都可以大大降低你感染弓形虫的风险。

弓形虫已经伴随着人类进化了数百万年的时间。一般的弓形虫感染不会致命，而只是增加精神疾病的发生率和自杀的可能性，比如抑郁症、危险驾驶。所以，谁说我们一定要对自己的行为负责呢？

第 1 章

[1] J Wei, E Y Yuen, W Liu, X Li, P Zhong, I N Karatsoreos, B S McEwen, Z Yan. Estrogen protects against the detrimental effects of repeated stress on glutamatergic transmission and cognition. Molecular Psychiatry, 2013; DOI: 10.1038/mp.2013.8.

[2] Eran Lottem, Dhruba Banerjee, Pietro Vertechi, Dario Sarra, Matthijs oude Lohuis & Zachary F. Mainen. Activation of serotonin neurons promotes active persistence in a probabilistic foraging task. Nature Communications, volume 9, Article number: 1000 (2018) doi:10.1038/s41467-018-03438-y.

[3] Kamilla W Miskowiak, Maj Vinberg, Catherine J Harmer, Hannelore Ehrenreich, Gitte M Knudsen, Julian Macoveanu, Allan R Hansen, Olaf B Paulson, Hartwig R Siebner, and Lars V Kessing. Effects of erythropoietin on depressive symptoms and neurocognitive defi-cits in depression and bipolar disorder. Trials, 2010 Oct 13. doi: 10.1186/1745-6215-11-97.

[4] C D Pandya et al. Transglutaminase 2 overexpression induces depressive-like behavior and impaired TrkB signaling in mice, Molecular Psychiatry, 13 September 2016.

[5] Leonie Welberg. Psychiatric disorders: The dark side of depression. Nature Reviews Neuroscience 12, 435 (August 2011) | doi:10.1038/nrn3072.

[6] C L Raison, and A H Mille. The evolutionary significance of depression in Pathogen Host Defense (PATHOS-D). Molecular Psychiatry, 31 January 2012.

［7］Laura Pulkki-Råback et al. Living alone and antidepressant medication use: a prospective study in a working-age population. BMC Public Health, 2012.

［8］Reut Avinun, Adam Nevo, Annchen R. Knodt, Maxwell L. Elliott, Spenser R. Radtke, Bar-tholomew D. Brigidi and Ahmad R. Hariri. Reward-related ventral striatum activity buffers against the experience of depressive symptoms associated with sleep disturbance. The Journal of Neuroscience, 2017 DOI: 10.1523/ JNEUROSCI.1734-17.2017.

［9］David Nutt, Sue Wilson, and Louise Paterson. Sleep disorders as core symptoms of de-pression. Dialogues Clin Neurosci. 2008 Sep; 10(3): 329–336.

［10］Elaine M. Boland, Hengyi Rao, David F. Dinges, Rachel V. Smith, Namni Goel, John A. Detre, Mathias Basner, Yvette I. Sheline, Michael E. Thase, Philip R. Gehrman. Meta-Analysis of the Antidepressant Effects of Acute Sleep Deprivation. The Journal of Clinical Psychiatry, 2017; DOI: 10.4088/JCP.16r11332.

［11］DJ Hines, LI Schmitt, RM Hines, SJ Moss and PG Haydon. Antidepressant effects of sleep deprivation requireastrocyte-dependent adenosine mediated signaling. Transl Psychiatry (2013) 3,e212; doi:10.1038/tp.2012.136.

［12］Pilyoung Kim, and James E. Swain. Sad Dads Paternal Postpartum Depression. Psychia-try (Edgmont), 2007 Feb; 4(2): 35–47.

［13］Liu yi Lin, Jaime E. Sidani, Ariel Shensa, Ana Radovic, Elizabeth Miller, Jason B. Colditz, Beth L. Hoffman, Leila M. Giles, Brian A. Primack. Association between social media use and depression among u.s. young adults. Depression and Anxie-ty, 2016; DOI: 10.1002/da.22466.

［14］Wei Cheng, Edmund T. Rolls, Jiang Qiu, Wei Liu, Yanqing Tang, Chu-Chung Huang, Xin-Fa Wang, Jie Zhang, Wei Lin, Lirong Zheng, JunCai Pu, Shih-Jen Tsai, Albert C. Yang, Ching-Po Lin, Fei Wang, Peng Xie, Jianfeng Feng. Medial reward and lateral non-reward orbitofrontal cortex circuits change in opposite directions in depression. Brain, 2016; aww255 DOI: 10.1093/brain/aww255.

［15］Peeters F, Oehlen M, Ronner J, van Os J, Lousberg R. Neurofeedback as a treatment for major depressive disorder--a pilot study. PLoS One, 2014 Mar 18;9(3):e91837. doi: 10.1371/journal.pone.0091837. eCollection 2014.

[16] Xueyi Shen, Lianne M. Reus, Simon R. Cox, Mark J. Adams, David C. Liewald, Mark E. Bastin, Daniel J. Smith, Ian J. Deary, Heather C. Whalley, Andrew M. McIntosh. Subcortical volume and white matter integrity abnormalities in major depressive disorder: findings from UK Biobank imaging data. Scientific Reports, 2017; 7 (1) DOI: 10.1038/s41598-017-05507-6.

[17] Andrew G Reece, Christopher M Danforth. Instagram photos reveal predictive markers of depression. EPJ Data Science, 2017; 6 (1) DOI: 10.1140/epjds/s13688-017-0110-z.

[18] K. A. Ryan, E. L. Dawson, M. T. Kassel, A. L. Weldon, D. F. Marshall, K. K. Meyers, L. B. Gabriel, A. C. Vederman, S. L. Weisenbach, M. G. McInnis, J.-K. Zubieta, S. A. Langeneck-er. Shared dimensions of performance and activation dysfunction in cognitive control in fe-males with mood disorders. Brain, 2015; 138 (5): 1424 DOI: 10.1093/brain/awv070.

[19] Leandro Z. Agudelo, Teresa Femenía, Funda Orhan, Margareta Porsmyr-Palmertz, Michel Goiny, Vicente Martinez-Redondo, Jorge C. Correia, Manizheh Izadi, Maria Bhat, Ina Schuppe-Koistinen, Amanda Pettersson, Duarte M. S. Ferreira, Anna Krook, Romain Barres, Juleen R. Zierath, Sophie Erhardt, Maria Lindskog, and Jorge L. Ruas. Skeletal Muscle PGC-1α1 Modulates Kynurenine Metabolism and Mediates Resilience to Stress-Induced Depression. Cell, September 2014.

[20] R. J. Maddock, G. A. Casazza, D. H. Fernandez, M. I. Maddock. Acute Modulation of Corti-cal Glutamate and GABA Content by Physical Activity. Journal of Neuroscience, 2016; 36 (8): 2449 DOI: 10.1523/JNEUROSCI.3455-15.2016.

[21] Schuch FB, Vancampfort D, Richards J, Rosenbaum S, Ward PB, Stubbs B. Exercise as a treatment for depression: A meta-analysis adjusting for publication bias. J Psychiatr Res. 2016 Jun;77:42-51. doi: 10.1016/j.jpsychires.2016.02.023. Epub 2016 Mar 4.

[22] George Mammen, Guy Faulkner. Physical Activity and the Prevention of Depression. American Journal of Preventive Medicine, 2013; 45 (5): 649 DOI: 10.1016/j.amepre.2013.08.001.

[23] Raymond W. Lam, Anthony J. Levitt, MBBS; Robert D. Levitan; et al Erin E. Michalak, Amy H. Cheung, Rachel Morehouse, Rajamannar Ramasubbu, Lakshmi

N. Yatham, MBA; Ed-win M. Tam, Efficacy of Bright Light Treatment, Fluoxetine, and the Combination in Patients With Nonseasonal Major Depressive Disorder A Randomized Clinical Trial. JAMA Psychi-atry, 2016;73(1):56-63. doi:10.1001/ jamapsychiatry.2015.2235.

[24] Grav S, Hellzèn O, Romild U, Stordal E. Association between social support and depres-sion in the general population: the HUNT study, a cross-sectional survey. J Clin Nurs, 2012 Jan;21(1-2):111-20. doi: 10.1111/j.1365-2702.2011.03868.x. Epub 2011 Oct 24.

[25] Geneviève Gariépy, Helena Honkaniemi, Amélie Quesnel-Vallée. Social support and pro-tection from depression: systematic review of current findings in Western countries. The British Journal of Psychiatry Oct 2016, 209 (4) 284-293; DOI: 10.1192/bjp.bp.115.169094.

[26] Yang Y et al., Ketamine blocks bursting in the lateral habenula to rapidly relieve depres-sion. Nature, 2018 Feb 14;554(7692):317-322. doi: 10.1038/nature25509.

[27] Gin S Malhi, J John Mann. Depression. The Lancet, 2018 Nov.

第 2 章

[1] Cannon, Walter (1932). Wisdom of the Body. United States: W.W. Norton & Company.

[2] Boudarene M, Legros JJ, Timsit-Berthier M. Study of the stress response: role of anxiety, cortisol and DHEAs. Encephale, 2002 Mar-Apr;28(2):139-46.

[3] GillianButler, AndrewMathews. Cognitive processes in anxiety. Advances in Behaviour Research and Therapy, Volume 5, Issue 1, 1983, Pages 51-62.

[4] Laufer et al. Behavioral and Neural Mechanisms of Overgeneralization in Anxiety. Cur-rent Biology, 2016 DOI: 10.1016/j.cub.2016.01.023.

[5] R Zhang, M Asai, C E Mahoney, M Joachim, Y Shen, G Gunner, J A Majzoub. Loss of hypothalamic corticotropin-releasing hormone markedly reduces anxiety behaviors in mice. Molecular Psychiatry, 2016; DOI: 10.1038/mp.2016.136.

[6] S. Leclercq, P. Forsythe, J. Bienenstock. Posttraumatic Stress Disorder: Does the Gut Mi-crobiome Hold the Key? The Canadian Journal of Psychiatry, 2016; 61 (4): 204

DOI: 10.1177/0706743716635535.

［7］ Elizabeth A. Hoge, Eric Bui, Sophie A. Palitz, Noah R. Schwarz, Maryann E. Owens, Jennifer M. Johnston, Mark H. Pollack, Naomi M. Simon. The Effect of Mindfulness Medi-tation Training on Biological Acute Stress Responses in Generalized Anxiety Disorder. Psychiatry research. DOI: http://dx.doi.org/10.1016/j.psychres.2017.01.006.

［8］ Stephanie M. Gorka, Lynne Lieberman, Stewart A. Shankman, K. Luan Phan. Startle Po-tentiation to Uncertain Threat as a Psychophysiological Indicator of Fear-Based Psycho-pathology: An Examination Across Multiple Internalizing Disorders. Journal of Abnormal Psychology, 2016; DOI: 10.1037/abn0000233.

［9］ David C Mohr, Kathryn Noth Tomasino, Emily G Lattie, Hannah L Palac, Mary J Kwasny, Kenneth Weingardt, Chris J Karr, Susan M Kaiser, Rebecca C Rossom, Leland R Bards-ley, Lauren Caccamo, Colleen Stiles-Shields, Stephen M Schueller. IntelliCare: An Ec-lectic, Skills-Based App Suite for the Treatment of Depression and Anxiety. Journal of Medical Internet Research, 2017; 19 (1): e10 DOI: 10.2196/jmir.6645.

［10］ American Psychiatric Association (2013). Diagnostic and Statistical Manual of Mental Disorders (5th ed.). Arlington: American Psychiatric Publishing, pp. 214–217, 938, ISBN 0890425558.

［11］ Hans S. Schroder, Tim P. Moran, Jason S. Moser. The effect of expressive writing on the error-related negativity among individuals with chronic worry. Psychophysiology, 2017; DOI: 10.1111/psyp.12990.

［12］ Michelle G. Craske et al. Anxiety disorders, Nature Reviews, 4 May 2017.

[13] Mehta, Natasha, "Cognitive Biases in Social Anxiety Disorder: Examining Interpretation and Attention Biases and Their Relation to Anxious Behavior." Dissertation, Georgia State University, 2016. https://scholarworks.gsu.edu/psych_diss/150

第 3 章

［1］ Gozzi M et al., Effects of Oxytocin and Vasopressin on Preferential Brain Responses to Negative Social Feedback. Neuropsychopharmacology, 2016 Nov 30.

［2］ Todd, Andrew R., Matthias Forstmann, Pascal Burgmer, Alison Wood Brooks, and Adam D. Galinsky. Anxious and Egocentric: How Specific Emotions Influence

Perspective Tak-ing. Journal of Experimental Psychology: General 144, no. 2 (April 2015): 374–391.

[3] Li K et al.,A Cortical Circuit for Sexually Dimorphic Oxytocin-Dependent Anxiety Behav-iors. Cell, 2016 Sep 22.

[4] Monika Eckstein et al., Oxytocin Facilitates the Extinction of Conditioned Fear in Hu-mans. Biological Psychiatry, August 1, 2015 Volume 78.

[5] Hedman E, Ström P, Stünkel A, Mörtberg E. Shame and guilt in social anxiety disorder: effects of cognitive behavior therapy and association with social anxiety and depressive symptoms. PLoS One, 2013 Apr 19;8(4):e61713. doi: 10.1371/journal. pone.0061713. Print 2013.

[6] Dagöö J, Asplund RP, Bsenko HA, Hjerling S, Holmberg A, Westh S, Öberg L, Ljótsson B, Carlbring P, Furmark T, Andersson G. Cognitive behavior therapy versus interpersonal psychotherapy for social anxiety disorder delivered via smartphone and computer: a ran-domized controlled trial.J Anxiety Disord, 2014 May;28(4):410-7. doi: 10.1016/j.janxdis.2014.02.003. Epub 2014 Mar 25.

[7] Niles AN, Burklund LJ, Arch JJ, Lieberman MD, Saxbe D, Craske MG. Cognitive mediators of treatment for social anxiety disorder: comparing acceptance and commitment therapy and cognitive-behavioral therapy. Behav Ther, 2014 Sep;45(5):664-77. doi: 10.1016/j.beth.2014.04.006.

[8] Andrews, G., Basu, A., Cuijpers, P., Craske, M. G., McEvoy, P., English, C. L., & Newby, J. M. (2018). Computer therapy for the anxiety and depression disorders is effective, acceptable and practical health care: an updated meta-analysis. Journal of Anxiety Disorders, 55, 70-78.

[9] Fang, A. , Sawyer, A. T. , Asnaani, A. , & Hofmann, S. G. . (2013). Social mishap exposures for social anxiety disorder: an important treatment ingredient. Cognitive and Behavioral Practice, 20(2), 213–220.

[10] Heimberg, R., & Magee, L. (2014). Social Anxiety Disorder. In D. H. Barlow (Ed.), Clinical Hand-book of Psychological Disorders: A Step-By-Step Treatment Manual (5th ed., pp. 114-154). New York: Guilford Publications.

[11] Huang, Y. et al., (2019). Prevalence of mental disorders in China: a cross-sectional

epidemiological study. Lancet Psychiatry, 0(0), 1-13.

[12] Mayo-Wilson, E., Dias, S., Mavranezouli, I., Kew, K., Clark, D. M., Ades, A., & Pilling, S. (2014). Psychological and pharmacological interventions for social anxiety disorder in adults: a systematic review and network meta-analysis. The Lancet Psychiatry, 1(5), 368-376.

[13] The National Institute for Health and Care Excellence. (2013). Social anxiety disorder: recognition, assessment and treatment (Clinical guideline 159). Retrieved from.

第 4 章

[1] Jim van Os. Introduction: The Extended Psychosis Phenotype—Relationship With Schizophrenia and With Ultrahigh Risk Status for Psychosis. Schizophr Bull, 2012 Mar.

[2] Jim van Os. The Dynamics of Subthreshold Psychopathology: Implications for Diagnosis and Treatment. Am J Psychiatry 170:7, July 2013.

[3] John J. McGrath, Sukanta Saha et al. Psychotic experiences in the general population: a cross-national analysis based on 31,261 respondents from 18 countries. JAMA Psychiatry, 2015 Jul; 72(7): 697–705.

[4] A. R. Powers, C. Mathys, P. R. Corlett. Pavlovian conditioning–induced hallucinations result from overweighting of perceptual priors. Science, August 2017 DOI: 10.1126/science.aan3458.

[5] N Yao, R Shek - Kwan Chang, C Cheung, S Pang, KK Lau, J Suckling, et al. The default mode network is disrupted in parkinson's disease with visual hallucinations. Human brain mapping 35 (11), 5658-5666.

[6] N Yao, S Pang, C Cheung, RS Chang, KK Lau, J Suckling, K Yu et al. Resting activity in visual and corticostriatal pathways in Parkinson's disease with hallucinations. Parkinsonism & related disorders 21 (2), 131-137.

[7] N Yao, C Cheung, S Pang, RS Chang, KK Lau, J Suckling, K Yu, et al. Multimodal MRI of the hippo-campus in Parkinson's disease with visual hallucinations. Brain Structure and Function 221 (1), 287-300.

［8］Freudenmann, R. W.; Lepping, P. (2009). Delusional Infestation. Clinical Microbiology Reviews. 22 (4): 690–732. PMC 2772366 Freely accessible. PMID 19822895. doi:10.1128/CMR.00018-09.

［9］Passie T, Seifert J, Schneider U, Emrich HM (2002). The pharmacology of psilocybin. Addiction Biology, 7 (4): 357–64. PMID 14578010.

［10］Jason J. Braithwaite, Dana Samson, Ian Apperly, Emma Broglia, Johan Hulleman. Cognitive corre-lates of the spontaneous out-of-body experience (OBE) in the psychologically normal population: Evidence for an increased role of temporal-lobe instability, body-distortion processing, and im-pairments in own-body transformations. Cortex, 2011; 47 (7): 839 DOI: 10.1016/j.cortex.2010.05.002.

第 5 章

［1］Kahan T.; LaBerge S. (1994). Lucid dreaming as metacognition: Implications for cognitive science. Consciousness and Cognition, 3: 246–264.

［2］Sleep Paralysis, http://www.webmd.com/sleep-disorders/guide/sleep-paralysis#1.

［3］Cara A. Palmer et al. Sleep and emotion regulation: An organizing, integrative review. Sleep Medicine Reviews, Volume 31, February 2017, Pages 6–16.

［4］Fell J et al. Rhinal-hippocampal connectivity determines memory formation during sleep.Brain, 2006 Jan;129(Pt 1):108-14. Epub 2005 Oct 26.

［5］American Psychiatric Association. Diagnostic and Statistical Manual of Mental Disorders.

［6］Rahul Bharadwaj and Suresh Kumar, Somnambulism: Diagnosis and treatment, Indian J Psychiatry. 2007 Apr-Jun; 49(2): 123–125.doi: 10.4103/0019-5545.33261.

［7］de la Hoz-Aizpurua , Díaz-Alonso E, LaTouche-Arbizu R, Mesa-Jiménez J. Sleep bruxism. Conceptual review and update. Med Oral Patol Oral Cir Bucal, 2011 Mar 1;16(2):e231-8.

［8］Antoine Louveau, Igor Smirnov, Timothy J. Keyes, Jacob D. Eccles, Sherin J. Rouhani, J. David Peske, Noel C. Derecki, David Castle, James W. Mandell, Kevin S. Lee, Tajie H. Harris & Jonathan Kipnis. Structural and functional features of central nervous system lymphatic vessels. Nature 523, 337–341 (16 July 2015) doi:10.1038/

nature14432.

[9] Lulu Xie et al. Sleep Drives Metabolite Clearance from the Adult Brain. Science, 2013 Oct 18; 342(6156): 10.1126/science.1241224.

[10] Charles-Francois V. Latchoumane, Hong-Viet V. Ngo, Jan Born, Hee-Sup Shin. Thalamic Spindles Promote Memory Formation during Sleep through Triple Phase-Locking of Cortical, Thalamic, and Hippocampal Rhythms. Neuron, 2017 DOI: 10.1016/j.neuron.2017.06.025.

[11] Masako Tamaki et al. Night Watch in One Brain Hemisphere during Sleep Associated with the First-Night Effect in Humans. Current Biology, Vol. 26, No. 9, pages 1190–1194; May 9, 2016.

[12] Filevich E, Dresler M, Brick TR, Kühn S. Metacognitive mechanisms underlying lucid dreaming. J Neurosci, 2015 Jan 21;35(3):1082-8. doi: 10.1523/JNEUROSCI.3342-14.2015.

[13] Touma C, Pannain S . Does lack of sleep cause diabetes? Cleve Clin J Med. 2011 Aug;78(8):549-58. doi: 10.3949/ccjm.78a.10165.

[14] Jean-Baptiste Eichenlaub, Alain Nicolas, Jérôme Daltrozzo, Jérôme Redouté, Nicolas Costes and Perrine Ruby. Resting Brain Activity Varies with Dream Recall Frequency Between Subjects. Neuropsychopharmacology (2014) 39, 1594–1602; doi:10.1038/npp.2014.6; published online 19 February 2014.

[15] Rebecca M. C. Spencer. Neurophysiological Basis of Sleep's Function on Memory and Cognition. ISRN Physiol, 2013 Jan 1; 2013: 619319.

[16] Els van der Helm and Matthew P. Walker. Overnight Therapy? The Role of Sleep in Emotional Brain Processing. Psychol Bull, 2009 Sep; 135(5): 731–748.

[17] Robert Stickgold. Beyond Memory: The Benefits of Sleep. Scientific American, October 1, 2015.

[18] Jessica A. Mong et al. Sleep, Rhythms, and the Endocrine Brain: Influence of Sex and Gonadal Hormones. Journal of Neuroscience, 9 November 2011.

[19] Melinda Wenner Moyer. The Hidden Risks of Poor Sleep in Women. Scientific American Mind, September/October 2016.

[20] Tanuj Gulati. Reactivation of emergent task-related ensembles during slow-wave

sleep after neuroprosthetic learning. Nature Neuroscience(2014) .

［21］Burkhart K. Amber lenses to block blue light and improve sleep: a randomized trial. Chronobiol Int, 2009 Dec.

［22］Els van der Helm, Ninad Gujar, and Matthew P. Walker. Sleep Deprivation Impairs the Accurate Recognition of Human Emotions. Sleep, 2010 Mar 1; 33(3): 335–342.

［23］Eti Ben Simon, Noga Oren, Haggai Sharon, Adi Kirschner, Noam Goldway, Hadas Okon-Singer, Rivi Tauman, Menton M. Deweese, Andreas Keil and Talma Hendler. Losing Neutrality: The Neural Basis of Impaired Emotional Control without Sleep. Journal of Neuroscience 23 September 2015, 35 (38) 13194-13205; DOI: https://doi. org/10.1523/JNEUROSCI.1314-15.2015.

［24］Robbert Havekes, Alan J Park, Jennifer C Tudor, Vincent G Luczak, Rolf T Hansen, Sarah L Ferri, Vibeke M Bruinenberg, Shane G Poplawski, Jonathan P Day, Sara J Aton, Kasia Radwań ska, Peter Meerlo, Miles D Houslay, George S Baillie, Ted Abel. Sleep deprivation causes memory deficits by negatively impacting neuronal connectivity in hippocampal area CA1. eLife, 2016; 5 DOI: 10.7554/eLife.13424.

［25］S. J. Frenda, L. Patihis, E. F. Loftus, H. C. Lewis, K. M. Fenn. Sleep Deprivation and False Memories. Psychological Science, 2014; DOI: 10.1177/0956797614534694.

［26］Leng Y, Cappuccio FP, Wainwright NW, Surtees PG, Luben R, Brayne C, Khaw KT. Sleep duration and risk of fatal and nonfatal stroke: a prospective study and meta-analysis. Neurology, 2015 Mar 17;84(11):1072-9. doi: 10.1212/ WNL.0000000000001371. Epub 2015 Feb 25.

［27］Khoury J, Doghramji K. Primary Sleep Disorders. Psychiatr Clin North Am. 2015 Dec;38(4):683-704. doi: 10.1016/j.psc.2015.08.002. Review.

［28］Paul D.Loprinzi, Bradley J.Cardinal. Association between objectively-measured physical activity and sleep, Volume 4, Issue 2, December 2011, Pages 65-69.

［29］Björn Rasch and Jan Born. About Sleep's Role in Memory. Physiol Rev. 2013 Apr; 93(2): 681–766.

［30］Martina Absinta, Seung-Kwon Ha, Govind Nair, Pascal Sati, Nicholas J Luciano, Maryknoll Palisoc, Antoine Louveau, Kareem A Zaghloul, Stefania Pittaluga, Jonathan Kipnis, Daniel S Reich. Human and nonhuman primate meninges harbor lymphatic vessels that can be visualized noninvasively by MRI. eLife, 2017; 6 DOI: 10.7554/eLife.29738.

第6章

［1］Wise RA. Catecholamine theories of reward: a critical review. Brain Res. 1978 Aug 25; 152(2):215-47.

［2］Roy A. Wise. Dopamine and Reward: The Anhedonia Hypothesis 30 years on. Neurotox Res. 2008 Oct; 14(2-3): 169–183. doi: 10.1007/BF03033808.

［3］Kent C Berridge, Terry E Robinson, and J Wayne Aldridge. Dissecting components of reward: 'liking', 'wanting', and learning. Curr Opin Pharmacol. 2009 Feb; 9(1): 65–73. doi: 10.1016/j.coph.2008.12.014.

［4］Whitaker LR, Degoulet M, Morikawa H. Social deprivation enhances VTA synaptic plasticity and drug-induced contextual learning. Neuron, 2013 Jan 23;77(2):335-45. doi: 10.1016/j.neuron.2012.11.022.

［5］Karen D. Ersche. Abnormal Brain Structure Implicated in Stimulant Drug Addiction. Science, 03 Feb 2012.

［6］Jennifer M. Mitchell, Alcohol Consumption Induces Endogenous Opioid Release in the Human Or-bitofrontal Cortex and Nucleus Accumbens. Science Translational Medicine, 11 Jan 2012.

［7］Belk, R. W. (1991). The ineluctable mysteries of possessions. Journal of Social Behavior & Person-ality, 6(6), 17-55.

［8］Russell Belk. Extended self and the digital world. Current Opinion in Psychology. Current Opinion in Psychology, Volume 10, August 2016, Pages 50-54.

［9］Di Chiara G, Imperato A. Drugs abused by humans preferentially increase synaptic dopamine con-centrations in the mesolimbic system of freely moving rats. Proc Natl Acad Sci, 85:5274-5278, 1988.

［10］Terry E Robinson and Kent C Berridge. The incentive sensitization theory of addiction: some cur-rent issues. Philos Trans R Soc Lond B Biol Sci. 2008 Oct 12; 363(1507): 3137–3146. doi: 10.1098/rstb.2008.0093.

［11］Wolfram Schultz. Dopamine reward prediction error coding. Dialogues Clin

Neurosci, 2016 Mar; 18(1): 23–32.

[12] Henry W. Chase and Luke Clark. Gambling Severity Predicts Midbrain Response to Near-Miss Out-comes. Journal of Neuroscience 5 May 2010, 30 (18) 6180-6187; DOI: https://doi.org/10.1523/JNEUROSCI.5758-09.2010.

[13] Wolfram Schultz, Dopamine reward prediction error coding. Dialogues Clin Neurosci, 2016 Mar.

[14] Paul W. Glimcher, Understanding dopamine and reinforcement learning: The dopamine reward prediction error hypothesis. PNAS, September 13, 2011.

[15] TE Robinson, KC Berridge . The neural basis of drug craving: an incentive-sensitization theory of addiction. Brain research reviews, 18 (3), 247-291.

[16] Werner Poewe, Klaus Seppi, Caroline M. Tanner, Glenda M. Halliday, Patrik Brundin, Jens Volkmann, Anette-Eleonore Schrag & Anthony E. Lang. Parkinson disease. Nature Reviews Disease Primers 3, Article number: 17013 (2017) doi:10.1038/ nrdp.2017.13.

[17] Del Casale A, Kotzalidis GD, Rapinesi C, Serata D, Ambrosi E, Simonetti A, Pompili M, Ferracuti S, Tatarelli R, Girardi P. Functional neuroimaging in obsessive-compulsive disorder. Neuropsychobi-ology, 2011;64(2):61-85. doi: 10.1159/000325223. Epub 2011 Jun 21.

第 7 章

[1] Rajita Sinhaa, Cheryl M. Lacadiee, R. Todd Constablee, and Dongju Seo. Dynamic neural activity during stress signals resilient coping. Proceedings of the National Academy of Sciences of the United States of America. 8837–8842, doi: 10.1073/ pnas.1600965113.

[2] Steven M. Southwick and Dennis S. Charney. The Science of Resilience: Implications for the Prevention and Treatment of Depression. Science vol 338 5 october 2012.

[3] Fani N et al. White matter integrity in highly traumatized adults with and without post-traumatic stress disorder. Neuropsychopharmacology, 2012 Nov;37(12):2740-6. doi: 10.1038/npp.2012.146. Epub 2012 Aug 8.

[4] Coan JA, Schaefer HS, Davidson RJ. Lending a hand: social regulation of the neural

response to threat. Psychol Sci, 2006 Dec;17(12):1032-9.

[5] Coan JA, Beckes L, Allen JP. Childhood maternal support and social capital moderate the regulatory impact of social relationships in adulthood. Int J Psychophysiol, 2013 Jun;88(3):224-31. doi: 10.1016/j.ijpsycho.2013.04.006. Epub 2013 Apr 29.

[6] Kirsch, P. et al. Oxytocin modulates neural circuitry for social cognition and fear in humans. J Neurosci. 2005 Dec 7;25(49):11489-93.

[7] Maier SF et al., Behavioral control, the medial prefrontal cortex, and resilience. Dialogues Clin Neurosci. 2006;8(4):397-406.

[8] Lyons D M, Parker K J. Stress inoculation-induced indications of resilience in monkeys. J Trauma Stress. 2007 Aug;20(4):423-33.

[9] Binder EB et al. Association of FKBP5 polymorphisms and childhood abuse with risk of posttraumatic stress disorder symptoms in adults. JAMA, 2008 Mar 19;299(11):1291-305. doi: 10.1001/jama.299.11.1291.

[10] Morgan CA 3rd et al. Plasma neuropeptide-Y concentrations in humans exposed to military survival training. Biol Psychiatry, 2000 May 15;47(10):902-9.

[11] Sajdyk TJ et al. Neuropeptide Y in the amygdala induces long-term resilience to stress-induced reductions in social responses but not hypothalamic-adrenal-pituitary axis activity or hyperthermia. J Neurosci, 2008 Jan 23;28(4):893-903. doi: 10.1523/JNEUROSCI.0659-07.2008.

[12] Virginia Hughes. Stress: The roots of resilience. Nature, 490, 165–167 (11 October 2012) doi:10.1038/490165a.

[13] Gang Wu, Adriana Feder, Hagit Cohen, Joanna J. Kim, Solara Calderon, Dennis S. Charney, and Aleksander A. Mathé. Understanding resilience. Front Behav Neurosci, 2013; 7: 10.

[14] Anthony King , Neurobiology: Rise of resilience. Nature, 531, S18–S19 (03 March 2016) doi:10.1038/531S18a.

[15] Lupien, S. et al. J. Neurosci. 74, 2893–2903 (1994).

[16] Weaver, I. C. G. et al. Nature Neurosci. 7, 847–854 (2004).

[17] Taliaz, D. et al. J. Neurosci. 31, 4475–4483 (2011).

[18] Sandra E Muroy, Kimberly L P Long, Daniela Kaufer and Elizabeth D Kirby.

Moderate Stress-Induced Social Bonding and Oxytocin Signaling are Disrupted by Predator Odor in Male Rats. Neuropsychopharmacology (2016) 41, 2160–2170; doi:10.1038/npp.2016.16.

[19] Krishnan, V. et al. Cell 131, 391–404 (2007).

[20] Timothy J. Schoenfeld, Pedro Rada, Pedro R. Pieruzzini, Brian Hsueh and Elizabeth Gould. Physical Exercise Prevents Stress-Induced Activation of Granule Neurons and Enhances Local Inhibitory Mechanisms in the Dentate Gyrus. Journal of Neuroscience 1 May 2013, 33 (18) 7770-7777; DOI: https://doi.org/10.1523/JNEUROSCI.5352-12.2013.

[21] Steven M. Southwick, Dennis Charney. Resilience: The Science of Mastering Life's Greatest Challenges. Cambridge: Cambridge University Press, 2012.

[22] A Sekiguchi et al., Resilience after 3/11: structural brain changes 1 year after the Japanese earthquake. Molecular Psychiatry (2015) 20, 553–554; doi:10.1038/mp.2014.28; published online 29 April 2014.

[23] Minghui Wang, Zinaida Perova, Benjamin R. Arenkiel and Bo Li. Synaptic Modifications in the Medial Prefrontal Cortex in Susceptibility and Resilience to Stress. Journal of Neuroscience 28 May 2014, 34 (22) 7485-7492; DOI: https://doi.org/10.1523/JNEUROSCI.5294-13.2014.

[24] Charles C. White et al. Identification of genes associated with dissociation of cognitive performance and neuropathological burden: Multistep analysis of genetic, epigenetic, and transcriptional data. Plos Medicine, April 25, 2017.

[25] Bruce S.Mc Ewen Jason D.Gray Carla Nasca. Recognizing resilience: Learning from the effects of stress on the brain. Neurobiology of Stress, Volume 1, January 2015, Pages 1-11.

第 8 章

[1] Heather Cody Hazlett et al. Early brain development in infants at high risk for autism spectrum disorder. Nature, vol 542, 16 february 2017.

[2] Joseph A. Schwartz, Kevin M. Beaver. Revisiting the Association Between Television Viewing in Adolescence and Contact With the Criminal Justice System in Adulthood.

Journal of Interpersonal Violence, Vol 31, Issue 14, pp. 2387 - 2411.

［3］Leslie R. Whitaker et al. Social Deprivation Enhances VTA Synaptic Plasticity and Drug-Induced Contextual Learning. Neuron, Volume 77, Issue 2, p335–345, 23 January 2013.

［4］Bar-Haim Y1, Fox NA, Benson B, Guyer AE, Williams A, Nelson EE, Perez-Edgar K, Pine DS, Ernst M. Neural correlates of reward processing in adolescents with a history of in-hibited temperament. Psychol Sci, 2009 Aug;20(8):1009-18.

［5］Mandy B. Belfort; Sheryl L. Rifas-Shiman; Ken P. Kleinman; et al Lauren B. Guthrie; Da-vid C. Bellinger; Elsie M. Taveras; Matthew W. Gillman; Emily Oken, Infant Feeding and Childhood Cognition at Ages 3 and 7 Years Effects of Breastfeeding Duration and Exclu-sivity. JAMA Pediatr. 2013;167(9):836-844.

［6］Mandy B. Belfort. Breast Milk Feeding, Brain Development, and Neurocognitive Out-comes: A 7-Year Longitudinal Study in Infants Born at Less Than 30 Weeks' Gestation. The journal of Pediatrics, October 2016 Volume 177, Pages 133–139.

［7］Paul Tullis. The Death of Preschool. Scientific American Mind, 22, 36 - 41 (2011).

［8］Kennedy Krieger Institute. 'Could my child have autism?' Ten signs of possible autism-related delays in 6- to 12-month-old children. ScienceDaily, 26 March 2012.

［9］T Flatscher-Bader. Increased de novo copy number variants in the offspring of older males. Translational Psychiatry, 30 August 2011.

［10］Christopher P. Morgan and Tracy L. Bale. Early Prenatal Stress Epigenetically Programs Dysmasculinization in Second-Generation Offspring via the Paternal Lineage. Journal of Neuroscience, 17 August 2011, 31 (33) 11748-11755.

［11］Evans, Angela D.; Xu, Fen; Lee, Kang. When all signs point to you: Lies told in the face of evidence. Developmental Psychology, Vol 47(1), Jan 2011, 39-49.

［12］Kaffman A1, Meaney MJ. Neurodevelopmental sequelae of postnatal maternal care in rodents: clinical and research implications of molecular insights. J Child Psychol Psychiatry. 2007 Mar-Apr;48(3-4):224-44.

［13］Christopher A. Murgatroyd,a Catherine J. Peña,b Giovanni Podda,a Eric J. Nestler,b and Benjamin C. Nephew. Early life social stress induced changes in depression and anxiety associated neural pathways which are correlated with impaired maternal care.

Neuropeptides. Author manuscript; available in PMC 2016 Aug 1.

[14] Ju-Xiang Jin, Wen-Juan Hua, Xuan Jiang, Xiao-Yan Wu, Ji-Wen Yang, Guo-Peng Gao, Yun Fang, Chen-Lu Pei, Song Wang, Jie-Zheng Zhang, Li-Ming Tao and Fang-Biao Tao. Effect of outdoor activity on myopia onset and progression in school-aged chil-dren in northeast china: the sujiatun eye care study.

[15] Sylvain Moreno and Yunjo Lee .Short-term Second Language and Music Training Induc-es Lasting Functional Brain Changes in Early Childhood., Child Dev. 2015 Mar 27.

[16] Moreno S, Bialystok E, Barac R, Schellenberg EG, Cepeda NJ, Chau T. Short-term music training enhances verbal intelligence and executive function. Psychological Science, 2011;22:1425–1433.

[17] Guo-li Ming and Hongjun Song. Adult Neurogenesis in the Mammalian Brain: Significant Answers and Significant Questions. Neuron, 2011 May 26; 70(4): 687–702.

[18] Maier SF. Learned helplessness and animal models of depression.Prog Neuropsycho-pharmacol Biol Psychiatry, 1984; 8(3):435-46.

[19] Schroder HS, Moran TP, Donnellan MB, Moser JS. Mindset induction effects on cognitive control: a neurobehavioral investigation. Biol Psychol, 2014 Dec;103:27-37. doi: 10.1016/j.biopsycho.2014.08.004. Epub 2014 Aug 18.

[20] Lenroot RK, Giedd JN. Brain development in children and adolescents: insights from an-atomical magnetic resonance imaging. Neurosci Biobehav Rev. 2006;30(6):718-29. Epub 2006 Aug 2.

[21] Jason Lloyd-Price, Anup Mahurkar, Gholamali Rahnavard, Jonathan Crabtree, Joshua Orvis A. Brantley Hall, Brady, Heather H. Creasy, Carrie McCracken, Michelle G. Giglio Daniel McDonald, Eric A. Franzosa, Rob Knight, Owen White, Curtis Huttenhower. Strains, functions and dynamics in the expanded Human Microbiome Project. Nature (2017) doi:10.1038/nature23889.

第 9 章

[1] Daniel W. Belsky et al. Quantification of biological aging in young adults, Proc Natl

Acad Sci U S A, July 28, 2015 vol. 112 no. 30.

［2］Timothy A. Salthouse. When does age-related cognitive decline begin? Neurobiol Aging. Neurobiol Aging, 2009 Apr; 30(4): 507–514.

［3］Ian J. Deary et al., Genetic contributions to stability and change inintelligence from child-hood to old age. nature, vol 482, 9 February 2012.

［4］Mather M, Harley CW. The Locus Coeruleus: Essential for Maintaining Cognitive Func-tion and the Aging Brain. Trends Cogn Sci. 2016 Mar;20(3):214-26. doi: 10.1016/j.tics.2016.01.001.

［5］Lu T et al. REST and stress resistance in ageing and Alzheimer's disease. Nature, 2014 Mar 27;507(7493):448-54. doi: 10.1038/nature13163. Epub 2014 Mar 19.

［6］Anna Oudin et al. Traffic-Related Air Pollution and Dementia Incidence in Northern Sweden: A Longitudinal Study. Environ Health Perspect; DOI:10.1289/ehp.1408322.

［7］M Cacciottolo et al. Particulate air pollutants, APOE alleles and their contributions to cognitive impairment in older women and to amyloidogenesis in experimental models. Translational Psychiatry (2017) 7, e1022; doi:10.1038/tp.2016.280.

［8］Hong Chen et al. Living near major roads and the incidence of dementia, Parkinson's disease, and multiple sclerosis: a population-based cohort study. Volume 389, No. 10070, p718–726, 18 February 2017.

［9］Suzanne M. de la Monte et al. Alzheimer's Disease Is Type 3 Diabetes–Evidence Reviewed. J Diabetes Sci Technol. 2008 Nov; 2(6): 1101–1113.

［10］Ricki J. Colman, T. Mark Beasley, Joseph W. Kemnitz, Sterling C. Johnson, Richard Weindruch & Rozalyn M. Anderson. Caloric restriction reduces age-related and all-cause mortality in rhesus monkeys. Nature Communications 5, Article number: 3557 (2014).

［11］Ramón Estruch et al. Primary Prevention of Cardiovascular Disease with a Mediterrane-an Diet. N Engl J Med 2013; 368:1279-1290April 4, 2013DOI: 10.1056/ NEJMoa1200303.

［12］Brian T. Gold et al. Lifelong Bilingualism Maintains Neural Efficiency for Cognitive Con-trol in Aging.J Neurosci. 2013 Jan 9; 33(2): 387–396.

［13］Evy Woumans et al. Bilingualism delays clinical manifestation of Alzheimer's disease. Volume 18, Issue 3 July 2015 , pp. 568-574.

[14]Fries, James F. (1980). Aging, Natural Death, and the Compression of Morbidity (PDF). New England Journal of Medicine. 303 (3): 130–5. PMID 7383070. doi:10.1056/ NEJM198007173030304.

[15] Patricia A. Boyle et al. Effect of Purpose in Life on the Relation Between Alzheimer Dis-ease Pathologic Changes on Cognitive Function in Advanced Age. Arch Gen Psychiatry. 2012 May; 69(5): 499–505.

[16] Block RA, Zakay D. Prospective and retrospective duration judgments: A meta-analytic review. Psychon Bull Rev. 1997 Jun;4(2):184-97. doi: 10.3758/BF03209393.

[17] Paul R. Duberstein, Benjamin P. Chapman, Hilary A. Tindle, Kaycee M. Sink, Patricia Bamonti, John Robbins, Anthony F. Jerant, and Peter Franks. Personality and Risk for Alzheimer's Disease in Adults 72 Years of Age and Older: A Six-Year Follow-Up. Psychol Aging, 2011 Jun; 26(2): 351–362.

[18] Bryan D. James et al. Late-Life Social Activity and Cognitive Decline in Old Age. J Int Neuropsychol Soc. 2011 Nov; 17(6): 998–1005.

[19] Brian R Herb et al. Reversible switching between epigenetic states in honeybee behavioral subcastes. Nature Neuroscience, volume 15, number 10, october 2012.

[20] A.S. Buchman, P.A. Boyle, L. Yu, R.C. Shah, R.S. Wilson, and D.A. Bennett. Total daily physical activity and the risk of AD and cognitive decline in older adults. Neurology, April 18, 2012 DOI: 10.1212/WNL.0b013e3182535d35.

[21] Wrann CD. FNDC5/irisin - their role in the nervous system and as a mediator for benefi-cial effects of exercise on the brain.Brain Plast. 2015;1(1):55-61. doi: 10.3233/ BPL-150019.

[22] Bryan D. James et al. Life Space and Risk of Alzheimer Disease, Mild Cognitive Impair-ment, and Cognitive Decline in Old Age. Am J Geriatr Psychiatry, 2011 Nov; 19(11): 961–969.

[23] Eskelinen MH Kivipelto M. Caffeine as a protective factor in dementia and Alzheimer's disease. J Alzheimers Dis. 2010;20 Suppl 1:S167-74. doi: 10.3233/JAD-2010-1404.

[24] Turner RS, Thomas RG, Craft S, van Dyck CH, Mintzer J, Reynolds BA, Brewer

JB, Riss-man RA, Raman R, Aisen PS; Alzheimer's Disease Cooperative Study. Neurology. 2015 Oct 20;85(16):1383-91. doi: 10.1212/WNL.0000000000002035. Epub 2015 Sep 11.

[25] Sabrina K Segal, Carl W Cotman, Lawrence F Cahill. Exercise-Induced Noradrenergic Activation Enhances Memory Consolidation in Both Normal Aging and Patients with Am-nestic Mild Cognitive Impairment. Journal of Alzheimer's Disease, 2012 DOI: 10.3233/JAD-2012-121078.

[26] Kumar, D. K. V., Choi, S. H., Washicosky, K. J., Eimer, W. A., Tucker, S., Ghofrani, J., ... & Moir, R. D. (2016). Amyloid-β peptide protects against microbial infection in mouse and worm models of Alzheimer's disease. Science translational medicine, 8(340), 340ra72-340ra72.

[27] Jefferson, R. S. 2017. Mapping The Brain's Microbiome: Can Studying Germs In The Brain Lead To A Cure For Alzheimer's?Movement AsI. 2015. Researching Alzheimer's Medicines: Setbacks and Stepping Stones Summer 2015. PhMRA.

[28] Robert D. Bell, Ethan A. Winkler, Itender Singh, Abhay P. Sagare, Rashid Deane, Zhenhua Wu, David M. Holtzman, Christer Betsholtz, Annika Armulik, Jan Sallstrom, Bradford C. Berk & Berislav V. Zlokovic. Apolipoprotein E controls cerebro-vascular integrity via cyclophilin A. Nature 485, 512–516 (24 May 2012).

[29] Zdravko Petanjek et al. Extraordinary neoteny of synaptic spines in the human prefrontal cortex. Proc Natl Acad Sci U S A. 2011 Aug 9; 108(32): 13281–13286.

[30] Jerri D. Edwards, Huiping Xu, Daniel O. Clark, Lin T. Guey, Lesley A. Ross, Frederick W. Unverzagt. Speed of processing training results in lower risk of dementia. Alzheimer's & Dementia: Translational Research & Clinical Interventions, 2017; DOI: 10.1016/j.trci.2017.09.002.

第 10 章

[1] Tomonori Takeuchi, Adrian J. Duszkiewicz, Alex Sonneborn, Patrick A. Spooner, Miwako Yamasaki, Masahiko Watanabe, Caroline C. Smith, Guillén Fernández, Karl Deisseroth, Robert W. Greene, Richard G. M. Morris. Locus coeruleus and dopaminergic consolida-tion of everyday memory. Nature, 2016; DOI: 10.1038/

nature19325.

［2］André Schmidt, Felix Hammann, Bettina Wölnerhanssen, Anne Christin Meyer-Gerspach, Jürgen Drewe, Christoph Beglinger, Stefan Borgwardt. Green tea extract en-hances parieto-frontal connectivity during working memory processing. Psychopharmacology, 2014; DOI: 10.1007/s00213-014-3526-1.

［3］Heather K. Titley, Nicolas Brunel, Christian Hansel. Toward a Neurocentric View of Learning. Neuron, 2017; 95 (1): 19 DOI: 10.1016/j.neuron.2017.05.021.

［4］K. G. Akers et al., Science 344, 598 (2014).

［5］S. Fusi, P. J. Drew, L. F. Abbott, Neuron 45, 599 (2005).

［6］V. I. Weisz, P. F. Argibay, Cognition 125, 13 (2012).

［7］Javiera P. Oyarzún, Pau A. Packard, Ruth de Diego-Balaguer, Lluis Fuentemilla. Motivat-ed encoding selectively promotes memory for future inconsequential semantically-related events. Neurobiology of Learning and Memory, 2016; 133: 1 DOI: 10.1016/j.nlm.2016.05.005.

［8］George Savulich, Thomas Piercy, Chris Fox, John Suckling, James B. Rowe, John T. O'Brien, Barbara J. Sahakian. Cognitive Training Using a Novel Memory Game on an iPad in Patients with Amnestic Mild Cognitive Impairment (aMCI). International Journal of Neuropsychopharmacology, 2017; DOI: 10.1093/ijnp/pyx040.

［9］Ines R Violante, Lucia M Li, David W Carmichael, Romy Lorenz, Robert Leech, Adam Hampshire, John C Rothwell, David J Sharp. Externally induced frontoparietal synchro-nization modulates network dynamics and enhances working memory performance. eLife, 2017; 6 DOI: 10.7554/eLife.22001.

［10］Maria Vittoria Podda, Sara Cocco, Alessia Mastrodonato, Salvatore Fusco, Lucia Leone, Saviana Antonella Barbati, Claudia Colussi, Cristian Ripoli, Claudio Grassi. Anodal transcranial direct current stimulation boosts synaptic plasticity and memory in mice via epigenetic regulation of Bdnf expression. Scientific Reports, 2016; 6: 22180 DOI: 10.1038/srep22180.

［11］Natasza D. Orlov, Owen O'Daly, Derek K. Tracy, Yusuf Daniju, John Hodsoll, Lorena Val-dearenas, John Rothwell, Sukhi S. Shergill. Stimulating thought: a functional MRI study of transcranial direct current stimulation in schizophrenia. Brain, 2017;

DOI: 10.1093/brain/awx170.

［12］Aneesha S. Nilakantan et al. Stimulation of the Posterior Cortical-Hippocampal Network Enhances Precision of Memory Recollection. Current Biology, January 2017 DOI: 10.1016/j.cub.2016.12.042.

［13］Caroline Lustenberger, Michael R. Boyle , Sankaraleengam Alagapan, Juliann M. Mellin, Bradley V. Vaughn, Flavio Fröhlich. Feedback-Controlled Transcranial Alternat-ing Current Stimulation Reveals a Functional Role of Sleep Spindles in Motor Memory Consolidation. Current Biology, 2016 DOI: 10.1016/j.cub.2016.06.044.

［14］Philippe Albouy, Aurélien Weiss, Sylvain Baillet, Robert J. Zatorre. Selective Entrainment of Theta Oscillations in the Dorsal Stream Causally Enhances Auditory Working Memory Performance. Neuron, 2017; DOI: 10.1016/j.neuron.2017.03.015.

［15］Van Dongen et al. Physical Exercise Performed Four Hours after Learning Improves Memory Retention and Increases Hippocampal Pattern Similarity during Retrieval. Current Biology, 2016 DOI: 10.1016/j.cub.2016.04.071.

［16］Julie A. Dumas et al. Dietary saturated fat and monoun-saturated fat have reversible effects on brain function and the secretion of pro-inflammatory cytokines in young women, Metabolism, 2017 Oct 1.

第 11 章

［1］Jennifer Krizman, Viorica Marian, Anthony Shook, Erika Skoe, and Nina Kraus. Subcortical encoding of sound is enhanced in bilinguals and relates to executive function advantages. Proceedings of the National Academy of Sciences, 2012 DOI: 10.1073/pnas.1201575109.

［2］Mehta R1, Zhu RJ. Blue or red? Exploring the effect of color on cognitive task performances. Science, 2009 Feb 27;323(5918):1226-9. doi: 10.1126/science.1169144. Epub 2009 Feb 5.

［3］Battleday, R.M.; Brem, A.-K. (Nov 2015). Modafinil for cognitive neuroenhancement in healthy non-sleep-deprived subjects: A systematic review. European Neuropsychopharmacology, 25 (11): 1865–1881. PMID 26381811. doi:10.1016/

j.euroneuro.2015.07.028.

［4］Repantis, Dimitris; Schlattmann, Peter (2010). Modafinil and methylphenidate for neuroenhancement in healthy individuals: A systematic review. Pharmacological Research, 62 (3): 187–206. PMID 20416377. doi:10.1016/j.phrs.2010.04.002.

［5］Repantis, Dimitris (June 2010). Acetylcholinesterase inhibitors and memantine for neuroenhancement in healthy individuals: A systematic review. Pharmacological Research, 61 (6): 473–481.

［6］Michael C. Trumbo, Laura E. Matzen, Brian A. Coffman, Michael A. Hunter, Aaron P. Jones, Charles S.H. Robinson, Vincent P. Clark. Enhanced working memory performance via transcranial direct current stimulation: The possibility of near and far transfer. Neuropsychologia, 2016; 93: 85 DOI: 10.1016/j.neuropsychologia.2016.10.011.

［7］Martine Hoogman, et al. Subcortical brain volume differences in participants with attention deficit hyperactivity disorder in children and adults: a cross-sectional mega-analysis. The Lancet Psychiatry, 2017; DOI: 10.1016/S2215-0366(17)30049-4.

［8］Jolien Rijlaarsdam, Charlotte A. M. Cecil, Esther Walton, Maurissa S. C. Mesirow, Caroline L. Relton, Tom R. Gaunt, Wendy McArdle, Edward D. Barker. Prenatal unhealthy diet, insulin-like growth factor 2 gene (IGF2) methylation, and attention deficit hyperactivity disorder symptoms in youth with early-onset conduct problems. Journal of Child Psychology and Psychiatry, 2016; DOI: 10.1111/jcpp.12589.

［9］Kathryn m. Fritz, Patrick j. O'Connor. Acute Exercise Improves Mood and Motivation in Young Men with ADHD Symptoms. Medicine & Science in Sports & Exercise, 2016; 48 (6): 1153 DOI: 10.1249/MSS.0000000000000864.

［10］Johan Wiklund, Holger Patzelt, Dimo Dimov. Entrepreneurship and psychological disorders: How ADHD can be productively harnessed. Journal of Business Venturing Insights, 2016; 6: 14 DOI: 10.1016/j.jbvi.2016.07.001.

［11］Patrick D. Quinn, Zheng Chang, Kwan Hur, Robert D. Gibbons, Benjamin B. Lahey, Martin E. Rickert, Arvid Sjölander, Paul Lichtenstein, Henrik Larsson, Brian M. D' Onofrio. ADHD Medication and Substance-Related Problems. American Journal of Psychiatry, 2017; appi.ajp.2017.1 DOI: 10.1176/appi.ajp.2017.16060686.

［12］ Anna Chorniy, Leah Kitashima. Sex, drugs, and ADHD: The effects of ADHD pharmacological treatment on teens' risky behaviors. Labour Economics, 2016; DOI: 10.1016/j.labeco.2016.06.014.

［13］ Alejandra Ríos-Hernández, José A. Alda, Andreu Farran-Codina, Estrella Ferreira-García, Maria Izquierdo-Pulido. The Mediterranean Diet and ADHD in Children and Adolescents. Pediatrics, 2017; 139 (2): e20162027 DOI: 10.1542/peds.2016-2027.

［14］ Charles E.Connor, Howard E.Egeth, StevenYantis. Visual Attention: Bottom-Up Versus Top-Down. Current Biology, Volume 14, Issue 19, 5 October 2004, Pages R850-R852.

［15］ Pinto Y, van der Leij AR, Sligte IG, Lamme VA, Scholte HS. Bottom-up and top-down attention are independent. J Vis. 2013 Jul 17;13(3):16. doi: 10.1167/13.3.16. http://time.com/3858309/attention-spans-goldfish.

［16］ Michele Tine. Acute aerobic exercise: an intervention for the selective visual attention and reading comprehension of low-income adolescents. Frontiers in Psychology, 2014; 5 DOI: 10.3389/fpsyg.2014.00575.

［17］ Altmann, E. M., Trafton, J. G., & Hambrick, D. Z. (2014). Momentary interruptions can derail the train of thought. Journal of Experimental Psychology: General, 143(1), 215-226.

［18］ Ariga A, Lleras A. Brief and rare mental "breaks" keep you focused: deactivation and reactivation of task goals preempt vigilance decrements. Cognition, 2011 Mar;118(3):439-43. doi: 10.1016/j.cognition.2010.12.007. Epub 2011 Jan 5.

［19］ Einöther SJ, Martens VE, Rycroft JA, De Bruin EA. L-theanine and caffeine improve task switching but not intersensory attention or subjective alertness. Appetite, 2010 Apr;54(2):406-9. doi: 10.1016/j.appet.2010.01.003. Epub 2010 Jan 15.

［20］ Kimberly R. Urban, Wen-Jun Gao. Performance enhancement at the cost of potential brain plasticity: neural ramifications of nootropic drugs in the healthy developing brain. Frontiers in Systems Neuroscience, 2014; 8 DOI: 10.3389/fnsys.2014.00038.

［21］ Richard B. Silberstein et al., Dopaminergic modulation of default mode network brain functional connectivity in attention deficit hyperactivity disorder. Brain Behav, 2016 Dec; 6(12): e00582.

[22] Adrian F. Ward, Kristen Duke, Ayelet Gneezy, Maarten W. Bos. Brain Drain: The Mere Presence of One's Own Smartphone Reduces Available Cognitive Capacity. Journal of the Association for Consumer Research, 2017; 2 (2): 140 DOI: 10.1086/691.

[23] Michael D. Fox et al., The human brain is intrinsically organized into dynamic, anticorrelated functional networks. Proc Natl Acad Sci U S A. 2005 Jul 5; 102(27): 9673–9678.

[24] Eric I. Knudsen. Fundamental Components of Attention. Annual Review of Neuroscience, Vol. 30:57-78 (Volume publication date July 2007).

[25] K. F. Holton, J. T. Nigg. The Association of Lifestyle Factors and ADHD in Children. Journal of Attention Disorders, 2016; DOI: 10.1177/1087054716646452.

[26] Atsunori Ariga, Alejandro Lleras. Brief and rare mental 'breaks' keep you focused: Deactivation and reactivation of task goals preempt vigilance decrements. Cognition, 2011; DOI: 10.1016/j.cognition.2010.12.007.

[27] Chun Liang Hsu, John R Best, Jennifer C Davis, Lindsay S Nagamatsu, Shirley Wang, Lara A Boyd, GY Robin Hsiung, Michelle W Voss, Janice Jennifer Eng, Teresa Liu-Ambrose. Aerobic exercise promotes executive functions and impacts functional neural activity among older adults with vascular cognitive impairment. British Journal of Sports Medicine, 2017; bjsports-2016-096846 DOI: 10.1136/ bjsports-2016-096846.

[28] Eric D. Vidoni, David K. Johnson, Jill K. Morris, Angela Van Sciver, Colby S. Greer, Sandra A. Billinger, Joseph E. Donnelly, Jeffrey M. Burns. Dose-Response of Aerobic Exercise on Cognition: A Community-Based, Pilot Randomized Controlled Trial. PLOS ONE, 2015; 10 (7): e0131647 DOI: 10.1371/journal.pone.0131647.

[29] Betsy Hoza, Alan L. Smith, Erin K. Shoulberg, Kate S. Linnea, Travis E. Dorsch, Jordan A. Blazo, Caitlin M. Alerding, George P. McCabe. A Randomized Trial Examining the Effects of Aerobic Physical Activity on Attention-Deficit/ Hyperactivity. Disorder Symptoms in Young Children. Journal of Abnormal Child Psychology, 2014; DOI: 10.1007/s10802-014-9929-y.

[30] Julia C. Basso, Wendy A. Suzuki. The Effects of Acute Exercise on Mood, Cognition,

Neurophysiology, and Neurochemical Pathways: A Review. Brain Plasticity, 2017; 2 (2): 127 DOI: 10.3233/BPL-160040.

[31] Colcombe SJ , et al. Cardiovascular fitness, cortical plasticity, and aging. Proc Natl Acad Sci U S A. (2004) ;101: (9):3316–21.

[32] Hayley Guiney, Liana Machado. Benefits of regular aerobic exercise for executive functioning in healthy populations. Psychonomic Bulletin & Review, 2012; DOI: 10.3758/s13423-012-0345-4.

[33] Kirszenblat L, van Swinderen B. The Yin and Yang of Sleep and Attention[J]. Trends Neurosci, 2015,38(12):776-786.

[34] Maria Ironside et al., Effect of Prefrontal Cortex Stimulation on Regulation of Amygdala Response to Threat in Individuals With Trait Anxiety A Randomized Clinical Trial, JAMA Psychiatry. doi:10.1001/jamapsychiatry.2018.2172.

第 12 章

[1] Faraone, S. V, Asherson, P., Banaschewski, T., Biederman, J., Ramos-quiroga, J. A., Rohde, L. A., ... Franke, B. (2015). Attention-deficit/hyperactivity disorder. Nature reviews, Disease primers, 1. https://doi.org/10.1038/nrdp.2015.20.

[2] Hinshaw, S. P. (2018). Attention Deficit Hyperactivity Disorder (ADHD): Controversy , Developmental Mechanisms , and Multiple Levels of Analysis. Annu. Rev. Clin. Psychol, (November 2017), 1–26.

[3] Crescenzo, F. De, Cortese, S., Adamo, N., & Janiri, L. (2017). Pharmacological and non-pharmacological treatment of adults with ADHD : a meta-review. 4 Evid Based Mental Health February, 20(1).

第 13 章

[1] Emanuel Jauk, Mathias Benedek, Beate Dunst, and Aljoscha C. Neubauer. The relationship between intelligence and creativity: New support for the threshold hypothesis by means of empirical breakpoint detection. Intelligence, 2013 Jul; 41(4): 212–221.doi: 10.1016/j.intell.2013.03.003.

[2] Manish Saggar, Eve-Marie Quintin, Eliza Kienitz, Nicholas T. Bott, Zhaochun Sun,

Wei-Chen Hong, Yin-hsuan Chien, Ning Liu, Robert F. Dougherty, Adam Royalty, Grace Hawthorne & Allan L. Reiss. Pictionary-based fMRI paradigm to study the neural correlates of spontaneous improvisation and figural creativity. Scientific Reports 5, Article number: 10894 (2015) doi:10.1038/srep10894.

[3] Dietrich A, Haider H. A Neurocognitive Framework for Human Creative Thought. Front Psychol. 2017 Jan 10.

[4] William W. Maddux, Adam D. Galinsky. Cultural Borders and Mental Barriers: The Relationship Between Living Abroad and Creativity. Journal of Personality and Social Psychology, Vol. 96, No. 5.

[5] Lile Jia et al. Lessons from a Faraway land: The effect of spatial distance on creative cognition. Journal of Experimental Social Psychology Volume 45, Issue 5, September 2009, Pages 1127–1131.

[6] Gerben A. Van Kleef et al. Can expressions of anger enhance creativity? A test of the emotions as social information (EASI) model. Journal of Experimental Social Psychology, Volume 46, Issue 6, November 2010, Pages 1042–1048.

[7] Manish Saggar, Eve-Marie Quintin, Eliza Kienitz, Nicholas T. Bott, Zhaochun Sun, Wei-Chen Hong, Yin-hsuan Chien,Ning Liu, Robert F. Dougherty, Adam Royalty, Grace Hawthorne, and Allan L. Reiss. Pictionary-based fMRI paradigm to study the neural correlates of spontaneous improvisation and figural creativity. Sci Rep, 2015; 5: 10894.

[8] Steven L. Bressler and Vinod Menon. Large-scale brain networks in cognition: emerging methods and principles. doi:10.1016/j.tics.2010.04.004 Trends in Cognitive Sciences 14 (2010) 277–290.

[9] Rex E. Jung, Brittany S. Mead, Jessica Carrasco and Ranee A. Flores. The structure of creative cognition in the human brain. Front. Hum. Neurosci., 08 July 2013, DOI: https://doi.org/10.3389/fnhum.2013.00330.

[10] Campbell, D. T. (1960). Blind variation and selective retention in creative thought as in other knowledge processes. Psychol. Rev. 67, 380–400. doi: 10.1037/h0040373.

[11] Randy L. Buckner, Jessica R. Andrews-Hanna, Daniel L. Schacter. The Brain's Default Network Anatomy, Function, and Relevance to Disease. March 2008. DOI:

10.1196/annals.1440.011.

［12］Anandi Mani, Sendhil Mullainathan, Eldar Shafir, Jiaying Zhao. Poverty Impedes Cognitive Function.Science, 30 Aug 2013:Vol. 341, Issue 6149, pp. 976-980. DOI: 10.1126/science.1238041.

［13］Sofia I. F. Forss, Caroline Schuppli, Dominique Haiden, Nicole Zweifel, Carel P. van Schaik. Contrasting responses to novelty by wild and captive orangutans. 26 June 2015 Full publication history. DOI: 10.1002/ajp.22445.

［14］Benjamin Baird. Inspired by Distraction Mind Wandering Facilitates Creative Incubation. Psychological Science, August 31, 2012.

第 14 章

［1］Zheng Liu, Barry J. Richmond, Elisabeth A. Murray, Richard C. Saunders, Sara Steenrod, Barbara K. Stubblefield, Deidra M. Montague, and Edward I. Ginns. DNA targeting of rhinal cortex D2 receptor protein reversibly blocks learning of cues that predict reward. PNAS August 17, 2004 101 (33) 12336-12341; https://doi.org/10.1073/pnas.0403639101.

［2］McCrea et al. Construal Level and Procrastination. Psychological Science, 2008; 19 (12): 1308 DOI: 10.1111/j.1467-9280.2008.02240.x

［3］Steel P. The Nature of Procrastination: A Meta-Analytic and Theoretical Review of Quintessential Self-Regulatory Failure. Psychol Bull, 2007 Jan;133(1):65-94.

［4］Dan Ariely, Klaus Wertenbroch, Procrastination, Deadlines, and Performance: Self-Control by Pre-commitment. Psychological Science,Vol 13, Issue 3, 2002.

［5］Chun Chu, A.H. & Choi, J.N. (2005). Rethinking procrastination: Positive effects of "active" pro-crastination behavior on attitudes and performance. The Journal of Social Psychology, 145, 245-64.

［6］McCrea, S.M. & Flamm, A. (2012). Dysfunctional anticipatory thoughts and the self-handicapping strategy. European Journal of Social Psychology, 42, 72-81.

［7］Sirois, F. & Pychyl, T. (2013). Procrastination and the priority of short-term mood regulation: Con-sequences for future self. Social and Personality Psychology Compass, 7, 115-127.

第 15 章

［1］https://www.ocduk.org/types-ocd.

［2］Claire M. Gillan et al. Functional Neuroimaging of Avoidance Habits in Obsessive-Compulsive Disorder. The American Journal of Psychiatry, Volume 172, Issue 3, March 01, 2015, pp. 284-293.

［3］Ann Graybiel, Kyle Smith. Can Obsessive-Compulsive Disorder Be Blocked in the Brain? Scientific American mind, June 1, 2014.

［4］Stella-Marie Paradisis, Frederick Aardema, Kevin D. Wu. Schizotypal, Dissociative, and Imaginative Pro-cesses in a Clinical OCD Sample. Journal of Clinical Psychology, 2015; 71 (6): 606 DOI: 10.1002/jclp.22173.

［5］Martijn Figee, Pelle de Koning, Sanne Klaassen, Nienke Vulink, Mariska Mantione, Pepijn van den Munckhof, Richard Schuurman, Guido van Wingen, Thérèse van Amelsvoort, Jan Booij, Damiaan Denys. Deep Brain Stimulation Induces Striatal Dopamine Release in Obsessive-Compulsive Disorder. Biological Psychiatry, 2014; 75 (8): 647 DOI: 10.1016/j.biopsych.2013.06.021.

［6］Claire M. Gillan, Sharon Morein-Zamir, Gonzalo P. Urcelay, Akeem Sule, Valerie Voon, Annemieke M. Apergis-Schoute, Naomi A. Fineberg, Barbara J. Sahakian, and Trevor W. Robbins. Enhanced Avoidance Habits in Obsessive-Compulsive Disorder. Biological Psychiatry, April 2014 DOI: 10.1016/ j.biopsych.2013.02.002.

［7］Claire M. Gillan, Sharon Morein-Zamir, Muzaffer Kaser, Naomi A. Fineberg, Akeem Sule, Barbara J. Sa-hakian, Rudolf N. Cardinal, Trevor W. Robbins. Counterfactual Processing of Economic Action-Outcome Alternatives in Obsessive-Compulsive Disorder: Further Evidence of Impaired Goal-Directed Behavior. Biological Psychiatry, 2014; 75 (8): 639 DOI: 10.1016/j.biopsych.2013.01.018.

［8］Pin Xu, Brad A. Grueter, Jeremiah K. Britt, Latisha McDaniel, Paula J. Huntington, Rachel Hodge, Stephanie Tran, Brittany L. Mason, Charlotte Lee, Linh Vong, Bradford B. Lowell, Robert C. Malenka, Michael Lutter, and Andrew A. Pieper. Double deletion of melanocortin 4 receptors and SAPAP3 corrects compulsive be-havior and obesity in mice. PNAS, June 10, 2013 DOI: 10.1073/pnas.1308195110.

［9］ Vaibhav A. Diwadkar, Ashley Burgess, Ella Hong, Carrie Rix, Paul D. Arnold, Gregory L. Hanna, David R. Rosenberg. Dysfunctional Activation and Brain Network Profiles in Youth with Obsessive-Compulsive Disorder: A Focus on the Dorsal Anterior Cingulate during Working Memory. Frontiers in Human Neuroscience, 2015.

［10］ Harrison BJ, Pujol J, Soriano-Mas C, et al. Neural Correlates of Moral Sensitivity in Obsessive-Compulsive DisorderMoral Sensitivity in Obsessive-compulsive Disorder. Archives of General Psychiatry, 2012; 69 (7).

［11］ Piras F, Piras F, Chiapponi C, Girardi P, Caltagirone C, Spalletta G. Widespread structural brain changes in OCD: a systematic review of voxel-based morphometry studies. Cortex. 2015 Jan;62:89-108. doi: 10.1016/j.cortex.2013.01.016. Epub 2013 Feb 26. Review.

［12］ Frick L, Pittenger C. Microglial Dysregulation in OCD, Tourette Syndrome, and PANDAS. J Immunol Res. 2016;2016:8606057. DOI: 10.1155/2016/8606057. Epub 2016 Dec 7. Review.

［13］ Pauls DL, Abramovitch A, Rauch SL, Geller DA. Obsessive-compulsive disorder: an integrative genetic and neurobiological perspective. Nat Rev Neurosci. 2014 Jun;15(6):410-24. doi: 10.1038/nrn3746. Review.

第 16 章

［1］ Joshua W. Buckholtz et al. Disrupted Prefrontal Regulation of Striatal Subjective Value Signals in Psychopathy. Neuron, July 2017 DOI: 10.1016/j.neuron.2017.06.030.

［2］ Sarah Gregory, R James Blair, Dominic ffytche, Andrew Simmons, Veena Kumari, Sheilagh Hodgins, Nigel Blackwood. Punishment and psychopathy: a case-control functional MRI investigation of reinforcement learning in violent antisocial personality disordered men. The Lancet Psychiatry, 2015; 2 (2): 153. DOI: 10.1016/S2215-0366(14)00071-6.

［3］ Jean Decety, Chenyi Chen, Carla Harenski and Kent A. Kiehl. An fMRI study of affec-tive perspective taking in individuals with psychopathy: imagining another in pain does not evoke empathy. Frontiers in Human Neuroscience, 2013. DOI:

10.3389/fnhum.2013.00489.

［4］Zhou J, Yao N, Fairchild G, Cao X, Zhang Y, Xiang YT, Zhang L, Wang X. Disrupted default mode network connectivity in male adolescents with conduct disorder. Brain Imaging Behav, 2016 Dec;10(4):995-1003.

［5］Meffert, H., Gazzola, V., Boer, JA., Bartels, AAJ., Keysers, C., (2013). Reduced sponta-neous but relatively normal deliberate vicarious representations in psychopathy. Brain, 136(8), 2550-2562.

［6］Fallon, J., (2006). Neuroanatomical background to understanding the brain of the young psychopath. Ohio State Journal of Criminal Law, 3:34 341-367.

［7］McDermott, R., et al. (2009). Monoamine oxidase A gene (MAOA) predicts behavioral aggression following provocation. PNAS, 106 (7) 2118-2123.

［8］Takahashi, A., Quadros, I. M., de Almeida, R. M. M., & Miczek, K. A. (2012). Behavioral and Pharmacogenetics of Aggressive Behavior. Current Topics in Behavioral Neuro-sciences, 12, 73–138.

［9］Nordquist, N., & Oreland, L. (2010). Serotonin, genetic variability, behaviour, and psy-chiatric disorders - a review. Upsala Journal of Medical Sciences, 115(1), 2–10.

［10］Galang, A. R., Castelo, V. C., Santos, L. I., Perlas, C. C., and Angeles, M. B. (2016). Inves-tigating the prosocial psychopath model of the creative personality: Evidence from traits and psychophysiology. Personality and Individual Differences, 10028-36. DOI:10.1016/j.paid.2016.03.081.

［11］Rauthmann, J. F., & Kolar, G. P. (2012). How "dark" are the Dark Triad traits? Examining the perceived darkness of narcissism, Machiavellianism, and psychopathy. Personality And Individual Differences, 53(7), 884-889. DOI:10.1016/ j.paid.2012.06.020.

［12］Bartels, M., Hudziak, J. J., van den Oord, E. J. C. G., van Beijsterveldt, C. E. M., Rietveld, M. J. H., & Boomsma, D. I. (2003). Co-occurrence of Aggressive Behavior and Rule-Breaking Behavior at Age 12: Multi-Rater Analyses. Behavior Genetics, 33(5), 607–621. doi:10.1023/a:1025787019702.

［13］Hawes, S. W., Byrd, A. L., Waller, R., Lynam, D. R., & Pardini, D. A. (2016). Late childhood interpersonal callousness and conduct problem trajectories interact to predict adult psy-chopathy. Journal of Child Psychology and Psychiatry. DOI:10.1111/jcpp.12598.

［14］Hyde, L. W., Waller, R., Trentacosta, C. J., Shaw, D. S., Neiderhiser, J. M., Ganiban, J. M., ⋯ Leve, L. D. (2016). Heritable and Nonheritable pathways to early callous-unemotional behaviors. American Journal of Psychiatry, 173(9), 903–910. DOI:10.1176/appi.ajp.2016.15111381.

［15］Miller, J. D., Jones, S. E., & Lynam, D. R. (2011). Psychopathic traits from the perspective of self and informant reports: Is there evidence for a lack of insight? Journal of Abnormal Psychology, 120(3), 758–764. doi:10.1037/a0022477.

［16］Neumann, C. S., & Hare, R. D. (2008). Psychopathic traits in a large community sample: Links to violence, alcohol use, and intelligence. Journal of Consulting and Clinical Psychology, 76(5), 893–899. doi:10.1037/0022-006x.76.5.893.

［17］Rogers, T. P., Blackwood, N. J., Farnham, F., Pickup, G. J., & Watts, M. J. (2008). Fitness to plead and competence to stand trial: A systematic review of the constructs and their application. Journal of Forensic Psychiatry & Psychology, 19(4), 576–596. DOI:10.1080/14789940801947909.

［18］Tuvblad, C., Wang, P., Bezdjian, S., Raine, A., & Baker, L. A. (2015). Psychopathic per-sonality development from ages 9 to 18: Genes and environment. Development and Psychopathology, 28(01), 27–44. DOI:10.1017/s0954579415000267.

第 17 章

［1］Kessler, R. C., Petukhova, M., Sampson, N. A., Zaslavsky, A. M., & Wittchen, H.U. (2012). Twelve-month and lifetime prevalence and lifetime morbid risk of anxiety and mood disorders in the United States. International Journal of Methods in Psychiatric Research, 21(3), 169–184. http://doi.org/10.1002/mpr.1359.

［2］Harvard Medical School, 2007. National Comorbidity Survey (NSC). (2017, August 21). Retrieved from https://www.hcp.med.harvard.edu/ncs/index.php. Data Table 1: Lifetime prevalence DSM-IV/WMH-CIDI disorders by sex and cohort.

［3］http://www.nimh.nih.gov/health/topics/bipolar-disorder/index.shtml.

［4］http://www.bipolarworld.net/Bipolar%20Disorder/Diagnosis/dsmv.htm (Adapted from DSM V).

［5］ Shared Molecular Neuropathology across Major Psychiatric Disorders Parallels Polygenic Overlap, by Michael J. Gandal et al., in Science. Vol. 359; February 9, 2018.

［6］ D Dima, R E Roberts, S Frangou. Connectomic markers of disease expression, genetic risk and resilience in bipolar disorder. Translational Psychiatry, 2016; 6 (1): e706 DOI: 10.1038/tp.2015.193.

［7］ R Pacifico, R L Davis. Transcriptome sequencing implicates dorsal striatum-specific gene network, immune response and energy metabolism pathways in bipolar disorder. Molecular Psychiatry, 2016; DOI: 10.1038/mp.2016.94.

［8］ Mertens J et al., Differential responses to lithium in hyperexcitable neurons from patients with bipolar disorder. Nature, 2015 Nov 5;527(7576):95-9. doi: 10.1038/nature15526. Epub 2015 Oct 28.

［9］ Gabriel R. Fries, Isabelle E. Bauer, Giselli Scaini, Mon-Ju Wu, Iram F. Kazimi, Samira S. Valvassori, Giovana Zunta-Soares, Consuelo Walss-Bass, Jair C. Soares, Joao Quevedo. Accelerated epigenetic aging and mitochondrial DNA copy number in bipolar disorder. Translational Psychiatry, 2017; 7 (12) DOI: 10.1038/s41398-017-0048-8.

［10］ Jie Song, Ralf Kuja-Halkola, Arvid Sjölander, Sarah E. Bergen, Henrik Larsson, Mikael Landén, Paul Lichtenstein. Specificity in Etiology of Subtypes of Bipolar Disorder: Evidence From a Swedish Population-Based Family Study. Biological Psychiatry, 2017; DOI: 10.1016/j.biopsych.2017.11.014.

［11］ B Cao, I C Passos, B Mwangi, H Amaral-Silva, J Tannous, M-J Wu, G B Zunta-Soares, J C Soares. Hippocampal subfield volumes in mood disorders. Molecular Psychiatry, 2017; DOI: 10.1038/mp.2016.262.

［12］ GE Doucet, DS Bassett, N Yao, DC Glahn, S Frangou. The role of intrinsic brain functional connectivity in vulnerability and resilience to bipolar disorder. American Journal of Psychiatry, 2017.

［13］ Eduard Vieta et al. Bipolar disorders. Nature Reviews. DOI:10.1038/nrdp.2018.8.

第 18 章

[1] Michael J Owen, Akira Sawa, Preben B Mortensen , Schizophrenia. The Lancet, January 14, 2016 http://dx.doi.org/10.1016/S0140-6736(15)01121-6.

[2] R O'Halloran, BH Kopell, E Sprooten, WK Goodman. Multimodal neuroimaging-informed clinical applications in neuropsychiatric disorders. Frontiers in psychiatry, 2016.

[3] Nailin Yao et al. Inferring Pathobiology From Structural MRI in Schizophrenia and Bipolar Disorder: Modeling Head Motion and Neuroanatomical Specificity. Human Brain Mapping 00:00–00.

[4] Joel Gruchot, David Kremer, Patrick Küry. Neural Cell Responses Upon Exposure to Human Endogenous Retroviruses. Frontiers in Genetics, 2019; 10. DOI: 10.3389/fgene.2019.00655.

第 19 章

[1] Sangjune Kim, Seung-Hwan Kwon, et al. Transneuronal Propagation of Pathologic α-Synuclein from the Gut to the Brain Models Parkinson's Disease[J]. Neuron, 2019; DOI: 10.1016/j.neuron.2019.05.035.

[2] Braak H, Tredici K D, Rub U, et al. Staging of brain pathology related to sporadic Parkinson's disease[J]. Neurobiology of Aging, 2003, 24(2): 197-211.

[3] Killinger B, Madaj Z, Sikora J W, et al. The vermiform appendix impacts the risk of developing Parkinson's disease[J]. Science Translational Medicine, 2018, 10(465).

[4] Bojing Liu, Fang Fang, et al. Vagotomy and Parkinson disease: A Swedish register–based matched-cohort study. Neurology, April 2017. DOI: 10.1212/WNL.0000000000003961.

[5] Holmqvist S, Chutna O, Bousset L, et al. Direct evidence of Parkinson pathology spread from the gastrointestinal tract to the brain in rats[J]. Acta Neuropathologica, 2014, 128(6): 805-820.